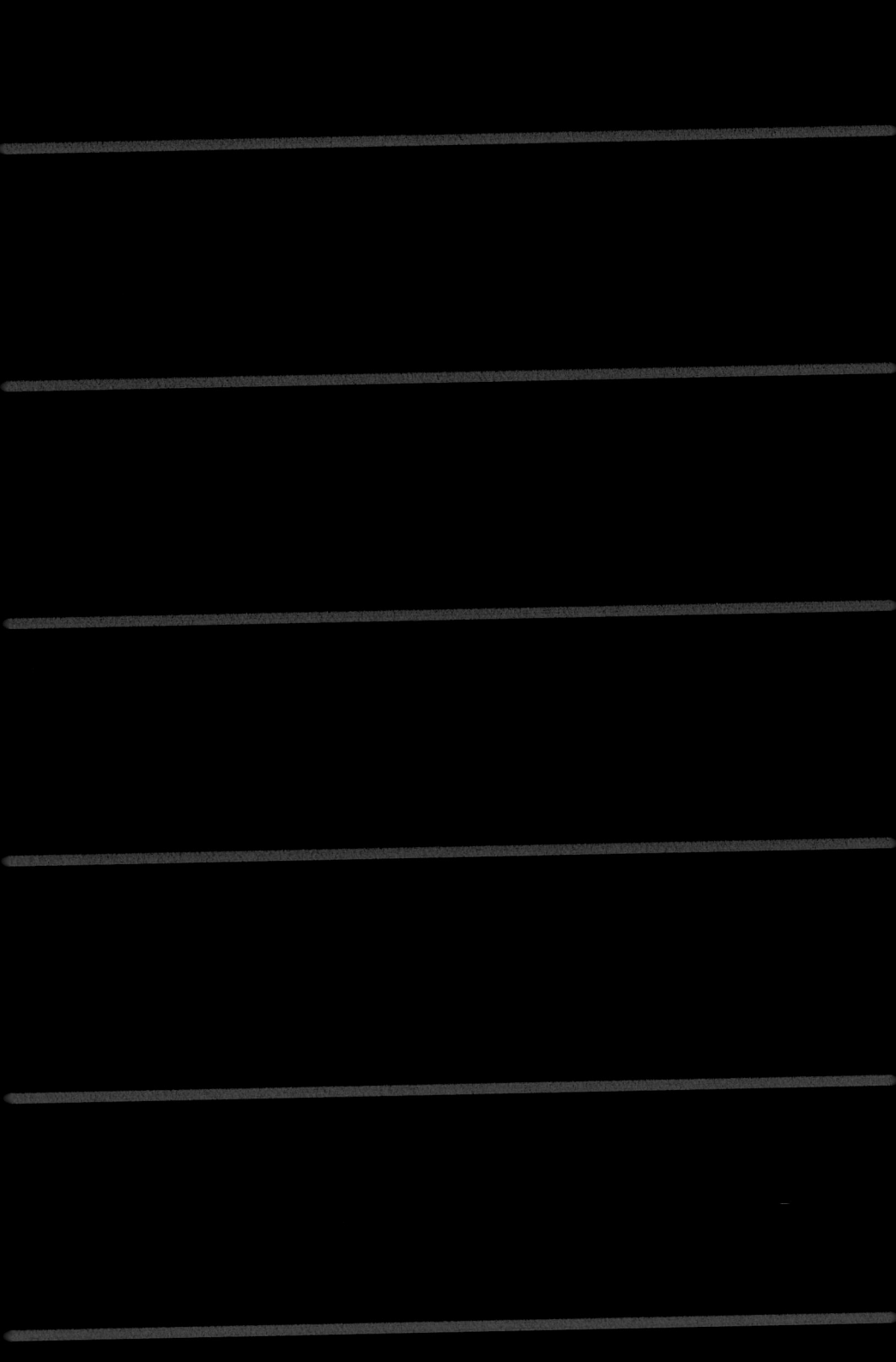

低線量内部被曝の脅威

原子炉周辺の健康破壊と疫学的立証の記録

ジェイ・マーティン・グールド 著

協力 放射線と公衆衛生プロジェクト（RPHP）
アーネスト・J・スターングラス、ジョセフ・J・マンガーノ、ウイリアム・マクダネル

肥田舜太郎、齋藤紀、戸田清、竹野内真理 共訳

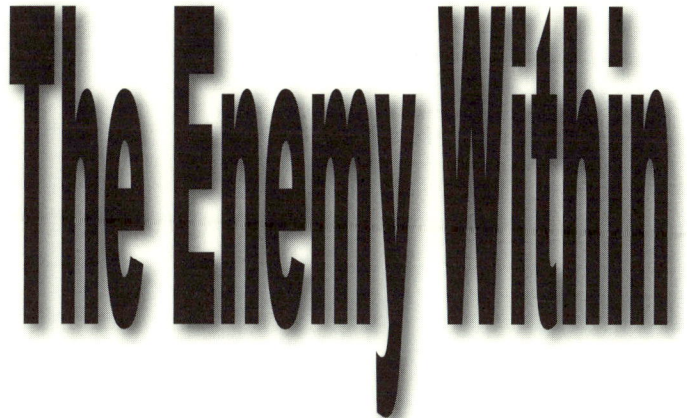

緑風出版

The Enemy Within
THE HIGH COST OF LIVING NEAR NUCLEAR REACTORS

BREAST CANCER, AIDS, LOW BIRTHWEIGHTS, AND OTHER RADIATION-INDUCED IMMUNE DEFICIENCY EFFECTS

by JAY M. GOULD

WITH MEMBERS OF
THE RADIATION AND PUBLIC HEALTH PROJECT
ERNEST J. STERNGLASS
JOSEPH J.MANGANO
WILLIAM MCDONNELL

Copyright © 1996 by JAY M.GOULD
Japanese Translation rights arranged with RPHP in NY, USA

目次

はじめに・9
概観と要約・25

第一章　序論：放射性降下物と郡の乳癌発生率
35

1. 原子炉との近接度・37／2. 郡の癌死亡率の情報源・39／3. 放射性降下物の影響・39／4. 低線量放射線の健康に対する影響の暴露・42／5. 郡の癌死亡率の年齢調整・44／6. 真実の暴露におけるパソコンの重要性・45

第二章　放射性降下物と免疫異常
47

1. 1935年以来の乳癌発生率の変化・48／2. 乳癌と放射線の結びつきはなぜ、隠されてきたのか・52／3. 放射性降下物と新生児・54／4. 放射性降下物と低出生体重児・58／5. 新生児の健康の最近の悪化・62／6. 低線量放射線への黒人新生児のより高い感受性・64／7. 新生児の生育力の低下に関するその他の測定・68／8. 新生児の甲状腺機能低下症・70／9. 核実験が行なわれた期間のミルク中の放射能測定・72／10. 無意味なミルク中の放射線マイナス値の測定・74／11. 老朽化した原子炉の腐蝕・77／12. ソ連における核の腐蝕・80

第三章　低出生体重児とベビーブーム世代の免疫不全
85

1. 1963〜1980年に見られた核実験放射性降下物による晩発性の影響・86／2. 1960〜1990年に見られた放射性降下物による晩発性の影響・88／3. 1980年以降に見られた放射性降下物による晩発性の影響・90／4. 「ベビーブーム」世代の免疫不全と生産性・98

第四章　乳癌死亡率と原子炉からの放出物
107

1.「原子炉との近接度」をどう定義するか・108／2. オークリッジ周辺の乳癌死亡率・109／3. 年齢調整の意味・112／4.「統計学的に有意」の概念・115／5. オークリッジ核施設がもたらす人間の悲劇についての論文・119

第五章　1950年以後の乳癌死亡率の地域差
123

1. 乳癌死亡率理解の鍵となる地域差・124／2. 発生率は死亡率以上の増加・127／3. 電離放射線に対する癌の対数的な放射線被曝線量反応関係・131／4. 農村地域と都市における発癌の傾向の収斂・135

第六章　国立癌研究所はなぜ、原子炉の周辺での
　　　　発癌リスクの増大を見逃したのか
141

1. 国立癌研究所はどのように被曝した郡を定義したか・142／2. 集計された死亡率に見られる有意な増加・143／3. 対照群としての郡の奇妙な選定方法・148

第七章　原子炉周辺における発癌リスク増大の本質
151

1. 老朽化したDOE原子炉周辺が最も危険・152／2. 原子炉施設から50マイル以内の「核施設のある」郡・155／3. 乳癌死亡率の傾向と降雨・159／4. 農村と都市における癌発生率の収斂について・159

第八章　放射性降下物と乳癌
163

1. 大都市におけるミルクの消費・164／2. 裕福な都市地域における過去のX線の過剰使用・165／3. 1945年における放射線の傷害性・166／4. 乳癌とロスアラモス・167／5. 1945年におけるアラモゴードでのトリニティ原子爆弾の爆発・168／6. ニューヨーク大都市圏における乳癌死亡率・172／7. ウエストチェスターにおける乳癌・176／8. ブルックヘブンとサフォーク郡の乳癌・179／9. 放射性廃棄物による魚への危険・181／10. 公衆向けテレビを使った防衛戦・183／11. 商業テレビを使ったブルックヘブンの内部告発・185／12. ブルックヘブンに対する集団訴訟の要求・187／13. ブルックヘブン国立研究所の二枚舌・188／14. 乳癌とコネチカットの原子炉・195／15. 最高の乳癌死亡率を持つ都会型の郡・197／16. 五大湖の近くにおける乳癌の高発生率・197／17. ミネソタの原子炉の近くでの乳癌死亡率・202／18. 原子炉から100マイル以内にある「核施設のある」郡・205／19. 「核施設のある」郡と「核施設のない」郡の間の死亡率比・212

第九章　もう遅過ぎるだろうか
221

1. 生物種の消滅・222／2. なお存在する未汚染地域・223／3. 政府をどう扱うか・224／4. 時間との競争・228

付　録
231

付録A　原子炉周辺の乳癌死亡率の計算・232
付録B　60の原子炉施設と周辺の郡のコンピュータ処理によ

る地図・235

　　「核施設のある」地域と「核施設のない」地域・235／五大湖諸州・236／モンティセロ／プレイリー島原発・237

付録C　原子力発電所から放出される放射性物質・332

　　1　ヨウ素131と放射性粒子状物質の大気中への放出・332／2　ガス状の核分裂生成物と放射化生成物の大気中への放出・332／3　液状の核分裂生成物と放射化生成物の廃液中への放出・333／ピークスキル周辺におけるインディアンポイント原発の放出放射能の健康への影響・334

付録D　国立癌研究所はどのように原子炉周辺における乳癌
　　　　リスクの増加を確認したか・352

参考文献・360
核時代の構造――「内部の敵」改訂訳に際して・364
　　はじめに・364／1. 核時代・364／2. 疫学調査・365／3. 原子力産業・367／4. アメリカの悲劇・369／5. 原爆被害と低線量被曝をめぐる問題・370／6. トリニティ核実験・377／7. さいごに・378

訳者あとがき・379
索引・383

はじめに

ジェイ・M・グールド

　私は、長年の間、多くの公共機関や企業で経済と統計のコンサルタントとして多くの実績を残してきた。しかし最近になり、専門家としての仕事の中心を、環境汚染が健康に与える影響の調査に転換した。これには低線量放射線の問題も含まれている。この問題は、政治が絡みやすいことから、このような私の転換を不思議に思う人もいるだろう。しかし半世紀以上に及ぶ自分の統計学専門家としての経歴を振り返ると、最終的にこのような転換に行き着いた成り行きに、私は必然性を感じている。私が今まで成し得た成功は、いずれもが幾つかの幸運な偶然によるものであるが、それらは私の人生の道筋をより良い方向に導いてくれた。その経緯を説明することで、本書の執筆に至ったいきさつが読者におわかりいただけると思う。

　大学で私は数学を専攻していたが、1930年代後半、コロンビア大学大学院では、経済統計学に専攻を変えた。真にカリスマを持つウェズリー・クレア・ミッチェル教授に触発されてのことだった。ミッチェルは第一次大戦後、全米経済研究所の基礎を築いた人間で、恐らく米国で最も偉大な経済学者であっただろう。当時、ミッチェルは軍需生産委員会の委員長をしていた。委員会は、米国の景気循環の変化を追跡するために、米国国家歳入の内訳額を時系列で見る近代的な統計手法を発展させる必要性を明らかにしていた。

　経済思想の発展についてのミッチェルの名講義には、世界のあらゆる地域から集まった200名もの学生が聴講した。当時、最も普及したテキストは、彼の1933年の講義の速記録を謄写版刷りした『ミッチェル講義ノート』であった。戦後、私はミッチェルの講義ノートを編纂し、ミッチェル本人に感謝された。『ミッチェル講義ノート』はやがて、私の親友で同級生であったオーガスタス・ケリー[1]によって出版された経済学古典シリーズの一部とし

て陽の目を見た。

　ミッチェルは、偉大な経済学者による仕事を、その時代において時々刻々変化する歴史的、経済的、社会的状況から必然的に生まれた産物として捉えていた。そしていかなる経済理論の妥当性も、必要とされる統計学的手法の開発があってこそ、実際に検証し得ると考えた。大不況の時期に知的成熟期にさしかかった私にとって、ミッチェルのリアリスト的見解には大変魅せられ、1938年、全米経済研究所の仕事を得るに至った。私はそこで卒業研究を続けながら、居心地のよい8年間を過ごした。その間、さまざまな価値ある統計関連の専門技術を習得したが、この経験は1946年に博士号を取得した後、ビジネスコンサルタントとなった私にとって非常に役立った。

　私はこの全米経済研究所で初めて、ワシリー・レオンチェフ博士[*1]の仕事に出会った。彼は後にノーベル経済学賞を受賞した。後に私の仕事の中心にもなった「投入産出分析」（産業連関分析）の新しい計量経済学理論を発展させたことによる受賞であった。レオンチェフはロシアの若手の数理経済学者として、1934年にミッチェルに招かれて全米経済研究所にやってきた。彼の招聘は各産業の投入と算出の関連を示す統計学的方程式として米国の経済モデルを発展させるためだった。国家歳入の計算式を組み立てるための投入産出分析には、商業統計調査記録に加え、数多くの方程式を同時に解くために必要な高度の数学理論を基礎にする、緻密な統計学的手法が要求された。

　レオンチェフは1937年にハーバード大学に行き、そこで助手をしている数人の大学院生の協力を得て、1939年の米国経済についての最初の投入産出モデルを完成させた。モデルは初歩的なレベルであったが、第二次大戦中、経済計画の立案にとって重要なツールであることが証明された。例えばこのモデルは、ルーズベルト大統領が交わした連合軍に航空機5万機を提供するという軽率な約束が非現実的であることを示し、まず始めに克服すべき障害が何かを指摘したのである。

　私自身の博士論文、『公益事業における生産性の傾向の研究』は、1946年[(2)]

---

*1　ワシリー・レオンチェフ（1905～1999）はロシア・ソ連出身の経済学者。投入産出分析（産業連関分析）を発展させた。1931年に渡米。1973年にノーベル経済学賞。投入産出とは簡潔に言えば、財やサービスの第一次、第二次、第三次産業間の取引額を示すもので一国の経済構造や産業間の経済波及効果などを理解することができ、産業連関とも呼称される。

に全米経済研究所から出版された。それ以後、私は消費者と産業市場の分析を専門とするビジネスコンサルタントとして働き始めた。この時、私はレオンチェフの産業連関についての知識が、非常に有益であることを立証した。

アメリカ経済の投入産出表[*2]には、すべての産業が水平方向と垂直方向に配列され、どの交点でも水平方向におかれた売り手側から、垂直方向の買い手側の購買要求を見ることができる。交点にあるすべての桝目は、例えば「ガラス産業による段ボール箱の購入」といった、特定市場を表わしている。このデータにより、何千という異なった産業の市場を定義し、数値化できることを業界紙の記事にしたのは私が最初である。有力な少数の買い手や売り手に支配されている市場については、『フォーチュン』誌トップ500社が産出の大部分を担っているような経済構造の中で、これらの企業を特定することができるのである。

このような見方は、戦後にさかんに行なわれた反トラスト訴訟[*3]に統計専門家として極めて有用であることが分かったばかりか、その後成功を収めたデータベース会社の設立に偶然私を導いてくれることになった。そしてこの会社があったために私は、やがて後述する産業が行なう有害な投入と産出による環境への影響を調査するに際し、経済的な自立が保障されたのである。

私の反トラスト活動は、1955年、司法省の2人の若い弁護士が、ある大都市における靴市場調査を依頼にきたことから始まった。シャーマン反トラスト法は、1950年に強化されていた。司法省が、全国レベルだけでなく地方レベルの市場取引にも制限をかけるような合併を禁止できるようにするためであった。新しい法律の試金石となる最初の事例は、小売関連会社を持つ靴製造会社の2社で、合併すれば幾つかの大都市で小売市場のおおよそ25％もの占有率になる可能性があった。

司法省は外部のコンサルタントを雇う権限を持っていなかったが、公判前の被告側の立場で出席するサリバン＆クロムウェル法律事務所の弁護士に対する公聴会で、会社合併後の市場占有率の算定を支援して欲しいと考えてい

[*2]　産業連関表ともいう
[*3]　反トラスト法（米国の独占禁止法。1890年シャーマン法、1914年クレイトン法、1914年連邦取引委員会法などの総称）にもとづく訴訟

た。支援なしでは占有率の算定は入手不可能だったからである。

　司法省の苦境にいくらか同情した私は、要請された市場占有率の算定のため2、3日費やすことに同意した（司法省は証人費用として1日わずか50ドルしか払えなかった）。私はこの件については、新独占禁止法適用のどちらかと言えば些細な事例という認識でいたのだが、数年後、司法省からセントルイスの連邦地方裁判所の公聴会で私の算定について証言して欲しいと電話で依頼されたのには驚かされた。日当は前回通りだったが、その時は旅費を出してもらうことになった。

　到着すると私はサリバン＆クロムウェル法律事務所のアーサー・ディーン所長の反対尋問を受けることを知って呆然とした。彼はジュネーヴでのグロムイコ[*4]と米ソの核実験モラトリアムの交渉を中断して、ブラウン製靴会社を弁護するためにセントルイスに飛んできたと聞かされた。この裁判は戦後初の反トラスト訴訟であり、私が2、3日費やした作業に基づいて示された政府の見解は、最終的には最高裁判所によって支持されることになった。

　国家の歳入内訳を見るのと同じ常識的な論拠による私の評価は、伝聞証拠だと反論された。企業合併という特定の目的で実施された調査を基礎にしていないという理由だった。しかし上訴裁判所と最高裁判所は双方とも、高額な調査でも理論的に完璧な情報が存在しない場合、分別ある対応は、最も入手しやすい統計的評価を基にして行なうことができると裁定した。

　自分でもなかなか良い仕事ができたと思えたが、こうして私は自分の経歴において、統計の専門家証人として開花することができた。以来、私は、企業に対する反トラスト訴訟と毒物汚染関連の不法行為の二十数件以上の重大な事例において、専門家証人として、30年以上にわたって一度も負けたことがなかった。その間、大量のデータを図表を使って分析し、陪審員が複雑な統計を目で見てすぐにわかるように見せる技術を身に付けた。本書でもこの技巧は繰り返し示されている。

　ごく最近の例をとると、事故を起こしたスリーマイル島原発の事業者を訴える2500人の原告による集団訴訟に、私と同僚は専門家証人として雇われ

---

*4　アンドレイ・グロムイコ（1909〜1989）はソ連の外交官・政治家。1957〜85年に外務大臣。後任大臣はシェワルナゼ（後のグルジア大統領）。

た。1979年の部分的炉心溶融事故の以前と以後の両方の調査から確認された死亡率の異常な増加は、被害の大きさを何よりも端的に物語っていた。調査は死亡診断書の情報に基づいたもので、そのような生死にかかわる統計は、殆どの経済統計よりも信頼でき、殊にこの場合は、偶然では説明できないあまりにも高い死亡率が見られたのである。不幸なことにこの事故の影響はあまりに甚大なものだったためであろうか、被告側は裁判を長期化させることに成功し、その結果14年経った今も未解決のままである[*5]。

　第二次大戦中、レオンチェフの1939年の初歩的な投入産出モデルをうまく使った政府は、1947年、米国経済の投入産出の全面的な研究を始めた。何百万ドルもの資金を要し、何十人もの統計学者と経済学者が6年かけた研究だった。不幸なことに1952年に最終結果が出た時期は、マッカーシー[*6]による反共の嵐が最盛期の時で、中央の計画に基づく社会主義的なものとして非難され、連邦政府の産業連関分析チームは解散させられてしまった。ただし1960年に、ケネディー大統領がそれを復活させた。

　1965年に、私はIBMに雇われた。「産業連関」を商業利用のためにコンピュータ化して開発する共同研究計画を指導するためだった。私は、約500万の企業の雇用規模と事業分類の情報を保有するダン・アンド・ブラッドストリート社の信用調査ファイルの助けを借り、何百もの垂直方向にある買い手産業と水平方向にある売り手産業を交差させることで、各々の産業市場ごとの主要な買い手企業と売り手企業を特定することを提案した。殆どの市場では、比較的少数の大企業が保有する製造工場が、大部分の産出を占めていること、そしてそれに呼応して購入の大部分もそれらの企業が同様に担っていることを、既に国勢調査局データで私は証明していた。

　例えば、25の大手化学企業がすべての化学製品の産出の80%を占めているということは、すべての化学原料の購入についても、有毒化学廃棄物の排出についても同様の状態なのである。私は、これらの企業が保有するすべての工場を特定するのに十分な公けの情報が入手可能だと提言したが、ダン・

[*5]　このTMI民事訴訟は、2002年に終結した。補償が得られたとは言えない状況である。アイリーン美緒子スミス「反原発講座　スリーマイル島原発事故から30年」『はんげんぱつ新聞』2009年3月号、参照。

[*6]　ジョセフ・マッカーシー（1908～1957）は米国の連邦上院議員（共和党）。マッカーシズムと呼ばれる反共キャンペーンで知られる。

アンド・ブラッドストリート社のファイルでは必要なデータが欠けていた。理由は、そのように大規模な工場は信用調査の対象にはなっていなかったからである。結局2年後にIBMはこの計画から撤退した。私が、さまざまな州の住所録とトップ3000の企業が保有する約30万の施設のファイルを基にして、求められる高精度の「産業連関」プログラムを開発するには、さらに数年はかかるだろうと報告したことを受けてのことだった。

　だが、私自身は50万ドルの資金援助を受け、開発を続けることができた。1970年には仲間のコンサルタントであるベントレイ・H・ペイキンの協力で、経済情報システム社（EIS）を設立した。そしてたった28人のスタッフでも、必要な品質基準を保ちつつ開発に成功した。我々は、何千もの個々の産業市場の中で、約3000社によるおおまかな市場占有率を評価することができるようになったのである。

　連邦取引委員会と司法省は、独占禁止法に抵触する可能性のある調査対象企業を選定するにあたり、我々の市場占有率評価が優れた指標となることをすぐに察知した。それまで連邦取引委員会も司法省も、国勢調査局の機密報告書にアクセスできなかった。国勢調査は、工場や会社名を特定せずに各産業の企業集中度の統計を発表してきたのである。国勢調査の資料は、我々が工場施設の推定規模を統計としてつかむ際、有益だった。また、実際の規模のおおまかな見積もりを出すだけだったので、国勢調査を利用することは、我々のような情報関連の企業にとっても法的に完全に正当な行為だった。

　我々はまた自分たちのファイルを使って、大部分の有害な化学廃棄物の原因となる石油、化学物質、プラスチック、ゴム製造に携わる工場の企業施設の名称と郵便番号を含む住所を特定することもできた。このことは、環境保護庁（EPA）が、汚染の発生場所を地理的に調査する際に役立つことが分かり、私は1977年、環境保護庁の科学顧問に任命されるに至った。

　一方、モンサント[*7]やデュポン[*8]などの巨大な化学企業は、我々のファイ

[*7] 　モンサントは米国の大手化学企業。PCB、ベトナム枯葉作戦（除草剤を軍事用に納入）、遺伝子組み換え作物（除草剤耐性ほか）などで知られる。『遺伝子組み換え企業の脅威：モンサント・ファイル』エコロジスト誌編集部編、日本消費者連盟訳、緑風出版、1999年、『モンサントの世界戦略（仮題）』マリー・モニク・ロバン、作品社近刊、などを参照。

[*8] 　デュポンは米国の大手化学企業。プラスチック、フロンガスなどで知られる。軍需産業でもあり、原爆製造のマンハッタン計画にも参加。『死の商人』改訂版、岡倉古志

ルを使用してさまざまな産業の何千という潜在的消費者を見つけることができた。つまりファイルで購買する工場の従業員規模から販売量のおおまかな見積りを推定しているおかげであった。小規模企業に過ぎないという我々のマーケティング上の問題は、ロッキード社のダイアログ・オンライン情報システムに我々のファイルを搭載できるようになって解決した。今や何千人ものオンライン利用者が、誰が、何を、どれだけ、どこで作っているかという問いに、即座の解答を得ることができるようになったのである。

ただし、ロッキード社のダイアログ・オンライン情報システムは、コンピュータによる強力な情報検索システムであったが、「誰が、何を、どのくらい、どこで買うか」のような問題を計算して即座に答えるための、投入と産出の比率を扱うことはできなかった。

1979年我々は、コントロールデータ社から我々のサービスを提供することに決めた。それというのも、何百万ものマーケティング関連の質問に即座に解答し得る、我々の比類のない能力を存分に発揮させてくれるオンラインサービスを同社が提供できたからだった。コントロールデータ社は1970年のIBMに対する反トラスト訴訟に成功した結果、コネチカット州のグリーンウイッチを本拠地とするIBMのサービス部門を買収していた。それにより、1970年代後半には、電話回線接続モデムを通じてIBMの巨大な汎用コンピュータにオンライン接続できるようになっていた。我々はコントロールデータ社が断れないような申し出を行なった。即ち、経費はこちら持ちで我々のファイルをコントロールデータ社のシステムに搭載し、コントロールデータ社のユーザーが我々の提供するサービスをフルに使えるように必要なソフトウェアを開発すること、その際の収入は折半とすること、さらに　年後には、コントロールデータ社が望むなら、我々が満足できる金額で我々のEIS社を買収できるという申し出である。

コントロールデータ社は我々の申し出に同意したが、我々の考えるオプションの一つはあきらめたほうが良いと言った。高い買収金額が保証されるような成功はありえないと言うのである。しかしその年の末までに、共同事業はすべてがうまく運び、1981年、我々のEIS社は、当初からの希望買収金

郎、岩波新書、1962年、などを参照。

はじめに　15

額に近い金額でコントロールデータ社に売却できた。この幸運な結果は、以下に述べる出来事によって促進されたと私は考えている。

我々の共同事業が終りに近づいていた頃、私はレオンチェフから緊急の電話を受け取った。彼は産業連関分析の利用を長年推し進めてきた私の努力をずっと見ていてくれたのだった。レオンチェフは1973年にノーベル賞を受賞した後、ニューヨーク大学に巨額の資金をかけた経済分析研究所を設立するために招聘されていた。彼は海外から戻ったばかりだった。私は彼との会話の中で、彼の不在中に彼の予算が大幅に削減されたことを知った。皮肉にも、レオンチェフに敬意を払っていた日本人が、自分たちの産業連関表作成に何億ドルも投じて、それをある基幹産業の国際的優位性を確立する経済戦略の中心に据えようとしていたのである。

私はレオンチェフに代わってミネアポリスのコントロールデータ社の本部に連絡をとった。私はコントロールデータ社の最高経営責任者ウイリアム・ノリスがかねがね、大企業は社会的な責任を果たす必要があると公言していたのを知っていた。案の定、一週間も経たないうちにノリスはレオンチェフをミネアポリスに招いた。ENIACコンピュータ[*9]で働いた技師の1人であったノリスが思いだしたのは、初代のコンピュータが初期に解決したことの一つが、1947年のアメリカ経済の産業連関モデルの基礎になった200の方程式を同時に解いたことであった。彼は産業連関分析が持つ国家的重要性を知っていたので、レオンチェフに気前よく多額の助成金を提供した。

『サイエンティフィック・アメリカン (*Scientific American*)』の発行者のジェラルド・ピールは、ノリスとレオンチェフの功績を称えて、ニューヨークで夕食会の接待を引き受けたが、この夕食会で私はノリスと初めて出会った。私は1960年代の半ばにピールに雇われた経験があった。ピールは『サイエンティフィック・アメリカン』が、ノリスのように事業戦略の技術的背景を

[*9] エニアック、電子式数値積分器・計算器。ペンシルバニア大学のJ・P・Eckert と J・W・Mauchly が米国海軍と協力し、弾道軌跡を計算するために作り上げた世界初の電子計算機。プログラムはパッチボードという配線盤を使用して動き、当時（1946年）その高速性は大きな衝撃であった。2万本の真空管を使い、重量は約30 トンあった。（アルク社オンライン英和辞典より引用）

理解する経営者にまで読者層を広げられるように、大規模な産業連関表を開発する支援をしていたのである。例えば、ある年の自動車産業に対する鋼鉄の販売量は、営業マンの努力の結果ではなく、定期的に作成される産業連関表によって最もよく捉えられる、時々刻々変化する技術的要因に依拠するものなのだ。

　このような知見でインスピレーションを得た私は『技術エリート（*The Technical Elite*）』[3]と題した本を書くことになった。この書は私の友人オーガスタス・ケリーが1966年に、近代資本制企業における科学と技術の戦略的役割を最初に指摘したソースティン・ヴェブレン*10の『技術者と価格体制』[4]の復刻版と一緒に出版してくれた。私が『技術エリート』の中で強調したのは、戦後に革命的な影響をビジネスに及ぼしたコンピュータ技術と原子力技術のように、優れた科学的アイデアは、経済の成長を説明するのに資本よりも重要であることを示したという点だった。新たな「産業のリーダー」は科学者と技術者の中から登場しやすい時代だったのだ。（当時私は、原子力技術がいかに悪用されていたかを、現在のように認識していなかったのである）。

　ノリスに会った後、私は彼に『技術エリート』を1冊送った。彼はすぐに「わくわくするような驚きをもたらしてくれる書物だった」と手紙に書いて寄こした。この時の彼の反応は、1981年に私の会社を彼の会社に売却する際、大変役立ったかもしれない。その後私は1984年にコントロールデータ社との経営契約を完了させるまでに、自分の経験を環境問題のために生かす仕事についた。その最初は、環境保護庁の科学諮問委員会の仕事だった。

　1981年、原子力産業に関する疑問を解こうとしていた時に、私は素晴らしい本に出会った。『隠された放射性降下物：広島からスリーマイル島に至る低線量放射線（*Secret Fallout: Low Level Radiation from Hiroshima To Three Mile Island*）』[5]*11という題で、当時ピッツバーグ大学医学部放射線科長の放射線物理学者、アーネスト・スターングラス博士が書いたものだった。彼

---

*10　ソースティン・ヴェブレン（1857～1929）は米国の経済学者・社会学者。邦訳に『有閑階級の理論』小原敬士訳、岩波文庫、1961年、『技術者と価格体制』小原敬士訳、未来社、1962年、などがある。

*11　邦訳は『赤ん坊をおそう放射能　ヒロシマからスリーマイルまで』E・J・スターングラス、反原発科学者連合訳、新泉社、1982年。

は以前、ウエスティングハウス社の月面基地研究プログラムを主導し、今も人工衛星で使われている多くの画像装置を発明した人物である。その後、彼は原子炉の安全性に疑いを持ち始め、ウエスティングハウス社を去った。私は原子力産業に関して生じた説明困難な疑問を解くために彼の本を読んだのである。

　1979年に私はウエスティングハウス社の代理人であるドノバン・レジャー法律事務所で働いたことがある。ウエスティングハウス社は反トラストの立場に立って、ウラン価格を支配する目的でカルテルを結成した疑いのあるウラン鉱山会社数社を相手に裁判をしていた。私の仕事は1970年代にウラン価格を6倍に高騰させることとなった供給と需要の関係を調査することであった。ウラン価格の上昇率は石油禁輸期間中の石油価格の高騰率と一致していたのである[*12]。それ以前にウェスティングハウス社は電力会社に対し、ウランを固定価格で供給する契約を結んでいた。しかし、この異常な価格高騰で、1977年、ウェスティングハウス社は取引先に対し、10億ドルもの支払い不履行に陥った。しかしその後、オーストラリアの鉱山会社によるカルテルの可能性を示唆するいくつかの覚書が表面化すると、ウェスティングハウス社は反トラスト訴訟に踏み切ったのである。

　私にはウランの生産と消費についての政府によるデータは、価格高騰の説明がつかず不可解に思えた。そして、ウラン価格についてのこの疑問は、最終的には業界紙を読んで答えが出た。マグロウヒル社は、すべての民間発電所の運転統計を載せた『週刊原子力情報（*Nuclear Week*）』と『核燃料（*Nuclear Fuel*）』（年間購読料は約3000ドル）の2種の業界誌を出版している。殆どの大型原子炉が稼動し始めた1970年から1977年を調査すると、原子炉では多くの強制停止や不測の事態が起こっていることが分かり、原子力産業全体がそれらの年に予定された稼働率の半分以下しか動いていないことを発見した。もし需要と供給の力が自由に作用するなら、ウランの価格は6倍もの高騰ではなく、逆に下がったであろうというのが私の結論だった。あいにく私がこの結論に到達した時には、訴訟は和解になり、私はがっかりした。と同時に、この業界は実に不思議なところだということと、スターングラスが表明した懸念はさらに調査されなければならないという印象をもった。

＊12　1973年に「第一次石油ショック」が起こった。

さて、環境保護庁の科学顧問として仕事をしながら、私は州や連邦政府の疫学者たちが、政治が微妙に絡む問題、つまり郡の癌死亡率が地域で大きなばらつきが見られる、理由についてあまり探求したがらないことに気がついた。死亡率の地域によるばらつきは、1970年代に環境保護庁によって発行された郡の癌死亡率地図によって見事に表わされていた。例えば、石油化学産業とその廃棄物が多く集中したニュージャージーとルイジアナの両州では、癌死亡率は際立って高くなっていた[*13]。

　私は自分の時間とお金を使って、このばらつきの原因を調べようと決心し、1984年、新たなキャリアをスタートさせた。まずは「経済優先度評議会（CEP）」と呼ばれるニューヨークの小さな非営利組織と一緒に新しい仕事をした。1986年、彼らの支援を受け、私は『アメリカ人の居住地域における生活の質：郵便番号地域別の富、有害廃棄物、癌死亡率のレベル』[(6)]という表題の著書を出した。この著書の中で私は、郵便番号別の地域で癌発生率の高い地域と、化学廃棄物の多い地域との間にある相関関係を立証した。私はまた、他の補助因子も考慮すべきであると気づいた。例えば、テキサスとルイジアナの両州は、石油化学物質への曝露が国内最高レベルだが乳癌死亡率は極めて低く、一方ウエストチェスター郡とロングアイランドの郊外は、化学物質への曝露は少ないが、国内最高の乳癌死亡率が見られる地域の一つである。その理由は本書の中で議論されている。

　この謎は、1986年に私がスターングラスに出会ったときに氷解し始めた。スターングラスは、原子炉からの放射性放出物への曝露が、隠れた補助因子であると示唆した。実際、本書で我々は、1980年代後半の富裕なニューヨーク郊外の郡の乳癌死亡率は、民間原子炉の放射性放出物への曝露が1人当たり国内最大であることを反映していること、一方、テキサスとルイジアナは、化学物質に大いに曝露されたが、放射性物質への曝露はしていないことを示している。別の言葉で言えば、レイチェル・カーソンが著書、『沈黙の春』[(7)][*14]で初めて指摘したように、放射能は化学物質の発癌性を増幅させるのである。

[*13]　この地域は「癌回廊」とも呼ばれる。『環境レイシズム』本田雅和・風砂子デアンジェリス、解放出版社、2000年、を参照。

[*14]　邦訳は『沈黙の春』カーソン、青樹簗一訳、新潮文庫、1974年。

はじめに　19

スターングラスは、大型コンピュータのデータベースを分析する私の専門的な技術を使って、原子炉の風下にある郡で死亡率が有意に高いかどうかを確かめるように勧めた。私は当初やや懐疑的だったが、50 カ所の原子炉立地点の北東の風下にある 175 の郡で、死亡率が有意に高いことを発見して驚いた。私はこのことを 1986 年 12 月の CEP ニュースレターに「放射性放出物による犠牲」[8]と題した記事にして発表した。

これらの調査結果は、スリーマイル島原発の事業者を訴えている原告側の見解として、1987 年に上院議員エドワード・ケネディーによって上院公衆衛生委員会に提出された。(1979 年の事故で被った原告の損害についての申立はまだ裁判が始まっていなかった)。1988 年の 1 月、ケネディー上院議員は国立衛生研究所 (NIH) に原子炉周辺の発癌率を調査するよう求めた。この公式な要請に対して、1990 年 7 月に国立癌研究所 (NCI) 発行の三巻からなる報告が出されたが、それは「もし米国において核施設を持つ郡に何らかの過剰な発癌リスクがあるにしても、それは使用された調査方法では検出できないほど小さい」[9]というものだった。

本書では、NCI がわざと正しくない結論を導くため、主に「核施設のある郡」をたった 107 に限定することにより、データの間違った解釈をしていることを指摘している。全国 3000 余郡の中で、そのように小さなサンプル数では、どんな傾向の死亡率変化も統計学的に有意であると証明することはできない。

我々の調査結果は、原子炉の周辺に住む女性は乳癌にかかるリスクが大きいことを示しているが、それは必ずしも原子炉から遠く離れて住む女性が安全であることを意味するものではない。つまり、原子炉から死亡率を悪化させる何らかのものが放出されて、農薬やその他の化学汚染物質と相乗作用を起こし、程度の差こそあれ、すべての郡の住民に影響を与えていることを示している。

1987 年に我々は、チェルノブイリ原発事故からの放射性降下物が 1986 年 5 月の 2 週目に米国に到達し、その直後には米国人の高齢者と若者の免疫不全を伴った死亡率の悪化という重大な影響を及ぼしたことを知った。例を挙げると、1986 年 5 月のエイズ関連の死亡数は 1985 年 5 月の 2 倍だった。アメリカ化学会の雑誌に 1989 年 1 月[10]に発表した我々の報告は、1958 年

のライナス・ポーリング*15とアンドレイ・サハロフ*16による不吉な予言を疫学的に肯定するものであった。ペンタゴンが何千という人間をモルモットにし、人為的に作った核分裂生成物を摂取させて健康への影響を調べたことを*17、米国エネルギー省（DOE）長官ヘーゼル・オリアリーの尽力で、我々がようやく知るようになったのは、1995年になってのことである。

我々は、チェルノブイリ原発事故によって発生した放射性雲が何千マイルもの旅をし、やがて降雨として放射性物質が降下し、そしてレイチェル・カーソンが正確に予言したとおり、その土地の食物や水を汚染することを知った。長い時間が経過すれば、その汚染は癌死亡率が統計学的に有意に増加するという形で知られるかもしれない。が同時に、放射線による生物学的障害をもっとずっと早く示す別の指標もあるのだ。

1990年に私は非営利組織である「放射線と公衆衛生プロジェクト（RPHP）」を設立し、『死にいたる虚構——低レベル放射線の高レベルな隠蔽——(*Deadly Deceit: Low-Level Radiation High Level Cover-Up*)』(11)*18を出版した。この本の中では、多くの疫学的異常を詳細に説明している。このような異常を説明できるのは、摂取あるいは吸入された核分裂生成物による生物学的障害のみである。『死にいたる虚構』の姉妹編として書かれた本書は、ジョンズ・ホプキンス大学公衆衛生学部発行の『国際公衆衛生学雑誌（*International Journal of Health Services*）』に、「放射線と公衆衛生プロジェクト」のメンバーにより最近発表された下記の諸論文を大衆向けに解説したものである。

---

*15　ライナス・ポーリング（1901～1994）は米国の化学者・反核平和活動家。1954年ノーベル化学賞、1962年ノーベル平和賞。『核時代　昨日・今日・明日』中国新聞ヒロシマ50年取材班（中国新聞社1995年）にポーリング博士の最晩年のインタビューが収録されている。

*16　アンドレイ・サハロフ（1921から1989）。ソ連の物理学者。ソ連水爆の父と呼ばれた。後半生は反体制活動。1975年にノーベル平和賞。

*17　『プルトニウム人体実験』アルバカーキー・トリビューン編、広瀬隆訳、小学館、1994年、『プルトニウム・ファイル』上下、アイリーン・ウェルサム、渡辺正訳、翔泳社、2000年、などを参照。

*18　邦訳は『死にいたる虚構　国家による低線量放射線の隠蔽』J.M.グールドほか、肥田舜太郎・齋藤紀訳、双信舎、1994年、自費出版、PKO法「雑則」を広める会2008年、自費出版

"Breast Cancer: Evidence for a Relation to Fission Products in the Diet"「食物中の核分裂生成物と乳癌の関係の証明」E.J.Sternglass and J.M.Gould [12]

"Nuclear Fallout, Low Birthweight, and Immune Deficiency"「放射性降下物、低出生体重と免疫不全」J.M.Gould and E.J.Sternglass [13]

"Cancer Mortality Near Oak Ridge, Tenessee"「テネシー州オークリッジ核施設周辺における癌死亡率」J.J.Mangano [14]

"A Response to Comments on 'Cancer Mortality Near Oak Ridge"「オークリッジ核施設周辺の癌死亡率についての論文に対するコメントへの回答」J.J.Mangano [15]

"A Response to Comments on 'Breast Cancer: Evidence for a Relation to Fission Products in the Diet"「食物中の核分裂生成物と乳癌の関係の証明についての論文に対するコメントへの回答」E.J.Sternglass and J.M.Gould [16]

追加として以下のものが挙げられる。
"Breast Cancer Mortality Near Nuclear Reactors"「原子炉周辺の乳癌死亡率」—J.M. Gould and E.J.Sternglass 1995年4月30日のベルリン放射線防護協会ベルリン会議 [17]

"Thyroid Cancer in America since Chernobyl"「チェルノブイリ後の合衆国における甲状腺癌」—J.J.Mangano and W. Reid 1995年8月.『英国医学雑誌（*British Medical Journal*）』[18]

"A Post-Chernobyl Rise in Connecticut Thyroid Cancer"「チェルノブイリ原発事故後の米国コネチカット州における甲状腺癌の増加」

J.J.Mangano 1996年1月『欧州癌予防学雑誌 (*European Journal of Cancer Prevention*)』[19]

　これらの論文と本書は、「放射線と公衆衛生プロジェクト」の4名の研究成果の集大成である。我々は、CS基金、ディア・クリーク財団、フリードソン慈善財団からの寛大な助成金を頂いた。また、組織の年長者であるスターングラスと私は、ジョセフ・マンガーノとウイリアム・リード博士ら若い世代の環境科学者の支援を得たことを誇りに思っている。この2人の研究については詳しく述べる。

　「放射線と公衆衛生プロジェクト」の4人目のメンバーは、ウイリアム・マクドネルで、彼の熟達したパソコン技術のおかげで本書は陽の目を見ることになった。情報は膨大なデータ処理が基礎となっており、もし、ここに示した大量の地図や図表のために大型汎用コンピュータを使わねばならなかったら、費用がかかり過ぎてどうにもならなかったであろう。マクドネルはまた、1988年に「放射性廃棄物キャンペーン」が出版した『死にいたる防衛産業：軍の放射性廃棄物埋立処分場 (*Deadly Defense : Military Radioactive Landfills*)』の共著者でもある。

　我々は専門的な原著論文に使われたすべての図表や引用文献を本書に残したが、専門の疫学者には当たり前の概念も、素人の言葉で説明するように試みた。あらかじめご留意頂きたいのだが、本書は入門書ではなく、素人の読者の頭に浮かぶであろう電離放射線についてのあらゆる質問に答えてはいない。容易な内容でもなく、楽しい読み物でもない。しかし原子炉の近くに住みたくないが、それがなぜなのかよく分からない多くの人びとに向けた本である。読者には、我々がなぜ危険にさらされているかについての十分な理解を確認する上で、積極的な参加者となって頂ければ幸いである。

　我々は本書を、原因不明のまま米国で百万人にも達してしまった乳癌患者に捧げる。彼らはたった4年の間に、何百もの支部を持つ新組織「全国乳癌連盟[*19]」を築き上げ、潜在的な政治勢力にまでしている。乳癌の犠牲者と

＊19　「全国乳癌連盟（National Breast Cancer Coalition）」のＵＲＬは http://www.stopbreastcancer.org/　なお、乳癌患者でもある女性科学者が癌と環境汚染の関係を考察した本として、『がんと環境　患者として、科学者として、女性として』サンドラ・スタイングラーバー、松崎早苗訳、藤原書店、2000年、がある。

100万人に及ぶエイズ犠牲者は、すべての原子炉の運転を終焉させるために、低線量放射線障害の負担を背負わされた他のすべての若い世代の人々と手を結ぶ日がいつかは訪れるであろう。

概観と要約

　原子力発電所の近くに誰が住みたいと思うだろうか？　選択の余地があるなら、誰ひとり住まないだろう。核施設事業者の側は莫大な固定資産税を支払っているとしても、往々にして、目に見えない放射線の影響についての拭いがたい不安を引き起こしているのだから。

　これは1995年5月6日付の『ミネアポリス・スター・トリビューン』紙に載った「『事実』対『恐怖』」と題する論説の書き出しであり、アメリカ国民の間に広く浸透している感情を反映している。だが、この論説はさらに続けてこう述べている。「それにも拘わらず、原子力発電所の近くに住むことは、ミネソタのどこか他のところに住むのと比べ高いリスクなどないのである」。これは、本書の主要な論点、即ち「原子炉の近くに住む女性は遠くに住む女性に比べて乳癌で死ぬ危険が有意に大きい」に対して反論したものである。だが、このことは1995年1月5日に国立癌研究所（NCI）が配布した機密のメモ（付録D、321頁参照）の中で確認されている事実である。そのメモもまた本書への反論を試みたものであったが、その筆者は、原子炉から50マイル以内にある郡の乳癌死亡率が、国内における他のすべての郡よりも著しく高いことを認めた。我々は同じことが原子炉から100マイル以内に住む女性にも当てはまることを示す。
　原子炉の近くに住むことへの人々の不安には根拠があると証明するために、本書は1950年以来国立癌研究所に集約されてきた白人女性の乳癌死亡率についての各郡のデータを使用する。前述の論説はこの問題で我々に選択の自由があるかのように描いているが、実際には、我々には選択の自由は与えられていない。黒人女性は今日では白人女性よりはるかに高い乳癌死亡率

を記録しているが、本書では白人女性のグループのほうに焦点を当てている。なぜなら、郡単位で統計学的に有意な影響を観察するには、殆どの郡で黒人あるいはその他の少数民族の女性の人数が少なすぎるからである。(我々は将来、黒人のあいだでの癌の発生率について別個の調査を行ないたいと思っている)。我々はまた、核実験と原子炉からの電離放射線が近年の乳癌の疫学的増加ばかりでなく、エイズや低出生体重児の増加に対しても重要な役割を演じていることを示すために、各州の保健局と疾病管理センター(CDC)の公式資料を使用する。

　我々の調査結果を否定するために、我々と同じ方法論を用いた国立癌研究所(NCI)は、原子炉から50マイル以内の「核施設のある」郡における年齢調整死亡率を1985～89年の乳癌死亡数69554を基礎に算出し、他の郡の女性10万人当たり23.3人の死亡に対して26.9人と計算した。これだけ大きな違いが偶然で起こる確率は無限に小さい。このことは、乳癌の疫学的増加の原因が地理的な環境要因の他にはありえず、遺伝子が原因ではありえないことを意味している。したがって我々は癌が高頻度であることの真の原因、つまり人為的な原因を隠すために当局が持ち出した、「犠牲者自身」に起因する要因とか「生活様式自体」に起因する要因といった議論をすべて捨てなければならない。

　原子爆弾の最初の爆発[*1]で核時代が始まった1945年以後の50年間、150万人余のアメリカの女性が乳癌で死んだ。乳癌の発生率は、ある地域ではこの期間にほぼ3倍に増えている。我々は、見落とされてきたその主要な原因が、放射性降下物による低線量内部被曝、あるいはX線の不要な過剰使用による外部被曝など、人為的に作られた電離放射線にあり、それらが化学汚染物質の影響とともに作用したものであることを示したい。人為的な低線量放射線は自然界の電離放射線源とは異なり、癌から我々を守る免疫防護機能に害を及ぼす。1943年以前には自然界には存在しなかった骨に沈着し易い放射性ストロンチウムのように。レイチェル・カーソンが『沈黙の春』で予見したように、ストロンチウム90は産業用化学物質及び、大気汚染と共同して

[*1]　広島・長崎への原爆投下に先立つ1945年7月16日のアラモゴード核実験の健康影響については、『赤ん坊をおそう放射能』スターングラス、反原発科学者連合訳、新泉社、1982年、第10章参照。

人間の発癌性を促進する「邪悪な共犯者」である[*2]。

本書は、1950年以来、国立癌研究所によって編纂された公式資料を使って、全米3000余の郡のうち、核施設に近い約1300郡(原子炉から100マイル以内にあり、人工の電離放射線に最も直接に被曝している郡)に住む女性の乳癌の死亡リスクが最も高いことを証明して、カーソンの予見を裏付ける。1945年以来そうした放射線の最大の源泉は合衆国と旧ソ連邦の大気圏内核実験から生じた放射性降下物であり、それは1963年には中止[*3]されたが、その総線量は広島型原爆の40000発に等しいと見積もられていた。

この放射性降下物の大部分は降雨量の多い郡に降り注いだ[*4]。なぜならば放射性物質を含む雲は乾燥地帯では何事もなく通り越してしまうからである。これらの雨量の多い郡はまた、原子炉からの人工的核分裂生成物で持続的に被曝している。それらの郡はまた、一般に生活が最も豊かな郡であり、住民は全身についての健康管理を受け、したがって、被曝線量の高くなるX線透視検査とマンモグラフィー検査[*5]で、既に前もって被曝していた可能性が高い。これらの郡にはまた、産業化学廃棄物が最も集中している。核施設をもたない郡は、すべてロッキー山脈とミシシッピー川の間に位置する傾向にある。これらの郡はネバダ実験場に近い山地の州にあり、——かつ西南部の中央地域の州には石油化学汚染が集中しているにも拘らず、雨量も原子炉からの降下物も少ないので、乳癌とエイズの死亡率は最低である。最高死亡率は、インディアンポイント、マイルストーン、ブルックヘブンの原子炉からの放出物により1人当たりの被曝線量が国内最高にのぼっているニューヨーク大都市圏各州に見出される。

本書は全米各郡の公式乳癌死亡率データに基づき、原子炉の近くに住む女

[*2] 実際には化学物質と放射線の相互作用が問題とされているわけではなく、人体の中で両者が共同して影響を増曝させることになる。

[*3] 部分的核実験禁止条約(PTBT)による。その後は地下核実験に移行した。現在は臨界前核実験が主流である。

[*4] 広島・長崎の「黒い雨」と比較してほしい。同じ「雨」でも、「黒い雨」は広島の湿気の多い空気が、高温の上昇気流に乗せられ、放射性物質を「芯」とした雨滴を形成し出来上がるが、本書でとりあげる事例は移動してきたフォールアウト(死の灰)が、その地域の降雨に捉えられ降り注いだものと思われる。厳密にいえば関連性は「雨」に限られ、「雨」形成の機序は異なるとみられる。

[*5] X線透視検査は照射を持続することになり、そのため線量が高くなる。マンモグラフィーは乳癌の診断のための乳房X線撮影。

概観と要約

性が、過去と現在にわたって電離放射線に被曝していることから、原子炉の「周辺」をどのように定義しようとも、乳癌死亡の最高のリスクの中におかれていることを示している。

　例えば、国立癌研究所は原子炉からの放出物が郡の境界で止まるかのような単純な仮定に基づいて、核施設が設置されている郡を「核施設のある」郡と定義している*6。定義をそのように狭いものにすれば、1950年以来の死亡数はごく少ない数となり、それらの郡の変化は全体として統計学的に無意味なもの、言いかえれば変化は偶然の結果にすぎないものということになる。我々の調査の最も重要な発見の一つは、エネルギー省所管の最も古い原子炉7基が置かれている14の郡に関するものである。これら14の郡を総合した白人女性の年齢調整死亡率は、1950〜54年の時期から1985〜89年の時期までの間に37％上昇した。同じ時期の合衆国全体の上昇率はわずか1％であった。同じ期間、乳癌による死亡数は合衆国全体が2倍になったのに対し、14郡の場合は5倍になった。死亡率の変化におけるこのように大きな乖離が偶然である確率は、無限に小さい。

　本書でいう原子炉の「周辺」*7とは、住居が50マイル、あるいは100マイル以内にあることで規定される（チェルノブイリで示されたような大規模の放射性降下物は数千マイルまで広がり得るのであるが）。1943年から1981年まで運転した60カ所の原子炉*8のそれぞれの風下にほぼ位置し、かつ原子炉か

---

*6 　かつてフランス政府が、チェルノブイリ原発事故（1986年）の放出物が国境で止まるかのような表現を用いて批判されたことを想起してほしい。

*7 　日本では原子力安全委員会の原子力防災指針により、原発の10キロメートル圏内（防災対策を重点的に実施すべき地域であるEPZ圏内）で防災訓練が行なわれたり、ヨウ素剤の配布対象地域とされたりすることが一般的であることを想起してほしい。1マイルは1609メートルなので、50マイルは約80キロメートル、100マイルは約161キロメートルになる。末田一秀HPの「原子力防災指針の抜本的な見直しを！」参照。
　　http://homepage3.nifty.com/ksueda/bousaisisin.html

*8 　1943年というのはハンフォードなどのマンハッタン計画（原爆開発）関連施設をさす。アメリカ最初の商用原発は1957年運転開始のPWR（加圧水型原発）であるシッピングポート原発（1989年に運転終了して廃炉作業を開始した）であり、それ以前の原子炉はすべて軍用炉あるいは実験炉、研究炉となる。アメリカの商用原発は1954年開始のソ連オブニンスク、1956年開始の英国コールダーホールに比べて遅れをとったのである。シッピングポート原発周辺の癌死亡率増加については、『赤ん坊をおそう放射能』スターングラス、反原発科学者連合訳、新泉社、1982年、第15章、本書144頁の他に *The Petkau Effect : The Devastating Effect of Nuclear Radiation on*

ら50マイル以内にある平均7つの相互に隣接する農村郡の合計乳癌死亡率の推移を計算した。総計すると、1950〜54年に年齢調整死亡率が合衆国全体の平均死亡率より下回っていた郡は346あった。しかし、これらの郡では1985〜89年の期間までにその率が10%増加した。今日、これら農村の「核施設のある」郡は合衆国平均をはるかに上回っている。そのような大きな乖離が偶然に起因する確率は、無限に小さい。

殆どすべての原子炉が農村郡に設置[*9]されていたので、この定義は主として農村の郡に限られていた。そして、これらの農村郡での乳癌死亡数は1950〜54年には全米の15%、1985〜89年には21%にすぎなかった。我々がこの「周辺」の定義を選び出したのは、一施設当たり一つないし二つの郡しか関わらせない国立癌研究所の狭い定義にそれを置き換えると、60カ所のうち55カ所の原子力発電所に最も近い各郡での乳癌死亡率の増加が統計的に有意なものであることをはっきりと示すためである。

最終的に、我々は風下の要件を外して、周辺の定義を半径50マイルに、次いで100マイルに広げた。民間原子炉と、その他の環境上有害なすべての要因が、ミシシッピー川以東の地域に著しく集中しているため、「周辺」を各原子炉から半径100マイルの範囲と定義し得る。そこで集計される死亡率は、国内標準値を統計学上、有意に上回るものとなろう。

このようにして、国内3053郡のうち、1319が「核施設のある」郡であることになった。北東部にある首都圏の郡の大部分と五大湖各州の郡が、この拡大された「周辺」の定義に含まれ、またこれらの郡の乳癌死亡率は国内で最高の乳癌死亡率を示す傾向にあるため、「核施設のある」郡の乳癌死亡数は、全国総数の半数をはるかに上回る。

これら1319の「核施設のある」郡の白人女性において、1950年の合衆国

Human Health and Environment. second edition. Ralph Graeub. translated by Phil Hill. New York：Four Walls Eight Windows. 1994. p76のグラフを参照。

[*9] 日本でも欧米でも原発は「僻地」に立地される（欧米の初期の原発では比較的大都市に近いものもある）。日本では1964年の立地審査指針により、仮想大事故の際の集団被曝線量が2万人シーベルト以内を目安としている。単純計算であるが、人口1000万人の大都市なら2ミリシーベルト（年間自然放射線と同程度）の被曝しか「許容」されないが、人口1万人の「過疎地」ならば、2000ミリシーベルト即ち2シーベルト（半数致死線量の半分）もの被曝が「許容」されることになる。『「核」論』武田徹、勁草書房、2002年、147頁参照。

の年齢構成を反映するように調整された現在の合計乳癌死亡率は26人近くに達し、残りの農村の「核施設のない」郡は22人である。両者の差異を偶然や遺伝子、あるいはそれらと同程度に集団全体に影響しているその他の要因のせいとするには違いが大きすぎる。

人口が最も集中する大都市や都市近郊の郡にとって、原子炉からの放射性物質の放出は、100年にわたり増加してきた産業化学汚染物質への曝露や、50年にわたる核爆弾の製造・実験から生じた放射性降下物による被曝、そして頻回の不必要なまでの過剰なX線照射など、既に乳癌を多発させる環境的原因に強く曝されている女性の状態をさらに悪化させるものである。

北東部の大都市圏に住む一人ひとりはまた、他の理由からも低線量内部被曝の影響を過度に被ってきた。彼らは地下水ではなく、貯水池、湖水、河川からの表流水に依存してきたので、ニューヨーク市下の郡のような都市部の郡は、初期の核実験放射性降下物で汚染された飲料水で最初に被曝している。これらの大都会の郡は産業化学物質についても、「核施設のない」農村部の郡よりも前から、強く汚染されてきた。有害な化学物質への曝露が電離放射線への曝露と重なると、癌の死亡率はさらに増大する。

このことは、ニューヨークの大都市圏各郡の乳癌死亡率が、ルイジアナ、テキサス、それにオクラホマ各州より40％も高い事実によって明瞭に描き出されている。これら南部の州には石油化学工業の廃棄物が全国で最も集中しているが、我々が研究対象としている期間に稼働していた原子炉はなかったのである。一方、ウエストチェスターとロングアイランドは1人当たりでみた場合、全国最高レベルで原子炉からの放射能に曝されていたのである。

本書の中でおそらく最も衝撃的な暴露は、大規模な放射能漏れの被害者によって現在進められている多人数の集団訴訟であろう。これは、主要な報道機関によって故意に無視されてきた。例えば、事故を起こしたスリーマイル島原発の事業者は2500人の原告によって訴訟を起こされており、既に300件が個人的に和解しているにも拘わらず、14年たった今もなお、『ニューヨークタイムズ』は報道できないでいる。エネルギー省が1940年代後半ハン

フォード*10から漏れた大量の放射性ヨウ素が原因となって、数は不明であるが甲状腺癌が発生したことを1991年になって認めた後、『ニューヨークタイムズ』は、ようやく27000人の原告がワシントン州ハンフォードの核兵器工場の事業者に対して訴訟を起こしていることに注目し始めた。最後に、本書の執筆が終わろうとしている今、ニューヨーク州サフォーク郡のブルックヘブン国立研究所は、45年間にわたり放射性物質と化学汚染物質が蓄積されてきた研究所地下の汚染水が南方へ流れ、研究所の真南一帯の私有井戸の水質を汚染したとする我々の主張を認めるにいたり、地域一帯の地価は一挙に下落した。本書が印刷にかけられた頃、何百人もの原告となるべき人々と弁護士が、ブルックヘブン研究所を相手とする集団訴訟の準備をしていた。それは終局的にはハンフォード訴訟の規模をも上回るであろう。私はこうした裁判が、最後には原子力産業の心臓に杭を打ち込むことになるだろうと信じている。

　核実験の放射性降下物の線量に比べれば相対的には少ないが、民間と軍の原子炉からの放出放射能が国内の一定地域に現在見られる乳癌の発生率と死亡率の一斉の増加に主要な役割を果たしていることがこうして示される。1980年以来、スリーマイル島原発やチェルノブイリ原発のような民間原子炉からの大規模な放射能放出事故は、1945年以後に生まれた女性の免疫系の障害を悪化させてきた。その女性たちの免疫機能は、核実験の放射性降下物が降った時期に既に母親の胎内で障害を受けていた。その女性たちは現在［1996年現在］、35歳から50歳になろうとしている。このために若い女性はますます乳癌にかかり易くなっている。

　そうした易罹患性はすべての原子炉の操業停止を推し進めることで大きく縮小することができる。エネルギー省の既に最も危険な原子炉建屋はあまりに放射能が強くなったため、事情を知っている監視官たちは立ち入ろうとせず、何千人ものエネルギー省の原発労働者が現在失業している。かれらの多くは癌によって早死にする可能性がある。そのために彼らが別の仕事に就いても、保険会社は彼らを正当な被保険者として認めない。民間の原子炉は、

---

*10　ハンフォードの放射能汚染については、『ヒバクシャ・イン・USA』春名幹男、岩波新書、1985年、第2章、などを参照。

ごく最近の5基の閉鎖[11]が示すように、まもなく耐用年数[12]の終わりに達しようとしており、原子力関係の公共事業の株や債権に暗い見通しを持つウォール街の判断もその兆候を見せている。

我々の見るところでは、人類史上最悪の産業災害[13]だった1986年のチェルノブイリ原発事故[14]によって冷戦終結が加速され、そして終結した今、原子炉操業の継続に固執するのは唯一、防備に身を固めた国際原子力産業のメンバーたちだけである。彼らは世界中で放射性物質をつくり続けた結果、人類に何十万年にわたって監視しなければならない核の遺産が残された事実を無視している。このような事態は巨大な環境問題の重要な一例であるが、最初から生態系に無責任な市場経済の自由な働きのせいではない。もし、核兵器が無限の力を約束すると今なお考える政府からの莫大な助成金がなかったなら、恐ろしいほど高価で危険な民間原子炉が、リスクに慎重な業界の連中に受け入れられることはあり得なかったのである。

35年前、母親たちは核保有国に地上核実験を止めさせるため、先頭に立っ

---

* 11　平成10年版原子力白書(原子力委員会、1999年6月)の第2章　国内外の原子力開発利用の状況
　　　9. バックエンド対策
　　　(3) バックエンド対策をめぐる国際動向
　　　http://www.aec.go.jp/jicst/NC/about/hakusho/hakusho10/siryo2093.htm
　　　の表2-9—6
　　　諸外国における主な原子力施設廃止措置動向によると、米国で廃炉になったのはシッピングポート発電所(2号炉) PWR、5.2万kWe 解体撤去終了
　　　　パスファインダー発電所 BWR、6.23万 KWe 解体撤去終了
　　　　ショーハム発電所 BWR、84万 kWe 解体撤去終了
　　　　フォートセントブレイン発電所 HTGR、34.2万 kWe 解体撤去終了
　　　　ヤンキーロー発電所 PWR、18.5万 kWe 解体撤去
　　　とのことであるから、この5基をさすと思われる。
* 12　従来原発の耐用年数は30年程度が想定されていたが、欧米や日本で60年程度を目指す動きもある。老朽化原発(日本政府用語では「高経年化原発」)は、事故リスク、放射能放出、労働者被曝などの面で一層の注意が必要である。
* 13　他に「最悪の産業災害」と呼ばれるものに、例えば米国ユニオンカーバイド社のインド・ボパール農薬工場事故(1984年発生、1万人以上死亡)などがある。
* 14　本書の著者グールド博士の論考「チェルノブイリ原発事故とソ連崩壊」、1993年、邦訳なし、は下記にある。
　　　http://www.ratical.org/radiation/Chernobyl/ChernobylCoSS.html

た*15。世界中の偉大な科学者たちの警告から、「死の灰」が彼女らの子どもたちに害を及ぼしていることを知ったからである。我々の主要な発見の一つは、彼女らが正しかったこと、つまり1945年から1965年までに5.5ポンド未満（2500グラム未満）の低出生体重児が40%も異常に増え、そして地上核実験が中止されると同様に急速に改善されたことである。1945年生まれの子が18歳に達した1963年には、18年前の核実験の最盛期に完全に符合するように、同じように異常な大学進学適性試験（SAT）成績の20年にわたる下降が始まった。SAT成績の下降は母親の子宮内にある胎児の甲状腺（つまり乳幼児の早い時期に脳の発育を管理する鍵になる器官）への核実験の障害の反映であることを我々は示唆するつもりだ。このことは旧ソ連共和国のベラルーシとウクライナで甲状腺癌が異常に増加している事実が劇的に証明している。

　我々はまた、1970年に、誕生時に腺組織と免疫系に障害をうけた男性のベビーブーマーたちが25歳に達し、以後20年にわたり次第に労働力から脱落していくことになった事実を示す。さらに、1980年までに彼らが35歳に達したとき、もう一つの特別な意味を持つ20年間が始まった。つまり、伝染病の感染を高める無用心な性行為を行なった者たちがエイズで次第に死んでいった。かくして、現在［1996年］50歳未満の7500万人の若い男女は、考えうるすべての時代のなかでも最悪の時期に生まれた世代に属している。

　もし彼らが、自らの行動で大気圏内核実験の停止を促した母親たちを見習うとしたら、どんなに素晴らしく適切な行動と言えるだろう。我々は、国民の健康と国の将来の経済を破壊する核兵器の製造と原子炉の運転の停止のため努力すべきなのである。

＊15　ビキニ水爆実験（1954年）を契機に盛り上がった原水爆禁止運動をさす。

第一章 序論:放射性降下物と郡の乳癌発生率

毎年［1996年現在］、約45000人のアメリカ女性が乳癌で死亡するが、これは1950年の2倍に相当する[*1]。本書は過去四十年にわたるこの疾病の増加に寄与した環境要因を分析するために、公式の資料を使い、国を構成する各郡における白人女性の乳癌死亡率上昇の差異を追跡した。その結果、わが国がおかれている乳癌の増加の程度には著しい地域差のあることが分かった。

　国立癌研究所（NCI）から我々が入手した郡の年齢調整をした乳癌死亡率の新しいデータベースにより、癌死亡率が最も高い地域集団と最も低い地域集団の環境的な違いの検討が可能になった。(群の年齢調整死亡率というのは、それぞれの郡が1950年のアメリカ合衆国と同じ年齢構成を持っていた場合の、癌死亡率を示すものである)。

　癌死亡率は年齢と相関するものなので、年齢調整乳癌死亡率を使うと、地域間の死亡率の違いを年齢構成の違いに帰することができなくなり、従って国の死亡率と時期的、地域的に異なった重要な統計的偏差を、遺伝子因子よりむしろ環境に起因するとみることができる。我々の示す結果のうちのいくつかは、驚くべきものとなるだろう。なぜなら、癌死亡率の地理的な差に環境的因子が原因になっているという問題は、政府の統計学者たちが扱いたがらない微妙な政治的問題を引き起こすからである。

＊1　アメリカ癌協会（American Cancer Society）のPDFファイルによると2008年の全米の女性の乳癌死亡数は40480人であった。
　http://www.cancer.org/downloads/stt/CFF2008Table_pg6.pdf
　なお、最近の米国の乳癌情報として例えば、海外癌医療情報リファレンスのNCI Cancer Bulletin2009年7月14日号（Volume 6 / Number 14）紹介
　http://www.cancerit.jp/xoops/modules/nci_bulletin/index.php?page=article&storyid=317
　によると
　「[2009年] 7月7日号の *Journal of the National Cancer Institute* 誌の記事において、過去15年間におけるアメリカでの乳癌の死亡率は大きく低下しているが、アフリカ系アメリカ人女性においてはそれほど低下していない、と述べられている。国立癌研究所（NCI）癌疫学・遺伝学部門（DCEG）の Dr. Idan Menashe 氏らはSEERのデータを用いて、1990年1月から2003年12月の期間中に乳癌と診断された約25万人における死亡率、罹患率、死亡危険率、罹患率に対する死亡率を計算した。乳癌と診断されたアフリカ系アメリカ人の死亡危険率は白人と比較して、特に診断されてから最初の数年間で、有意に高いことが明らかになった。アメリカにおける黒人─白人間の乳癌死亡率差の拡大は、診断時の乳癌のエストロゲン受容体（ER）の発現に拘わらず黒人の乳癌死亡危険率が一貫して高いことによるところが大きいと、それらの結果は示唆している」とのことである。

我々は、1950年以降の乳癌死亡率の公式データを分析するには、それぞれに異なる地域で作用しているすべての環境因子を含むべきであり、それには1945年の核時代の誕生と共に始まった人工核分裂生成物による被曝という、無視されてきた要因も含まれるべきであると信じている。

1. 原子炉との近接度

　我々は、原子炉の近くにある農村部、郊外、都市部の集団において、年齢調整乳癌死亡率が女性10万人当たりおよそ26ないし27人にのぼることを示すつもりだ。それとは明らかに対照的に、残りの農村の郡では、女性10万人当たり死亡数がわずか22、あるいは23となっている。ところでこれらの違いには何百万もの住民が集団として関わっているのであるから、それが偶然の結果であることはあり得ない。疫学者は原因究明の責任を避けることはできないのである。これら農村地帯の郡は主としてロッキー山脈とミシシッピー川の間に集中している。まるでこの国は癌発生率の高い核汚染地域と、原子炉から十分に離れているので相対的にはるかに危険度が低いと思われる残りの農村部に分けられているように見える。217頁の地図［図8-11］は一目瞭然にこのことを示している。「核施設のある」郡は二つの、濃淡の異なる陰影で示されている。主に北東部と五大湖地方にあり、乳癌の死亡率が国の平均より著しく高い郡は濃厚な陰影で示されている。そして、農業地帯である南部諸州の、原子炉から100マイル以内にある「核施設のある」郡は薄い陰影で示されている。薄い陰影の郡は1950〜54年以後の死亡率の増加が国の平均より著しく大きいことを示している。(付録A及びBを参照。60カ所の原子炉から半径50〜100マイル以内にあって被曝した郡の乳癌死亡率を示すコンピュータ処理による地図とデータ。これらすべてのデータは複写のためであれ、広めるため、あるいは我々の所見と論争するためであれ、パソコンを持っていれば誰にでも入手可能である)。

　本書は、郡単位の年齢調整乳癌死亡率が最初に入手可能になった1950年以来、乳癌死亡率における地域による不均等がどのように拡大してきたかの理由を追求している。核時代が始まる前の1940年からのデータがあれば理想的だったのだが、我々は1950年以前から始まる州単位の乳癌死亡率の十

分なデータを得ており、1945年直後に始まった乳癌の急速な増加についてもそこから推論し得るのである。

我々は、人工核分裂生成物による被曝と農薬やその他の毒物がどのように共同しあうか、特に大量降雨地帯でいかに厄介な問題となっているかを検討した。化学汚染物質の影響は、政府の疫学者たちによって低線量放射線の影響と区別できない交絡因子とみなされている。我々は、放射性降下物と化学汚染物質が相互に影響しあう場合の状況をレイチェル・カーソンが我々に最初に与えた洞察に従って、「増悪」と形容するのが適切と考えている。

全国で最も裕福な都市部の郡の乳癌発生率が全国水準に比べて高いことは、検査の際の照射線量が現在と比較して100倍も多かった数十年前、婦人が頻回に胸部X線を受けたこと[*2]が原因であると示唆する最近の仮説に真実味を与えている。このような医療慣行はかつては貧しい郡より豊かな郡ではるかに多く行なわれていた。しかし原子炉に近い農村の郡が、近くの都市部の郡よりはるかに大幅な乳癌の増加を記録している事実は、核分裂生成物の摂取や吸入が、事態をより悪化させる付加的役割を演じていることを示唆している。

人口10万以上の郡のなかで全国一の高い年齢調整乳癌死亡率を持つのはニューヨーク市と、ウエストチェスターとロングアイランドの裕福な郊外の郡である。これらの郡の白人女性は、国全体のわずか3.9%であるのに、乳癌死亡者数では5.4%と、全国で死亡数が最も集中していることを示している。飲料水を地上の貯水池に依存しているニューヨークのような大都市は、ここでは大気圏内核実験による被曝の悪影響を真っ先に経験したものとして示されている。

統計的に有意な全国最大の乳癌死亡率の増加は、1943年から50年にかけて操業を始めた、エネルギー省管轄の国内で最も古い原子炉がある14の郡で、そこに住む女性たちに見られたものである。この女性たちの間では年齢調整死亡率が1950〜54年から1985〜89年までに37%も上昇している。

[*2] 日本は英国などと比べて医療被曝が過剰であると指摘されている。『受ける？ 受けない？ エックス線CT検査 医療被曝のリスク』増補新版、高木学校医療被ばく問題研究グループ、高木学校、七つ森書館発売、2008年、Risk of cancer from diagnostic X-rays : estimates for the UK and other countries. Berrington and Darby. *Lancet*. 363. 345-351. 2004. を参照。

これに対応する全米の上昇はわずか1%であった。これらの14の郡の死亡数は35年の間に371人から1926人と5倍にもなっているが、こんなに大きな増加が偶然で起こる確率は数百万分の一に過ぎない。

2. 郡の癌死亡率の情報源

わが国の乳癌問題で最悪の地域を代表する農村、郊外、都市部のそれぞれの郡の集団について我々が行なっている検討では、国立癌研究所から入手した郡のデータベースを使用している。これらの死亡統計の収集や分析を指示するべき政府諸機関が、過去半世紀にわたっている癌発生率の上昇に地理的環境の悪化が影響していることを認めたがらないことは、事実であり悲しいことである。政府があまりに腰が重いため、民間の非政府非営利機関が、公式の最新データを入手し、調査分析する仕事を引き受けなければならなかったのである。大衆向けに書かれた本に我々の研究を発表するひとつの理由は、州と連邦政府当局に我々の論拠を突きつけ、乳癌死亡率の異常な地域差について説明をさせることにある。

有難いことは、合衆国では1950年以来、資料が注意深く収集されており、他のどの国とも違って情報公開法（情報自由法：FOIA）にもとづき、あるいは類似の要請により、それを入手することができることである。しかしそれには通常、素人にはできない専門的加工、分析技術を必要とする。この本の主要な目的は、パソコンでこれらの技能がどこででもできることを示すことにあり、乳癌死亡率が文字通り死活の問題になってきた地域の住民には、このことは特に重要である。解析の技能は常識となり、我々は対象となる郡や互いに隣接する郡の乳癌死亡率が、なぜ国の平均値と大きな偏差を示すのかについて説明することになる。もしそのような偏差が偶然の所産でなく、統計的に有意であることが証明されたなら、我々はさらに、その偏差の特定の原因を探求しなければならない。

3. 放射性降下物の影響

我々の発見は、1962年に『沈黙の春』を書いた後、乳癌で死亡したレイチ

ェル・カーソンによって最初に予見されていたものである。カーソンは、大気圏核実験で放出された核分裂生成物は、DDTなどの農薬やその他の工業用化学物質と共同して、後者の発癌性をますます強いものにすると予言した。彼女は『沈黙の春』の第二章の冒頭に次のように書いている。

　　汚染といえば放射能を考えるが、化学薬品は、放射能にまさるとも劣らぬ禍いをもたらし、万象そのもの——生命の核そのものを変えようとしている。核実験で空中にまいあがったストロンチウム90は、やがて雨やほこりにまじって降下し、土壌に入り込み、草や穀物［トウモロコシや小麦］に付着し、そのうち人体の骨に入り込んで、その人間が死ぬまでついてまわる」[7]。(『沈黙の春』カーソン、青樹簗一訳、新潮文庫、1974年、14〜15頁)。

　レイチェル・カーソンの人工放射線と化学物質を結びつけた考えは、2人の世界的な大科学者、ライナス・ポーリングとアンドレイ・サハロフが発した同じような警告の驚くべき先見性と呼応している。1958年、彼らはともに、1945年にまだ汚染されていなかった大気圏に初めて放出された人工の核分裂生成物が健康に及ぼす悪影響について警告した。続いて2人はその頃の冷戦の狂気に立ち向かう勇気を認められ、ノーベル平和賞を受賞した[20, 21]、*3。
　サハロフは体内に取り入れた核分裂生成物が免疫反応に急性と晩発性の両方の影響を与えることを予言した(私も同僚もこの予言は正しかったと立証している)。1945〜65年の大気圏内核実験による放出物の降下期間中、乳幼児死亡率、新生児死亡率、死産、低出生体重児の極めて異常な増加があった。しかしサハロフはまた、核実験による人工放射線が、すべての微生物の突然変異を加速させると予言し、1945〜1965年に生まれたベビーブーマーたちは最も易感染性が高く、彼らが成人する1980年代に、エイズのような、新たな突然変異を背景とした性行為感染症に屈するであろうと推論するにいたった。結核のような疾病でさえ、結核菌の突然変異のために、旧来の抗生物質への耐性を次第に増加させている。
　我々は、これらの予言が、各国から国連に提出される年齢別の国際的な

*3　ノーベル平和賞受賞はポーリングが1962年、サハロフが1975年。

死亡率データによって裏づけられることを発見した。第二次世界大戦以後、1980年代になって初めて日本とドイツを除くすべての核保有国[*4]で25〜44歳のベビーブーマーたちの死亡率が悪化した。日本とドイツは第二次世界大戦に敗北したため、核兵器の製造と実験ができず放射線に子孫を被曝させるという問題を、あらかじめ回避することができた。この年齢層は労働力の中で最も生産性の高い部分であり、国際比較における生産性の日本とドイツの優位は、実際には彼らが第二次大戦の敗者とは言えないかもしれないことを示唆している。

戦後のベビーブーマーの免疫系に対する放射線起因の障害は、男性と同様に女性にも影響を与え、なぜこれほど多くの若い女性が今日乳癌にかかっているかを説明している。後続する姉妹書[*5]で、我々は、エイズ、結核、肺炎、菌血症、前立腺癌のような最近の免疫不全疾患の背景になっている環境因子を分析したいと思っている。前立腺癌は、潜伏期間はより長いが、乳癌が多くの女性を死に至らしめているのと同じように多くの男性を死に至らしめている。

しかしながら国防への核技術利用に余念のなかった大国にとって、サハロフとポーリングの警告はとても歓迎できるものではなかったため、2人はカーソンと一緒にそれぞれの政府から除けもの扱いにされた。かくして、体内に摂取された人工核分裂生成物の健康に対する真の影響は、約半世紀の間、公の場から隠されてしまった。それにも拘わらず、ケネディ大統領が1963年の自らの死の直前に部分的核実験禁止条約に調印し、アメリカとソ連の大気圏内核実験が中止された事実は、電離放射線の健康への有害な影響を政府の最高責任者が知っていたことを示唆している。

人類は、地球を源とする場合と、無限の彼方からの宇宙線を源とする場合の、いずれも自然の電離放射線に曝されてきており、そのもとで我々の免疫系は不断に、癌に抵抗できる能力をつくりあげてきている。これはバックグ

[*4] ここでのnuclear powersは文脈上、核兵器保有国と原発保有国の双方をさしていると思われる。日独はもちろん原発保有国であるが、核兵器保有国ではない。

[*5] 本書 The Enemy Within の続編は結局書かれなかった。グールド博士は2005年に死去。グールド博士の共同研究者による最近の関連著書には、Radioactive Baby Teeth: The Cancer Link. Joseph J. Mangano. Radiation & Public Health Project. 2008. がある。

ランドの放射線という意味であって、人為的な低線量放射線の場合と混同してはならない。後者は、体内に摂取されると、どこかの組織に沈着することにより内部被曝することなのである[*6]。我々の免疫系が低線量放射線の発癌影響に抵抗する能力を、わずか50年の間に発展させることは不可能だったと言えよう。

放射性ヨウ素やストロンチウムなどの核分裂生成物の摂取は、内分泌と免疫系の組織に、急性と晩発性の悪影響を与える。長時間の低線量放射線による被曝は、突然変異細胞に対する防衛に当っている免疫系の細胞にとって極めて危険な「フリーラジカル」をつくり、それが障害の大部分を引き起こす。ビタミンCやEなどの抗酸化剤が、エイズや乳癌、前立腺癌の治療の中で、免疫反応を高めるということで期待される理由はここにある。

4. 低線量放射線の健康に対する影響の暴露

1991年に出版した『死にいたる虚構—低レベル放射線の高レベルな隠蔽—（*Deadly Deceit-Low Level Radiation High Level Cover-up*)』[(11)]は、吸入または摂取した核分裂生成物が、多くの疫学的異常を十分に説明し得る唯一の原因であることを詳細に論じている。本の副題は、政府の専門家たちが国家機密漏洩への懸念から危険性を隠蔽し、偽りを述べた事実に基づいている。そのため、我々国民のすべて、とりわけ乳癌の犠牲者にとって、摂取された核分裂生成物がどのように障害を与え、我々がどのように身を守ることができるのかを学ぶことが、まさに死活の問題になってしまったのである。そのため我々はまず、役人たちがどのように嘘をついたかを正確に知る必要がある。彼らが頼みにしているのは、乳癌死亡率の既知の変化が偶然にしてはあまりにも大き過ぎることを、我々国民が知る術をもたないと思っていること

[*6] もちろん自然放射線といえども無害ではない。例えば最近、岡山大学の中村栄三教授らによってアスベストによる中皮腫は自然放射能ラジウムの蓄積と関係があるという可能性が示唆されている。自然放射線であっても異常な形で生体内に取り入れられた場合も問題ということになる。『しんぶん赤旗』2009年7月29日、
http://www.okayama-u.ac.jp/tp/news/news_id99.html
Proc Japan Acad Ser. B85, No. 7, 229-239, 2009 参照。

である。よって我々は統計学的に確率を考える場合の基本概念についてを第四章で議論することにした。

我々はこの章で、偶然に起きる可能性が一般に小さ過ぎて、統計学的に有意な結果をもたらしたと見られる要因が、郡にどのように影響を与えたかを描き出すことに努力した。国の基準からの統計学的に有意な偏差を明らかにするには、我々は隣接する郡の組み合わせをつくらなくてはならない。注目に値する例外はサフォーク郡であろう。ニューヨーク州の大きな近郊郡で、同様に大きな人口をもつ他の郡と比べても全国最高の乳癌死亡率を示している。1950 年以来、その年齢調整乳癌死亡率は対応する全米のそれに比べて 40 倍も上昇しており、最近の人口 10 万人当たり 32.4 人の死亡数は、全米の 24.6 より明らかに多い。サフォーク郡は郡としては極めて大きく、乳癌死の数は予期された数（期待値）より多いのであるから、1950 年以後の死亡率の増加は統計学的に有意であり、なんらかの環境的要因が作用していると考えて問題はない。

我々は、この莫大な差の原因の一部はロングアイランド湾にあるマイルストーン原発からの放射性物質の放出にあると考えている。サフォーク郡はマイルストーン原発からわずか 15 マイルしか離れていないのである。しかしサフォーク郡はまた、ブルックヘブン国立研究所の所在地でもあり、我々は 1950 年以来、放射能を帯びた排出物によって郡の水道が汚染されているに違いないと考えている。ブルックヘブン国立研究所は最近では、研究所の南にある民間の井戸が汚染されている可能性まで認め始めた。我々はまたブルックヘブンの原子炉[22]から 15 マイルの範囲に、高い乳癌発生率が著しく集中していることを第八章で明らかにしている。

一般に、女性が原子炉に最も近接して住んでいるのは小さな農村の郡に多い。これらの郡で長期的にみた死亡率の傾向が統計学的な有意性を顕わすためには、原子炉からの放射性物質が原子炉のある郡の境界で止まらないことを考慮する必要がある。また地方ごとに見られる風雨のパターンは、隣接し合う農村部の郡の集団に統計学的有意性を顕わすのに十分な大きな影響を与えるはずである。原子炉やその他の危険な毒物の発生源近くに住む女性は、どの程度までリスクに曝されているかを知るためには、いくつかの隣接し合う郡をまとめて十分な大きさのクラスターに統合する必要がある。我々のデ

ータや地図の使い方は、自分たちの目的に沿うように決めることができよう。

原子炉、焼却炉、あるいは有害産業廃棄物を除去するためのスーパーファンド基金[*7]の指定施設に近い、互いに隣接し合う郡のグループにとって、もし統計学的に有意な乳癌死亡率の長期的増加があるなら、何らかの代わりの説明[*8]がなされない限り、その地域における排出物が一因をなしていると判断して差し支えない。有害な廃棄物の投棄や、あるいは地域的に集中する有害化学物質の存在は、カーソンが予言したように、放射線と化学物質の共同作用が原因である確率をさらに強めるだけである。

5. 郡の癌死亡率の年齢調整

環境分析をする上で理解が必要なもう一つの重要な疫学的概念はいわゆる、「なま」の死亡率［粗死亡率］と、本書で終始使われている年齢調整をした死亡率［年齢調整死亡率］との違いである。例えば多数の退職者が移り住むことの多いフロリダ州の郡での癌の粗死亡率が高いのは、65歳以上といった高齢者の比率が通常より高いからに過ぎない。

コンピュータを使ったきわめて骨の折れる作業によって、癌の粗死亡率、つまり郡の全癌死亡者数を郡の人口で割って得られる死亡率を、年齢調整を行なった癌死亡率、つまり、ある特定の年、例えば1950年といった標準の年にその郡が全国と同じ年齢構成を持っていたとして調整した死亡率と置き換えることができる。この方法で年齢調整をした郡の死亡率が有意な上昇を示すなら、それは高齢者の流入のためでなく、環境の変化を反映することになる。コンピュータを使う方法は、癌の粗死亡率を計算するデータベースよりはるかに大きなデータベースを必要とする。データベースの中にある3053の郡のそれぞれについて、我々は、各時期ごとに18の異なる年齢グループの各々の死亡者数と人口数を知らなければならない。連邦政府は毎年これら

[*7]　スーパーファンドは、1980年制定の総合環境対策補償責任法で創設された放置有害廃棄物除去のための基金。

[*8]　英国のウィンズケール［セラフィールド］やフランスのラアーグの使用済み核燃料再処理工場周辺の小児白血病が多いことについての「放射能に代わる説明」として、英仏政府が「ウイルス説」を出していることはよく知られている。『プルトニウム＝不良債権』鈴木真奈美、三一書房、1993年、『核の再処理が子どもたちをおそう　フランスからの警告』グリーンピース・ジャパン編、創史社、2001年参照。

のデータを集めるが、郡の年齢調整された死亡率の算出には、何百万回ものコンピュータ計算が必要であり、それは、つい最近まで国立癌研究所でしかできなかった。

6. 真実の暴露におけるパソコンの重要性

　今日の世代のパソコンは大変機能改善されているため、連邦政府によるコンピュータ計算の独占体制は破られてしまった。問題としてきた三つの期間は全体として35年間にまたがっているが、全国の一つひとつの郡であれ、それらの郡の望ましい組み合わせであれ、それぞれの期間の年齢調整死亡率の計算に必要な、なまのデータを我々は入手している（1995年1月5日に書かれた国立癌研究所の機密メモが付録Dで論じられているが、このメモは我々の方法論と主要な調査結果の双方を完全に認めている）。
　我々は、我々が行なった計算をチェックしたいと望む人、あるいは他の危険度の高い郡の集合を見つけたいと望む人が誰でも利用できるような形で資料を加工した。必要なのは標準型のパソコンと表計算のプログラムだけである。付録Aで述べるが、コピー代をカバーするだけのわずかな料金で、我々は読者に、どの州、どの地方を問わず、必要な郡のデータを収録したフロッピーディスクを、使用説明書をつけて提供できる。
　我々は人工核分裂生成物による被曝こそが、これまで最も軽視されてきた、乳癌多発と結びつく唯一の環境因子であると考えているが、懐疑的な読者にはこれらのフロッピーを使って、自ら研究されるようお勧めする。このディスクにはすべての郡の一つひとつについて、35年間の乳癌死亡数と女性人口の変遷を5歳単位の年齢グループに分けて示されている。この情報は何十億ドルという納税者のお金によって編纂されたものである。幸いなことに我々はこのような政治的に機密性の高いデータを入手できる、世界でも唯一の国に住んでいる。上手に活用しないのは愚かと言うべきであろう。

第二章　放射性降下物と免疫異常

乳癌と人工核分裂生成物の摂取との関係を理解する鍵は、突然変異細胞への対処に関わる免疫反応への影響を調べることである。

我々は、この種の施設としてはわが国で最も古く、最も整ったコネチカット州腫瘍登録のデータの検討から始める。腫瘍登録には、最初の診断が医師の診察室であれ、病院あるいは診療所であれ、癌のすべての事例が記録されており、死亡の時期まで追跡することができる。コネチカット州のデータは癌発生に関する最大の資料であり、60年間にわたる時期的変化の検討を可能にしている。

1. 1935年以来の乳癌発生率の変化

コネチカット州における50歳から74歳までの女性の乳癌発生率は1935年以来、3倍近くになっており、コネチカット州は、合衆国において同様の増加が国全体[23]に及んでいることを推測させるのに十分なだけの大規模な実例を示している。1935年以来のコネチカット州における乳癌発生率の毎年の動きを調べると、図2-1に見るように、戦後の乳癌の増加が、1945年の核時代の幕開けに初めて汚染のない大気中に持ちこまれた人工核分裂生成物とどれほど深く関係しているかを知ることができる。

大気圏の人工核分裂生成物による汚染が皆無であった時期は1944年ないし1945年までであることは、1945年以降、核実験と原子炉からの世界規模での放射性物質の放出が膨大なキュリーに達している事実からも明らかである。1キュリーは、ミルクや水中における放射性ヨウ素とストロンチウムの危険性を測る単位に直すと1兆ピコキュリーになる。

図2-1で、我々はコネチカット州の乳癌発生率が1935年から1944年の核時代以前には低下しつつあったが、1945年の核実験の開始とともに上昇に転じているのを見ることができる。乳癌発生率はコネチカット州ニューロンドンに近いロングアイランド湾のマイルストーン原発の始動後に再び、さらに急激に上昇している。

こうして、超大国が何百発もの核爆弾を大気圏で爆発させた時期に、毎年2%の割合で上昇の傾向が始まった。1970年以後に毎年3%の率でもう一つの急上昇が見られるが、それは問題だらけの4基の民間原子炉が運転を開始

図2-1　コネチカット州の女性の乳癌発生率　年齢50〜74歳、1935〜90年

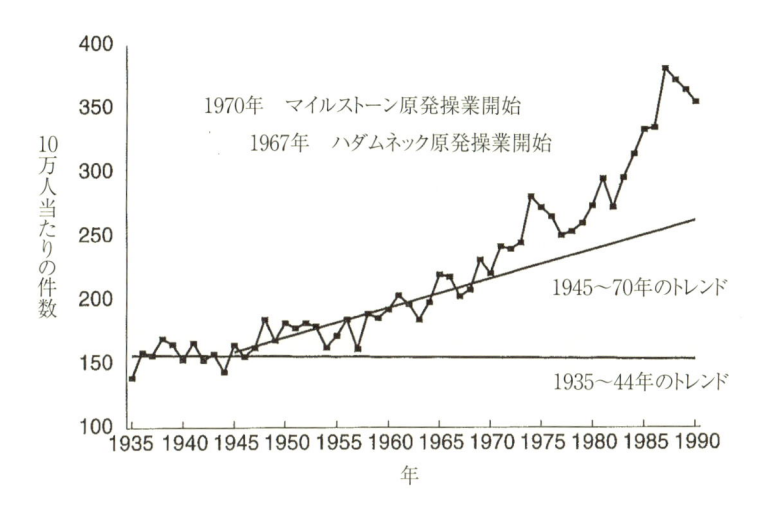

1970年　マイルストーン原発操業開始
1967年　ハダムネック原発操業開始
1945〜70年のトレンド
1935〜44年のトレンド

(縦軸：10万人当たりの件数、横軸：年)

図2-2　コネチカット州の女性の乳癌発生率　年齢35〜39歳、1935〜89年

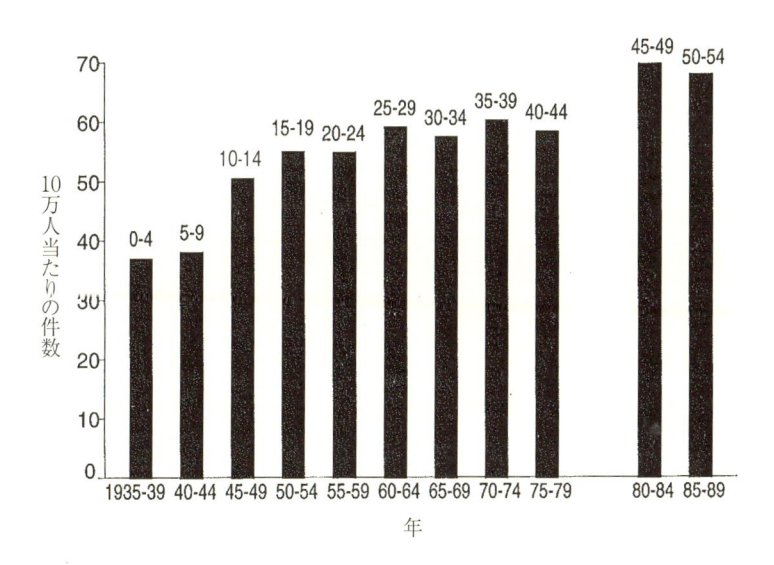

(縦軸：10万人当たりの件数、横軸：年)

第二章　放射性降下物と免疫異常　　49

した時期と一致している。

コネチカット州腫瘍登録から得た図2-1と図2-2は、放射性降下物の核分裂生成物から出る低線量放射線が、より若い女性層に対し、いかに乳癌の促進因子および開始因子として作用するかを示している。1945～54年生まれの女性は、1980年代には30歳代の終り近くになっているが、この時、この年齢グループの乳癌発生率は全期間を通じて最高水準に達している。このことは彼女らの母親たちによる人工核分裂性物質の摂取によって引き起こされた、出生時の免疫系の障害を反映しているものと考えられる。(我々はこれらの図に各年齢グループごとの出生年を入れておいた)。

「もし免疫系への最初の損傷が25年も30年も経って乳癌の発生に結びつくなら、なぜ、その発生率が1945年直後のそんなに早い時期から上昇するのか」との質問が出るかもしれない。その答は、我々はみんな歳をとるとともに癌にかかる潜在的可能性を持っており、多くの人にとって免疫の損傷は癌発生の促進因子としても働くからである。

図2-3で我々は1935年以降の年齢調整した甲状腺癌発生率の毎年の動き(再びコネチカット州腫瘍登録から)を追跡するが、甲状腺癌は潜伏期間が約5年と乳癌より短い疾患である。また、甲状腺癌は比較的まれな疾患である。乳癌の場合と同様、人工核分裂生成物が現われる以前の毎年の癌発生率の傾向は明らかに下降していて、1945年以前では10万当たり1以下であった。しかしその後、これが5倍に増加し、放射性ヨウ素がチェルノブイリ原発から合衆国に到着してから5年後の1991年には、10万人当たり4.5近くに達し、すべての時期を通じて最高の値に達した。また図2-3に見られる他のすべてのスパイク状の増加は、その5年前における核実験か、あるいはマイルストーン原発やスリーマイル島原発からの放射性降下物の突然の増加に関係している可能性がある。

図2-4は電離放射線の大波が訪れてから5年後の甲状腺癌の劇的な増加を示している。コネチカット州の年齢調整癌発生率は1945～49年から1950～54年にかけて2倍になっており、1985～89年から1990～92年に再び24%の上昇を記録し、15歳以下の子どもでは倍増している。後者の増加は、腫瘍学者のウィリアム・リードと疫学者のジョセフ・マンガーノによれば、1986年4月にチェルノブイリ原発の放射能がコネチカット州に到着し

図2-3　コネチカット州の甲状腺癌の年齢調整発生率

[グラフ: 10万人当たりの件数 vs 年 (1935-1990)、1935～92年のトレンド、矢印による注釈: 1945年から5年後、核実験回数のピークから5年後、マイルストーン原発操業開始から5年後、チェルノブイリ原発事故から5年後]

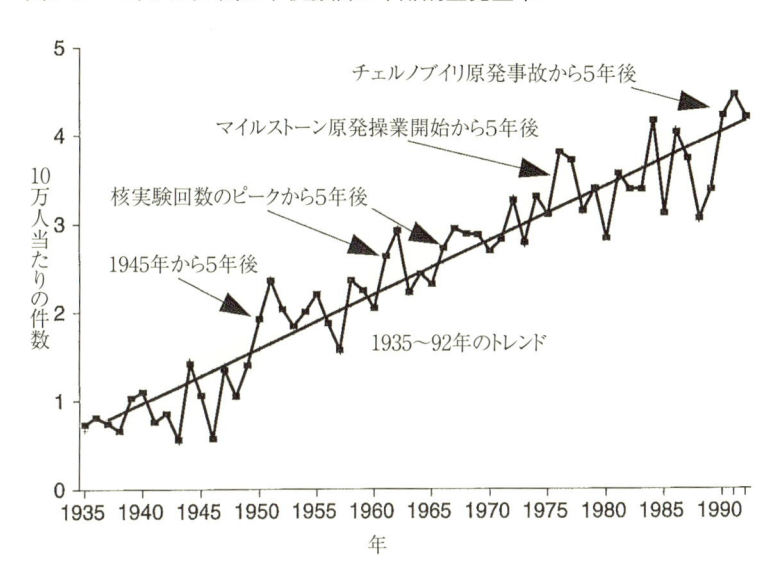

図2-4　コネチカット州の甲状腺癌　1935～92年、全症例と15歳未満の症例

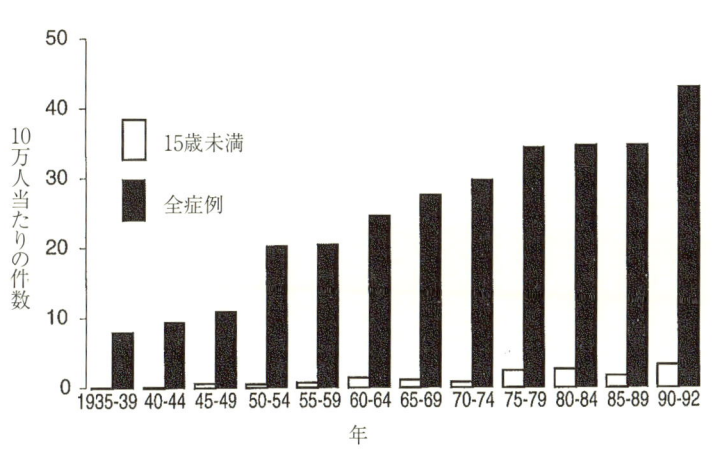

[棒グラフ: 10万人当たりの件数、15歳未満と全症例、1935-39から90-92まで]

1935～89年は5年単位で、1990-92年は3年単位でまとめた。

たためだとしている[18]。

リードとマンガーノは、コネチカット州のミルク中の放射性ヨウ素濃度が1986年の4月から5月にかけて、1ℓ当たりそれまでの平均値2ピコキュリーから、5月23日に記録された最高値の53ピコキュリーまで上昇したことに注目した。つまり、チェルノブイリ原発事故後のコネチカット州における甲状腺癌の放射線に起因する増加は、ベラルーシとウクライナに起こった同様の有意な上昇に比肩するといえる。

これらの図表に示されている戦後の乳癌と甲状腺癌の増加は、この章で検討することになる、ポーリング[21]とサハロフ[20]の予見以外では説明できない多くの疫学的な異常を描き出している。2人の予見では、放射性ヨウ素とストロンチウムのような人工核分裂生成物が人間の免疫系と内分泌系に急性と晩発性の悪影響を与え、これらの影響はエイズや癌に代表される免疫不全疾患の発病を促進することを示唆していた。

2. 乳癌と放射線の結びつきはなぜ、隠されてきたのか

冷戦が終わった今になって初めて、エネルギー省はヘーゼル・オリアリー長官の下で低線量放射線の健康への影響問題を、公式に取り上げ始めた。

我々がここでいう低線量放射線というのは、何億年もの間我々と共にあって、体外、体内から受けている自然放射線とは無関係である。それは1945年以来、人間が放射性ヨウ素やストロンチウムなどの人工核分裂生成物を吸入、摂取することになり、そのために内部から被曝する低線量放射線のことである。しかもその一部は生涯にわたり体内に残留するものである。

ヘーゼル・オリアリーは、ペンタゴンが秘密裡に冷戦の初期の頃に何千人もの人間を実験台[*1]にして、体内摂取させた核分裂生成物の健康への影響を調べたことを勇気を持って暴露した。彼女はまた、20〜30億ページとも推定される機密文書を解除した。その中には1947年4月17日、オークリッジ核兵器工場の医師たちに直接下された下記の指令も含まれている。

＊1　『プルトニウム人体実験』アルバカーキー・トリビューン編、広瀬隆訳、小学館、1994年、『プルトニウム・ファイル』上下、アイリーン・ウェルサム、渡辺正訳、翔泳社、2000年参照。

人体実験を記述した文書及び世論への悪影響や訴訟につながる恐れがある文書は、外部にいっさい流出させないのが望ましい。当該分野の文書は「機密」とすべきである。当該分野の文書三件については既に機密解除が請求され、現時点では「部外秘」となっている。これらの文書は改めて「機密」とし、プロジェクト外の職員や機関に配布されないように確認するのが望ましい。[24]

(『プルトニウム・ファイル』上巻、アイリーン・ウェルサム、渡辺正訳、翔泳社、2000年、218頁を改変)

しかしオリアリーでさえいまだに認めていないことがある。何百万のアメリカ人、実際には1945年以後に生きてきたすべてのアメリカ人が潜在的には致死性の大量の核分裂生成物により被曝してきたこと、そしてこれらの人々が知らず知らずのうちに、政府の実験台、言わば「人間モルモット」にされたことである。実際、ブッシュ政権下で、ハンフォード核兵器工場（1943年操業開始）の風下に住む27000人の原告の圧力を受け、エネルギー省は、人々を騒然とさせる以下のような発表を行なった。つまり、シアトルにあるエネルギー省の機関（線量再評価プロジェクト）の発表によれば、1945年、同年に使われた最初の二つの原子爆弾（アラモゴード核実験と長崎）[*2]へのプルトニウム供給を急いだハンフォード工場[*3]は、1986年のチェルノブイリ原発事故に匹敵するほどの大量の放射性ヨウ素を未汚染の大気中に放出し、それは単一の事故としては人類史上最悪[25]の規模と評価されるものであった。

1945年だけでも正確な数字は55万キュリーになっている。今日では、我々はミルクあるいは水1ℓ当たりの放射能をピコキュリー（1ピコキュリーは1兆分の1キュリー）で測定している。こうして、今まではエネルギー省も、1945年に1億5000万人のアメリカ人が、ハンフォードから国中に流れ出た放射性ヨウ素に1人当たり45億ピコキュリーも知らない間に被曝させられていたことを認めている。

---

*2　1945年の最初のプルトニウム原爆とは言うまでもなく、7月のアラモゴード核実験と8月の長崎投下の2発をさす。広島投下はウラン原爆である。

*3　ハンフォード放射能汚染については、前掲『ヒバクシャ・イン・USA』などを参照。

そのような機密の隠蔽策にも拘わらず、幸いなことに連邦政府当局は、アメリカの優れた仕組み、すなわち全国人口動態統計を集め公表する真に優れたアメリカの仕組は機密にはしなかった。このことを我々は有り難く思わなければならない。そのことによって我々は、放射性放出物による急性、晩発性の公衆衛生上の被害を明るみに出すことができたのである。

3. 放射性降下物と新生児

　核分裂生成物の大量の放出による生物学的障害を示す指標として、1945年以後の乳癌発生率の上昇より、もっと即時的な影響の指標がある。それは、その年に、体重 2500g あるいは 5.5 ポンド以下で生まれるいわゆる、低出生体重という現象が出現したことである。図 2-5 は、1945 年から 1965 年の 20 年間に低出生体重児比率の異常な上昇があったため、この期間の出生児 7500 万人の子どもの相当数が、後になって発症する恐れのある内分泌系、免疫系の損傷をうけた可能性があることを示している。

　図 2-5 は、1950 年にニューヨーク州が記録し始めた低出生体重児を示している。すべての州がこれに倣うことになる 5 年前のことである。1945 年から 1950 年のニューヨーク州の低出生体重児の上昇にはニューヨーク市が除外されていた。しかし、もし後に含まれることになったニューヨーク市の数値を考慮すれば、1945 年にはすべての生存出生児の 6.5％が、低出生体重の定義である 5.5 ポンド［2500 グラム］以下であったろうというのが我々の推計であった[26]。その後、ニューヨーク市民の骨中の放射性ストロンチウムが初めて明らかになった 1955 年には、低出生体重児の生存出産率は 8％に上昇し、さらに超核大国が大気圏内核実験を停止し、人間 1 人当たりの骨中のストロンチウムレベルが再び下降し始めた 1965 年には、9％のピークに達した。

　ニューヨーク市の出生体重測定は 1939 年と 1940 年に始まっている。その時の全人種の低出生体重児の百分比はそれぞれ 7.31％と 7.52％だった。測定は戦時中、一時中断したが、1947 年に再開され、低出生体重児比率は 8.24％まで上昇していた。しかしニューヨーク州における低出生体重児の戦後の異常な上昇が 1945 年に始まっていることは明らかである。

図2-5 ニューヨーク州および全米の低出生体重児出生(%)とストロンチウム90(1945～92年)

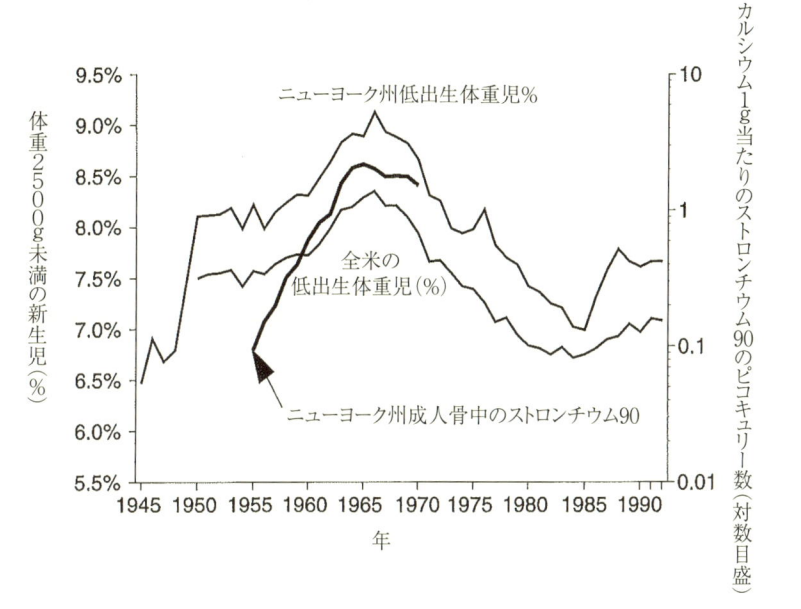

図2-6 コネチカット州の小児(5～9歳)の小児癌発生件数(1935～90年)

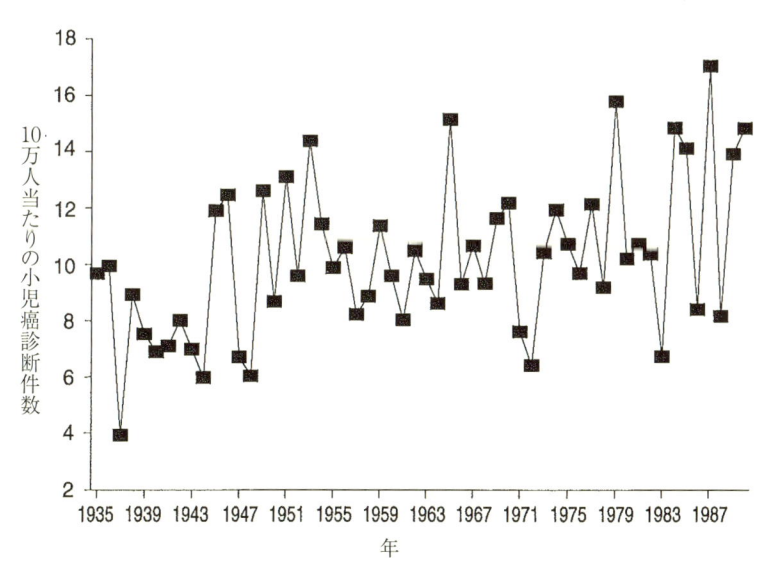

第二章 放射性降下物と免疫異常

1945年から始まったニューヨークの低出生体重児比率の異常な上昇が大きな関心を呼び起こしたからであろうが、1948年にワシントンD.C.で開かれた公衆衛生局会議は、すべての州が1950年現在で白人、非白人の生存新生児の出生体重を記録するよう命じた。それはアメリカ合衆国人口動態年次統計で発表されることになる[27]。

　次に、放射線に起因する戦後の低出生体重児比率の上昇と下降が、ベビーブーム世代に見られる、他の理由で説明できない疫学的および社会経済的異常の数々の、前兆となっていることを示す。この異常には、最近の若い女性の間での乳癌発生の増加も含まれている。

　コネチカット州腫瘍登録から得た図2-6は5歳から9歳の子どもの癌の発生率を示している。それは核時代が始まる前の1935～44年に下降を続けた後、1945年以降、急上昇に転じている。小児の癌死亡率は1935年には非常に稀で、合衆国では人口10万に対してわずか2人に過ぎなかったが、1955年には10万人当たり8人と4倍に増加した。1950年代のこの流行病的な上昇は、1945年に始まる、体内摂取された核分裂生成物による突然の胎児被曝の影響以外に、説明のしようがない[11]。

　体内摂取された人工核分裂生成物の殆んど即時の影響と見られる、もう一つの実例は、1992年にカナダの小児科医、R・K・ホワイト博士が『英国医学雑誌（British Medical Journal）』[28]に発表した論文に示されている。1950年代と1960年代に見られた乳児死亡率の増加は、罹患新生児への酸素吸入を早期に制限することが原因であるとする仮説を再検討するため、ホワイトは1935年以後のアメリカ合衆国、イングランド、ウエールズにおける新生児死亡率、生後1日以内の新生児死亡率および死産の率を年ごとに分析した。

　図2-7と図2-8の合衆国の事例に見られるように、ホワイトは新生児死亡率と生後1日目以内の新生児死亡率に、超大国の核実験の最盛期に一致して明らかに異常な上昇のあることを発見した。（新生児死亡は生後28日以内死亡のものを含む）。

　彼は米英どちらの国の場合も新生児死亡率の低下が、1950年代の早期に停止し、1960代半ばに上方への偏差が最大値に達していることを発見した。両者の死亡率は1980年までには、1935～1950年の初期の改善率から予期される水準に戻っていた。それは1980年にすべての大気圏内核実験が停止

図2-7 米国の新生児死亡率の観測値と期待値(1935〜87年)

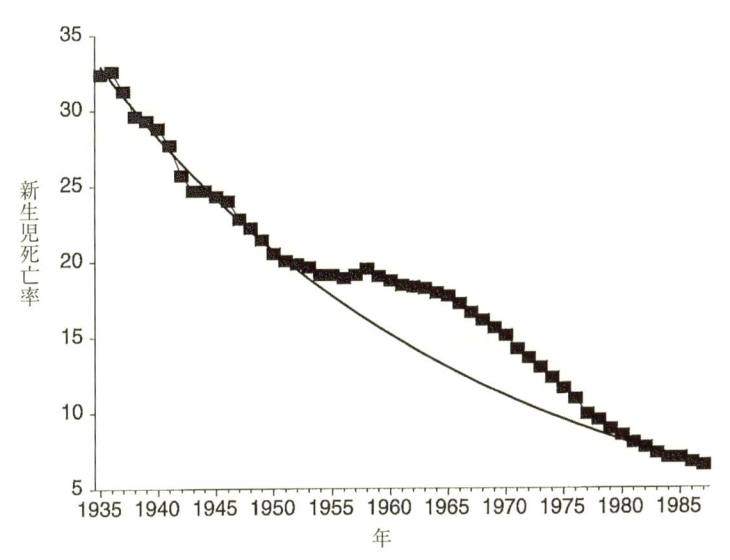

図2-8 米国の新生児の生後1日目死亡率の観測値と期待値(1935〜87年)

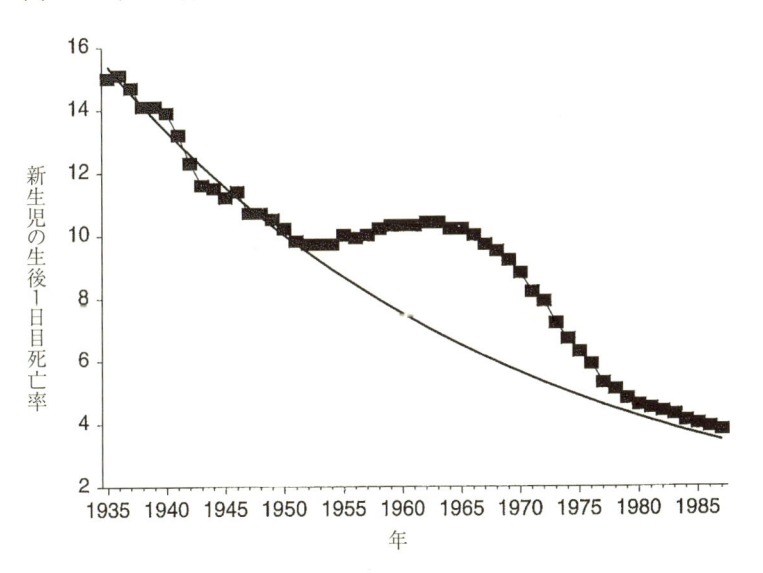

されたこと*4 や新生児医療の進歩が続いたことなどと合致している。死産の率にも同じような傾向が見られるので、ホワイトは、新生児への酸素吸入の制限によっても、あるいは妊婦の栄養管理における明らかな変化によっても、これらの現象を説明することはできないと結論した。

観察された新生児の死亡率の偏差は、1980年の合衆国と英連邦で32万の乳幼児過剰死亡を数えた。ホワイトはこの疫学的な異常の原因を1945年に始まった大気圏内核実験以外には発見できなかった。

4. 放射性降下物と低出生体重児

我々は図2-9と図2-10に1950年以来のネバダ州と合衆国全体の白人、非白人における低出生体重児比率の年ごとの動きを示した。これらの図表は前掲の多くの図表と同じように放射能に対する新生児の極めて高い感受性を示している。

1951年にアメリカ合衆国は大気圏内核実験を、太平洋地域から、新しく開発したネバダ核実験場に移した。これら1951年初期のネバダ核実験場周辺の状況については、リチャード・ミラーの『雲の下で――数十年にわたる核実験 (*Under the Cloud : The Decades of Nuclear Testing*)』[29]に鮮明に描き出されている。ミラーによれば最初の2回の核実験は1951年1月27日と28日に行なわれた。その放射性の雲は北東の方向に漂流し、その後の実験で生じた多くの雲と同様、最後にニューヨーク、ニュージャージー、コネチカット、マサチューセッツを越えてアメリカを離れた。第3回と第4回の実験はレンジャー・イージー、レンジャー・ベイカーと呼ばれ、2月1日と2日に爆発し、南や東に漂流しながらラスベガスに向かい、南東の方向を維持しながら最後にフロリダを経てアメリカ本土を離れた。これらの放射性の雲は、ラスベガス近郊へ方向をとったのだが、それは突然に変化した風向きのためであった。経験の少ない専門家には予想できなかったことだった。このような放射性雲は、ネバダ州では1951年に低出生体重児の異常な増加を引き起こした。1951年のラスベガスでは、白人の方が、図2-10が示すように後年、

---

*4　大気圏内核実験の停止は米英ソが先行し、中仏は遅れた。その後地下核実験に移行し、現在は臨界前核実験（インド、パキスタン、北朝鮮は地下核実験）である。

図2-9 ネバダ州と全米の全人種の低出生体重児(%)(1950〜90年)

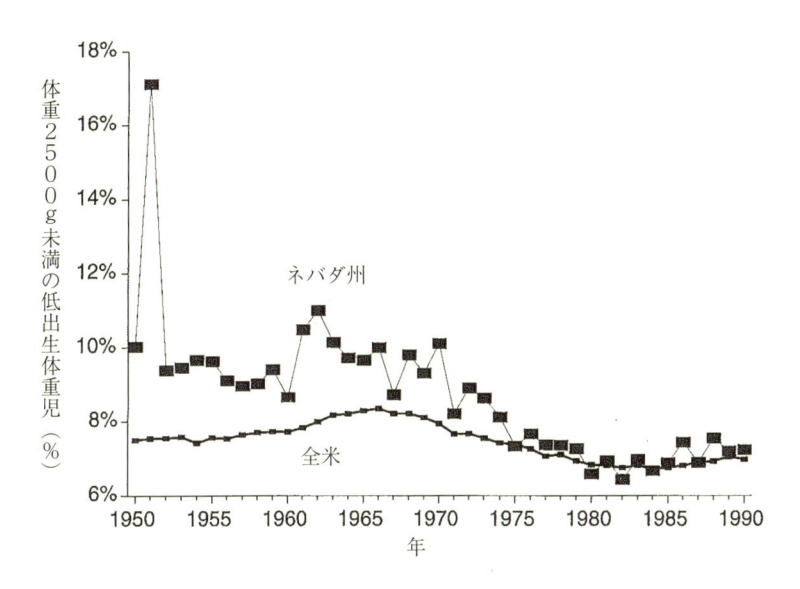

図2-10 ネバダ州の白人と非白人の低出生体重児(%)(1950〜90年)

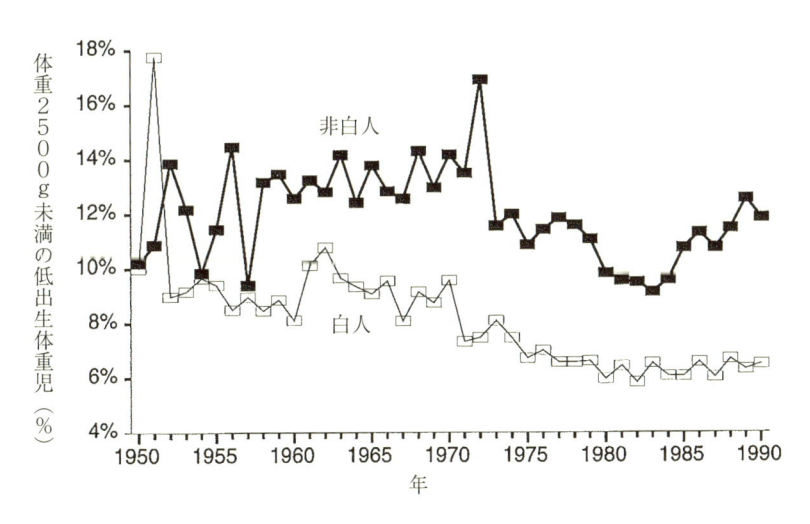

第二章　放射性降下物と免疫異常

いっそう強い影響がでた先住民より、明らかに大きな影響を受けていた[*5]。

図2-9、図2-10によれば、1951年における白人の低出生体重児の増加率は80％近くまで異常に上昇しており、非白人のそれに比べてはるかに大きい。ネバダの白人人口はラスベガスに集中しており、一方、非白人は主に指定保留地に住んでいた。

このことはラスベガス近郊に家を建てていた実験場の技術者たちを大いに狼狽させたに違いない。そして彼らは、風がラスベガスに向いて吹く時は実験を行なわないよう奔走したことであろう。というのは、それほど激しい白人低出生体重児の増加は二度と起こらなかったのであるから。

ネバダ核実験による生物学的被害は決してネバダだけに止まらなかった。図2-11で我々は、ネバダ核実験場に近い山岳地域の九つの州における毎年の低出生体重児比率の動きを、すべての人種にわたってアメリカ全体のそれと比較している。

すべての山岳地域の州は1951年には同じ異常な上昇を示している。この地域の低出生体重児比率は他の州と同じく、1965年には最後のピークに達し、その後、1963年の大気圏内核実験の停止とともに1980年まで、急速な改善の期間に入った。その後はネバダでのスターウォーズ（SDI計画）の核実験や、1979年のスリーマイル島原発事故などからの放射能によって新しい上昇が起こっている。このことはネバダ核実験から生じる生物学的被害に対処する方法がないことを意味している。ネバダ核実験場での184回の大気圏内核実験を含め、1945年以来、アメリカが行なった大気圏内核実験の爆発力の合計は、自然資源保護協会（NRDC）の計算によれば広島型爆弾の15000発[30]に等しい。

核実験の結果、国内のすべての地域に発生した生物学的被害は、1963年大気圏内核実験停止の直後、1960年代の半ばにピークに達した低出生体重児の増加によって示されている。リチャード・ミラーはそれぞれの実験から

[*5]　その後米国政府は、ラスベガスに向かって風が吹くときには核実験を中止し、「過疎地」に向かって風が吹くときに核実験を行なうようになったと言われている。前掲『ヒバクシャ・イン・USA』第4章などを参照。なお、先住民は特にウラン鉱山による被曝の影響が大きい。ナバホ民族のティーンエイジャーでは6つの器官の癌発生率が全米平均の17倍と言われる。『草の根環境主義』マーク・ダウィ、戸田清訳、日本経済評論社、1998年、182頁。

図2-11　山岳地域と全米の全人種の低出生体重児(%)

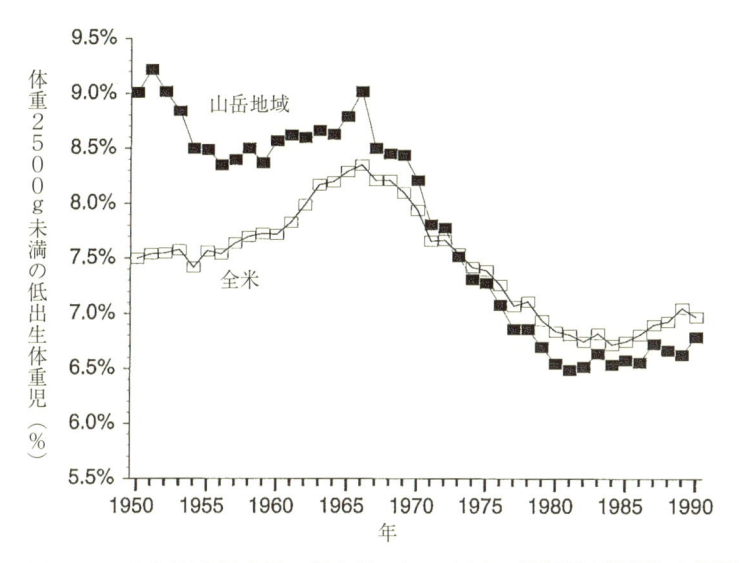

図2-12　大気圏内核実験の爆心地から1つ以上の原子雲が通過した米国本土の地域

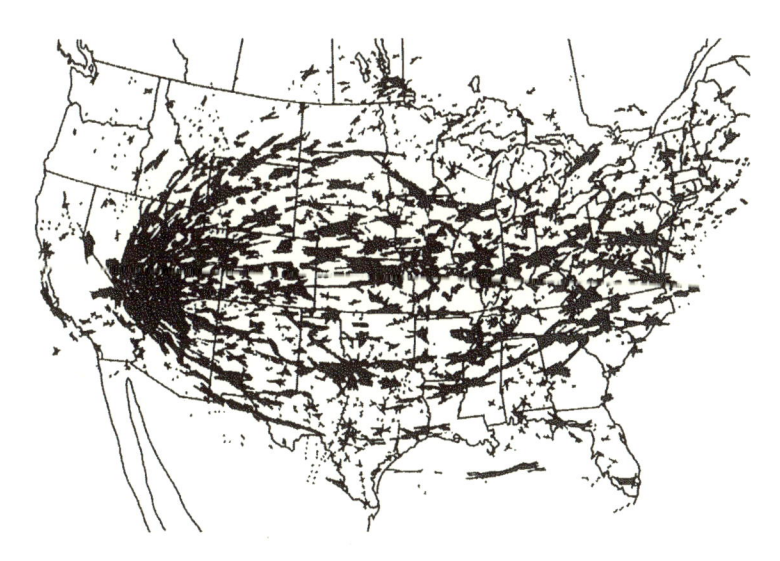

訳注　この図は『世界』2003年10月号115頁（岩波書店）に引用されている。

第二章　放射性降下物と免疫異常

生まれた放射性雲の流れるコースを追跡し、広範な地理的影響を地図で示した[29]。

図2-12は大気圏内核爆発実験からのすべての放射性雲が一度以上通過した合衆国本土の地域を示している。放射性の雲は東方への季節風により急速に運ばれ、雨によって地上に沈殿させられるので、特に北東にある多くの大都市は、実験場に近い都市と同じ高さの放射能レベルが報告されている。ミラーは1953年5月17日に爆発したアップショット・ノットホール・アニー（Upshot Knothole Annie）と呼ばれる実験から生じた高レベルの放射性降下物の例を以下に提供している。実験の翌日、下記の都市で10万単位以上の放射能が報告された（崩壊／分／平方フィート／1日、で測定したもの）：ノックスビル（テネシー）、フォート・ワース／ダラス（テキサス）、ニューヨーク（ニューヨーク）、メンフィス（テネシー）、フィラデルフィア（ペンシルバニア）、ナッシュビル（テネシー）、テキサカナ（アーカンソー）、ワシントンD.C.。

後ほど示すが、我々は今日、乳癌の高い発生率を持つ多くの郡が地理的に集中しているのを見つけることができる。そのような集中は、核実験や、過去にそのような兵器を製造した軍用原子炉からの放出物の両方の有害な影響を反映していると考えられる。

我々は図2-13に、大気圏内核実験による放射性物質の放出がなくなり、低出生体重児比率が鋭く好転し始めた時期である1968年からの合衆国における低出生体重児の年間の動きを示した。しかし1970年代に数の増えた民間原子力発電所の原子炉が操業を開始し、スリーマイル島原発やチェルノブイリ原発などの大きな原子炉事故が環境に核分裂生成物を放出したので、合衆国の低出生体重児の百分率は1966年と1972年の間に達成した下降の傾向から不吉にも上昇に転じ始めている。

5. 新生児の健康の最近の悪化

1995年6月9日の『ニューヨークタイムズ』は一面で「ニューヨーク州保健省がニューヨーク市で最も忙しい公立、私立の病院のいくつかで、新生児の間に予期しない多数の死亡者が出たことを確認した」と報じた。理由は述べられず、また記事は、観察されているような新生児の状態悪化は、1979

図2-13 米国の低出生体重児比率(%) 1966〜72年のトレンドに基づく期待値と観測値(1966〜90年)

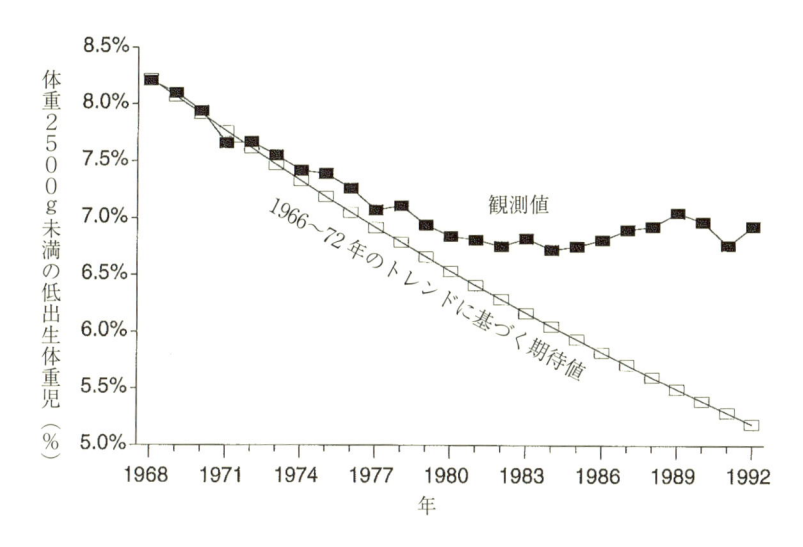

観測値
1966〜72年のトレンドに基づく期待値

年のスリーマイル島原発事故の年まで、つまり地域的にも全国的にも低出生体重児比率が上昇し始めた年まで遡ることができることを明らかにしなかった。そしてこのような増加は核時代の初期［1945〜1950年代前半］にも同様に生じていたのである。

1945年から1965年までの低出生体重児比率の上昇と、そしてそれに続く1970年代早期までの下降、その後の1979年以後の再上昇については、最初の上昇が核爆弾実験から、続いて民間原子炉［原発］から核分裂生成物を幾度にもわたって連続的に摂取した事情によって初めて説明することができる。我々は低線量放射線被曝の増加と免疫反応への直接的影響——つまり新生児の健康と乳癌発生率上昇——との間に密接な関係があることを確かめたので、新生児の健康と生育力の低下が進行していることを示唆するいくつかの警鐘を鳴らす指標を検討することにする。

過去二十年間［1970〜1990年代］、アメリカの新生児の健康と生育力の低下がいくつかの鋭敏な指標によって示されてきたが、それら指標は、民間原発からの放出が増加した低線量放射線が原因であることを示している。

図2-13を見て欲しい。1960年代の後期にアメリカの低出生体重児比率は

下降しているが、1970年代の半ばには再上昇している。この上昇は説明することができる。原子力規制委員会（NRC）は最高レベルの放射性ヨウ素とストロンチウムが、1974～75年にはマイルストーン原発（13キュリー）から、1979年にはスリーマイル島原発（14キュリー）から、1985～86年にはインディアンポイント原発から放出されたと報告している。それに加えて、1985年にネバダの「スターウォーズ」実験（ミサイル防衛[*6]）から、数量は不明だが大量の核分裂生成物が放出され、そして1986年にはチェルノブイリ原発事故の放射能が合衆国に到達している。

6. 低線量放射線への黒人新生児のより高い感受性

我々は1970年代の後半と1980年代の後半の両方において、前述のごとく新生児の健康に対する放出の影響を辿ることができる。最も鋭敏な指標の一つが図2-14に示されている。そこに我々は（1年の遅れはあるが）インディアンポイント原発から最高レベルの放出があるたびに、体重1500g（3.3ポンド）以下の黒人新生児出生率の上昇が続いたことを見ることができる。近年の医学技術では、そのような低出生体重児を救うことができるが、莫大な費用がかかる。乏しい栄養と妊娠中のケアの欠如は、白人よりも黒人の間により広く見られるところであり、このことが黒人新生児に対する低線量放射線の影響を一層強めている。

白人でも低線量放射線は低出生体重を引き起こしている。図2-15は、低出生体重児比率の観測値と期待値の推移であるが、1979年以後両者の差の累積が増大しており、先行していた白人の低出生体重児比率の下降傾向が1979年のスリーマイル島原発事故の後に、上昇に転じている。白人におけるこの累積差は4.5％あることが分かる[*7]。

黒人の1979年以後の上向き偏差は2倍になっており、低出生体重児比率の観測値と期待値の累積差を測ると、図2-16に示されるように、8.5％に当

[*6] 『宇宙開発戦争 ＜ミサイル防衛＞と＜宇宙ビジネス＞の最前線』ヘレン・カルディコット、クレイグ・アイゼンドラス、植田那美・益岡賢訳、作品社、2009年、などを参照。

[*7] 累積差はグラフでは観察値と期待値の面積の差で、毎年過剰に発生している低出生体重児の累積数を見ていることと同義である。

図2-14　ニューヨークの黒人の極低出生体重児(%)とインディアンポイント原発からのヨウ素131放出

インディアンポイント原発からのヨウ素131放出

黒人の極低出生体重児（%）

r＝0.73、P＜0.001

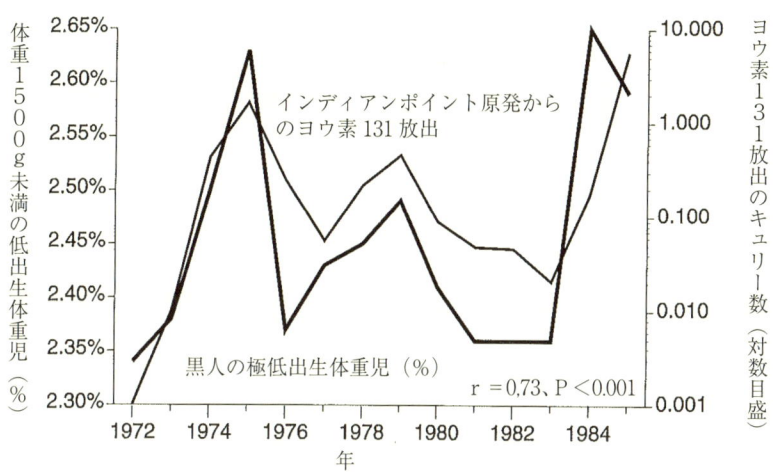

訳注　r：相関係数　P：危険率
1500g（3.3ポンド）未満をvery low-birthweight infant（極低出生体重児）と言い、その中には1000g未満のextremely low-birthweight infant（超低体重出生時）が含まれている。

図2-15　米国の白人の低出生体重児(%)の観測値と期待値(1970～90年)

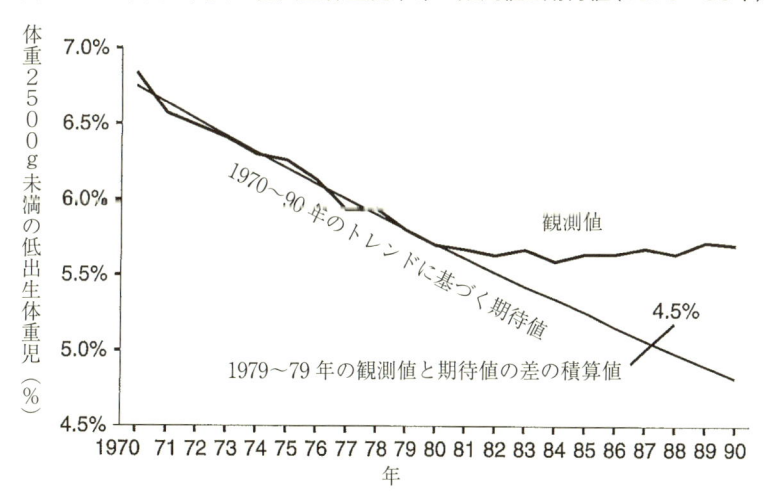

1970～90年のトレンドに基づく期待値

観測値

4.5%

1979～79年の観測値と期待値の差の積算値

第二章　放射性降下物と免疫異常　　65

図2-16　米国の黒人の低出生体重児(%)の観測値と期待値(1970～90年)

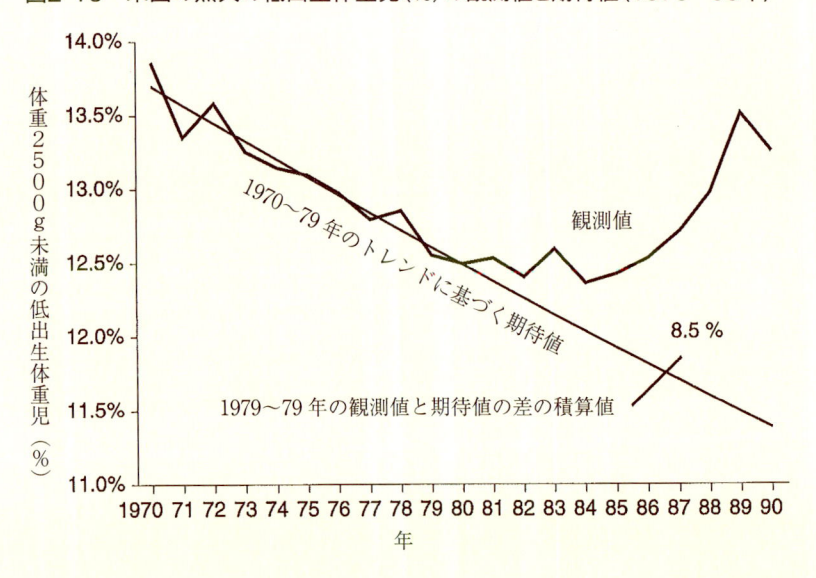

[図：縦軸「体重2500g未満の低出生体重児(%)」11.0%～14.0%、横軸「年」1970～90年。観測値の折れ線と1970～79年のトレンドに基づく期待値の直線、1979～79年の観測値と期待値の差の積算値 8.5%]

たる。

　黒人が低線量放射線に感受性が強いことを例証するもう一つの方法は、全米人口動態統計が報告した事実に注目することである。即ち、合衆国では全体として、白人の低出生体重児率（1500g以下）は1979年から1988年まで常に1％にとどまっているが、一方、黒人は2.5％から3.2％へと29％上昇している。

　図2-17と図2-18は、スリーマイル島原発事故の起こったペンシルバニアで、1979年以後の黒人の低出生体重児率が白人よりも3倍も大きいことを示している。ペンシルバニアの白人を見ると1979年以後の累積差は4.7％で、合衆国全体のそれより少し高い程度だったが、黒人の方は14.6％もあった。

　図2-19は1980年代にウエストチェスターの黒人の低出生体重児率が、ニューヨーク市の黒人のそれと比べて異常に高い偏差をもつことを示している。これは1985年と1986年に大量の放射性ヨウ素の放出が報告されたインディアンポイント原発（クロトン水道に近い）の近くにあることの反映であろう。ロングアイランドでさえインディアンポイント原発から漂流した放射性雲の

図2-17　ペンシルバニア州の白人の低出生体重児(%)の観測値と期待値
　　　　　　　　　　　　　　　　　　　　　　　　(1970〜90年)

体重2500g未満の低出生体重児(%)

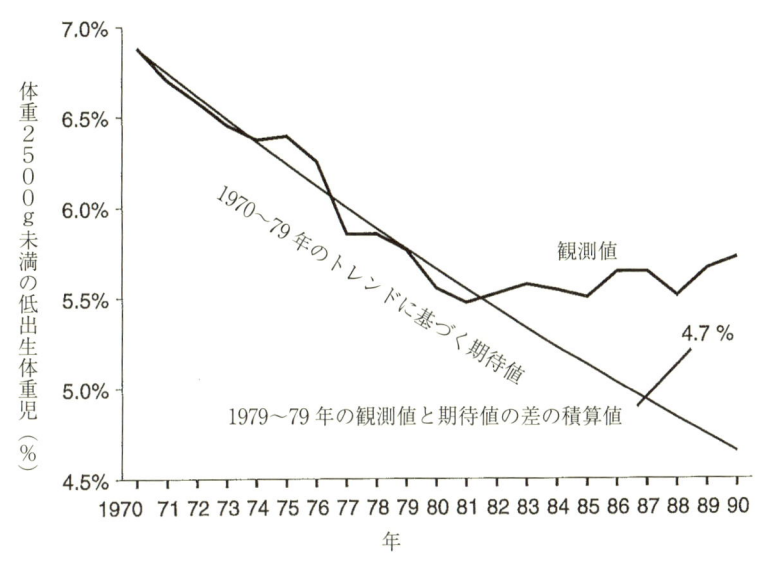

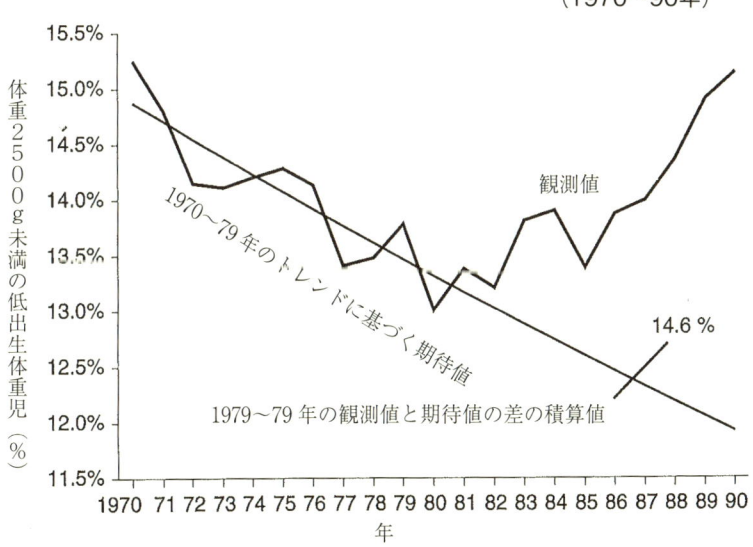

1970〜79年のトレンドに基づく期待値
観測値
4.7 %
1979〜79年の観測値と期待値の差の積算値

図2-18　ペンシルバニア州の黒人の低出生体重児(%)の観測値と期待値
　　　　　　　　　　　　　　　　　　　　　　　　(1970〜90年)

体重2500g未満の低出生体重児(%)

1970〜79年のトレンドに基づく期待値
観測値
14.6 %
1979〜79年の観測値と期待値の差の積算値

第二章　放射性降下物と免疫異常　　67

図2-19　ニューヨーク市と郊外郡の黒人の低出生体重児(%)の3年移動平均(1970〜91年)

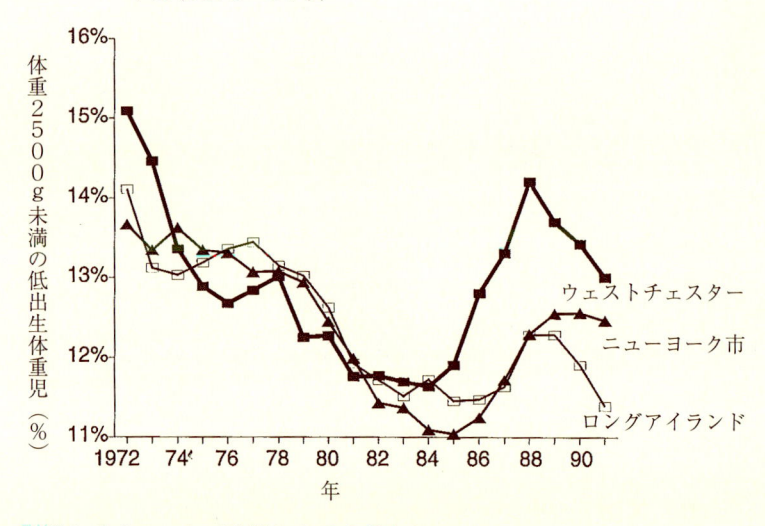

影響を受けていた可能性があると見られる。

7. 新生児の生育力の低下に関するその他の測定

　新生児の健康悪化への懸念から、公衆衛生部局の役人たちは1979年以後に起こった著しい変化をより全面的に記録するため、新たな評価法を考案するにいたった。その二つが、「1分─5分アプガースコア表」と「新生児甲状腺機能低下症の率」である。

　アプガースコア[8]は新生児の健康度の測定に有益な尺度であり、乳幼児が1年目を生存する可能性を予測するものである。それは乳幼児の心拍数、呼吸数、筋肉の緊張状態、反射の過敏性、皮膚の色を基礎にした子どもの健康状態を要約した尺度である。これらの検査項目の状態に従ってそれぞれに0、1、2の得点が与えられる。これら五項目の値の合計がアプガースコアであり、0点から10点の範囲で表わされる。

　10点が満点であり、合衆国のすべての新生児に関して、この評価の結果が初めて報告された1978年には、白人新生児の38%が5分法アプガースコア

[8]　日本の母子手帳でも出産の記録にアプガースコアを記載する欄のあるものがある。

図2-20　全米とペンシルバニア州のアプガースコア10点未満の白人新生児(%)

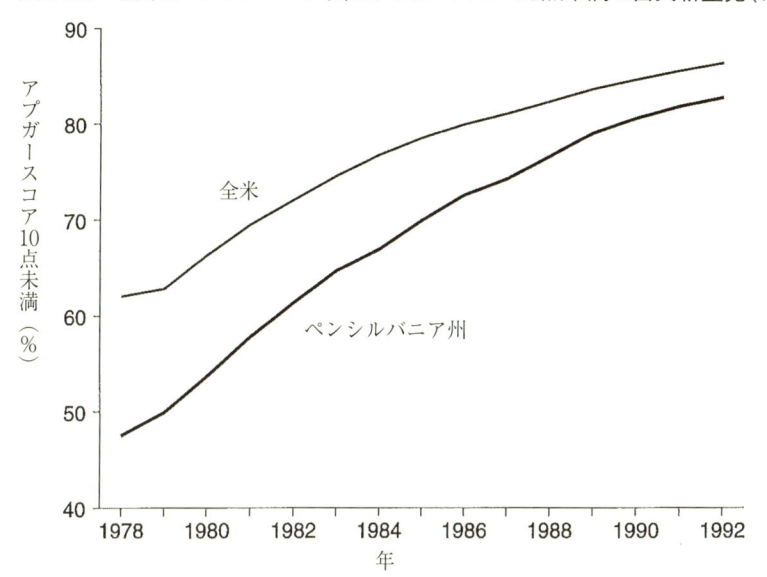

図2-21　全米とペンシルバニア州のアプガースコア10点未満の黒人新生児(%)

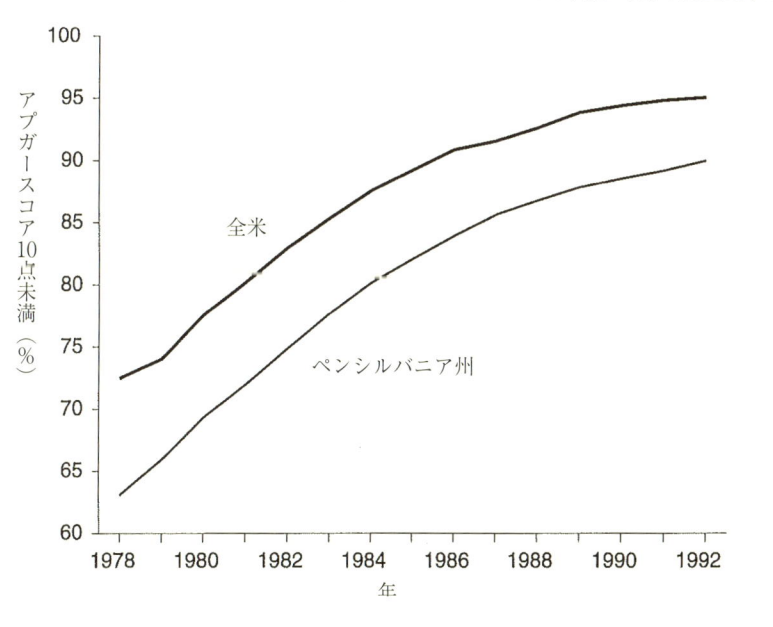

第二章　放射性降下物と免疫異常

で10点満点をとり、62％がそれ以下だった。それが1992年までには満点を得られなかった者が86.2％[*9]と39％も跳ね上った（図2-20参照）。ペンシルバニア州では、この上昇はさらに大きく、1978年に10点をとれなかった者47.5％が1992年には82.7％に上昇した。これはスリーマイル島原発事故の時から見ると74％の悪化である。

図2-21は1979年以後、合衆国とペンシルバニア州の黒人新生児のアプガースコアに、これに匹敵する悪化が見られることを示している。

8. 新生児の甲状腺機能低下症

図2-22は、1981年に多くの州で初めて検査されたもので、新生児健康状態の新しい評価法のなかでは、恐らく最も注意を喚起する知見である。合衆国人口の44％を占める15州で、新生児の甲状腺機能低下症の数が1986年の356件から1992年には565件へと上昇した。これは年率7％近くの増加である。図2-22が示すようにこの上昇は、早産発生率の上昇と平行している。早産率が上昇していることは、乳幼児死亡率が毎年少しずつ下降しているにも拘わらず、わが国の新生児の生育力が深刻な危機にあることを示す不吉な指標である。

最近の放射性ヨウ素とストロンチウムの環境への放出と、1980年代早期に確認され、1985年以後に非常に加速したアプガースコアの悪化、それとともに見られる早産率と新生児甲状腺機能低下症の鋭い増加との関係は、次に述べる、最近確認された事実によってもさらに裏付けられている。

第一に1935年以来、コネチカット州で報告されてきた甲状腺癌の発生率は、1986年にチェルノブイリ原発事故のフォールアウトが到着してからの5年間、旧ソ連邦の著しい甲状腺癌発生率と並行していることである[18]。

第二には合衆国の新生児の甲状腺機能低下症発生率もまた、チェルノブイリ原発事故による放射性降下物の到着前の2年間に比べて1986年と1987年には著しく上昇している。新生児の甲状腺機能低下症は、母親が摂取した放射性ヨウ素（I—131）[*10]による胎児甲状腺への障害を示している。

*9 　原著では82.7％。正しくは62％×1.39＝86.2％
*10　ヨウ素131は半減期8日で、ベータ線を出す。

図2-22　米国の15の州の甲状腺機能低下症の症例数と妊娠37週未満で出生した白人新生児(%)(1981〜92年)

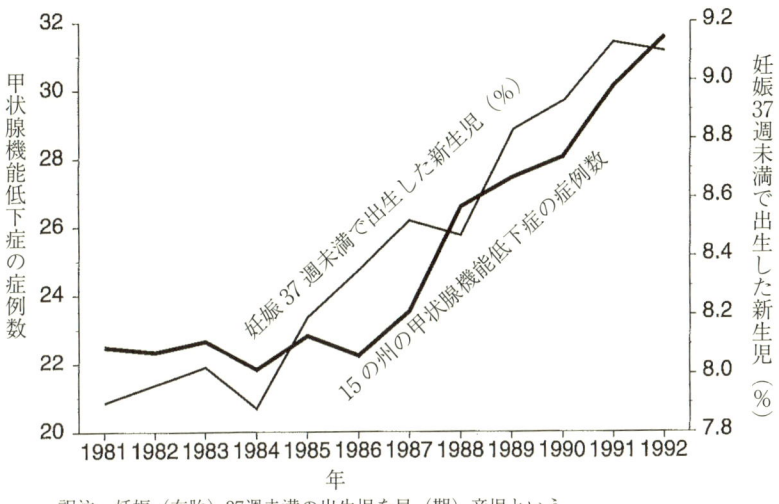

訳注　妊娠(在胎)37週未満の出生児を早(期)産児という。

　データが得られた31の州では、低温殺菌牛乳中ヨウ素131の平均濃度の上昇を環境保護庁(EPA)が確認しているように、甲状腺機能低下症が1986年と1987年に8.4%も大きく上昇した。さらに西部と北西部のアイダホ、コロラド、カンザス、オレゴンとワシントンの五つの州では、1986年5月のミルクの放射能汚染が1ℓ当たり85.8ピコキュリーの平均濃度を示し、甲状腺機能低下症の率は21%も上昇していた。

　南東部の各州、アラバマ、アーカンソー、フロリダ、ケンタッキー、ルイジアナ、サウスカロライナ、テネシーとバージニアでは、上記の率が1%の有意差で低下した。これらの州ではミルク中の平均濃度は1ℓ当たり5ピコキュリー以下であった。それは多分、チェルノブイリ原発事故の放射能の到着直後の時期に降雨量が少なかったためであろう。

　チェルノブイリ原発事故以後のアメリカにおける甲状腺機能低下症の増加とヨウ素131ミルク検出値に相関関係があることは、コネチカット、アイオワ、ユタなどの各州でチェルノブイリの降下物到着の5年後に甲状腺癌発生率の増加が確認されたことで一層強く裏付けられた。甲状腺機能低下症同

第二章　放射性降下物と免疫異常

様、甲状腺癌もまた、甲状腺に集まるヨウ素131によって発症が促進される。

これらのことは、ミルク中ヨウ素131レベルが、悲劇的惨事（チェルノブイリ）のあとの夏の数カ月に増加し、それと関連して乳幼児死亡率が上昇したという以前の知見を強く支持している。

しかしながら、1986年以降の甲状腺機能低下症と低出生体重児の持続的増加は、チェルノブイリ原発事故の降下物だけに関係があるわけではない。1980年代を通じて環境保護庁は、ミルク中のヨウ素131の平均濃度が全般的に上昇していることを報告していたが、それはチェルノブイリとはまったく別に、その発生源について多くの重大な問題を提起している。

9. 核実験が行なわれた期間のミルク中の放射能測定

1950年代の半ば、ソ連の水爆実験からのフォールアウトが我々のミルクと水を汚染し始めた頃、合衆国の公衆衛生局は、各州のさまざまな都市にミルクの抜き取り検査所を設置した。放射性ヨウ素、ストロンチウム及び、バリウムの濃度の毎月の測定が個々のミルク試料すべてに対して、アラバマ州モンゴメリーにある以前の原子力委員会の研究所で行なわれた。最初は「放射線データと報告 (*Radiation Data and Report*)」、1975年以後は「環境放射線データ (*Environmental Radiation Data*)」[31]という名の業務速報シリーズとして発表された。このような毎月の測定は約60カ所について40年近く公表されてきたが、十分な説明のないまま、1990年以降中止された。

奇妙なことに1982年に何カ月も多くの市で、物理学的には何の意味もないのだが[11]、ミルク中の放射性核種の濃度が大きくマイナスに落ちこんだ報告があった。放射能がゼロレベルのミルクを測定する場合、統計上の不確実性のため、少しぐらいのマイナスの読みはあり得るのだが、不確実性といっても1ℓ当たりマイナス5ピコキュリー以上の数値に達することはあり得ない。例えば1982年にネバダでスターウォーズ欠陥実験からの放出が報告され、それに続いて6月に大きなマイナスのバリウム140の放出値が公表された。放出値はネバダではマイナス42ピコキュリーに達し、アリゾナ、ユタ、カリフォルニア、コロラド、オレゴン、モンタナ、アイオワとワイオミングの各州で同じように異様なマイナス値が見られ、ネバダ核実験場から測

定場所までの距離の大きさに従って比例して下降していた。6月に行なわれたミルク中のヨウ素131の測定では、ニューイングランド地方の各州の検査所でも同様の大きなマイナスの濃度を示した。我々はその月のそのように大きなマイナス値は、ボストンに近いピルグリム原発からの2回にわたる放射性物質の放出に関係があるに違いないと推測している。これらの放出は、その後に周辺で起こった白血病[32]の増加についてハーバード大学の疫学者たちの指導で行なわれた調査の対象となった[*11]。我々は以下の点を指摘した。

放射線と死亡率のデータを定期的に発表する政府の文書の存在は、そうした事故を機密に[11]しておこうとする役人にとって、重大問題となるだろう。

Radiation Data and Report（放射線データと報告）は1957年にアイゼンハワー政権により「食用ミルクと水の放射能の調査報告」として刊行された。これらの報告は、水爆実験から膨大なフォールアウトが降った時期、例えば1957年10月にソルトレーク市で1ℓ当たり990ピコキュリーものヨウ素131が検出された時期には、非常に有益な役割を果たした。

このような測定が、アイゼンハワーとケネディーの両大統領に大気圏内核実験の中止の必要性を確信させたのであろう。勿論、この事実を裏づける証拠としての記録を見つけることは困難であるが、1963年の核実験禁止条約調印に先立つ数カ月前、ロバート・ケネディと密接な接触のあった駐米ソ連大使アナトリー・ドブルイニンが発表した回想録では、ケネディ大統領がドブルイニンに語った言葉、「核実験禁止条約の締結を心から望むのは、私自身のためというより、まず私の子どもと孫のためである」[33]を引用している。

1971年のミルク中放射能濃度月例報告では濃度増加が示されたが、その報告は、1988年10月にグレン上院議員が発表した「その年には、それまで発表されなかったがサバンナリバー核兵器工場で炉心溶融事故があり、直後からサウスカロライナ州に異常な死亡率の上昇が起こった」との発言を裏づける上で大いに役立った[11]。

1974年にニクソン政権は、予算の制約を口実に『放射線データと報告』誌

---

*11 大きなマイナス値は数値の改ざんの疑いがある。

の発行を停止させた。代わって、環境保護庁（EPA）による簡略な要約が発行されたが、配布範囲は政府部内と、特に要求があった場合、科学者に供されるだけで、ごくわずかな発行部数であった。大気圏内核実験禁止条約の調印［1963年］とともに環境中の放射能への関心が薄れ、データへの興味も殆どなくなった。

10. 無意味なミルク中の放射線マイナス値の測定

　結局、低温殺菌ミルク中の放射能を報告するというささやかで無害な方法は、わずかなマイナス値を示しただけで、注目されることもなく終わった。もしサンプルのミルクが殆ど放射能を含んでおらず、その計測値から一定程度のバックグラウンドの自然放射線を差し引けば、時として小さな見かけのマイナス値がつくり出される。これは統計学的には確定できない値というにすぎない。通常、ヨウ素131やバリウム140[*12]のような半減期の短い放射性核種では、偶然の変化量とされる同じような小さなプラス値が、同じくらいの頻度で現われることによって相殺される。一般的には、このようなプラス値とマイナス値は数カ月の単位で見ればゼロに平均化されてしまう。

　1982年6月に60カ所のうち57カ所で信じられないほど大きなバリウム140のマイナス値が報告され、我々は疑問を抱いた。このようなことが偶然に起こる確率は、60回コインを投げて裏が57回出るのに等しい。

　1990年の初頭に『死にいたる虚構（*Deadly Deceit*）』が刊行されると、我々はデイビッド・エバンスから問い合わせを受けた。彼は以前、1988年5月27日付に掲載された記事のなかで、チェルノブイリ原発事故の放射能到着後の合衆国における死亡率の上昇についての我々の研究をとりあげたシカゴトリビューンの記者である。彼は、ミルク中放射能濃度マイナス値を測定した、一般には殆ど知られていない環境保護庁モンゴメリー研究所に関する記事を書くことに関心を示した。私は環境保護庁報告に、以下の但し書きをつけて、問題のデータの写しを彼に送った。

　　　　この報告にあるデータを見直すと、個々のマイナス値の解釈に注意す

[*12]　バリウム140は半減期12.8日で、ベータ線を出す。

る必要がある。明らかなことであるが、マイナス値には物理学的な意味はない。しかし、このような数字は、実際の値の分布がゼロに近いことを示す他の観測値と一緒にすると意味を持ってくる。いくつかの測定の平均値がゼロ以下になるような時は、測定の方法に負のバイアスがあることを示している。

　私はエバンスに、こうしたバイアスがあったとすると、解かなければならないいくつかの疑問があることを強調した。もしマイナス値が本当にゼロを意味するのであれば、放射能が異常に高いプラス値を示した1986年5月、そのような被曝にさらされた可能性のある国の一部において平均値を出そうとする時、負のバイアスを避けるために、なぜマイナス値をゼロ値に入れ替えなかったのかと。
　エバンスは1990年5月4日の『シカゴトリビューン』に「チェルノブイリ原発事故は低線量放射線の危険の可能性を証明した」という記事を書いた。彼はアラバマ州モンゴメリーにある東部環境放射線測定施設を、チャールズ・ポーターが主宰していること、ポーターはアメリカ人の被曝線量のモニタリングを生涯行なっていたことを知った。ポーターはこの30年間、ミルクの放射能の数値が彼を心配させるほど高かったことは一度もなかったと言い張った。1986年5月12日、ヨウ素131がシアトルでクォート（1.14ℓ）当たり最高6620ピコキュリーに達したことでさえ、彼を心配させなかったのだ。政府の安全基準は1ℓ当たり15000ピコキュリーだった。彼は核実験がピークの時に測定された最高値の15倍もあった高い数値について、何一つ原因を説明しなかったのである。彼は、チェルノブイリ原発事故直後に合衆国の死亡率が上昇したという我々の発見を引き合いに出したときも、政府の安全基準を持ち出して我々が間違っている証拠にしようとした。それなのに彼はインタビューを発表する直前の3月と4月に報告されていた放射能の大きなマイナス値については何の説明もしなかった。
　エバンスは明らかに、わが国のミルクの放射能を監視する方法を問題にしようとした最初の報道記者だった。彼は一定の影響を与えたのであろう。それ以後、マイナスの平均値が発表されることはなくなり、実際に、ヨウ素131が1.5ピコキュリー／リットルを示した1990年12月の記録以後、プラ

ス値であれ、マイナス値であれ、月例測定値も発表されなくなった。しかも、その時の記録も、1986年5月のチェルノブイリのピーク時以後、単独では最高平均測定値＝4.3ピコキュリー／リットルを示した1990年1月の測定が55の検査所で行なわれたのに比べ、1990年12月の記録はわずか33カ所での測定に基づいたにすぎないものであった。もし研究所がミルク中の放射能の濃度を最小に見積もりたかったのなら、「検出可能」という低レベルを示す測定施設を選び出すことで可能だったのは確かである。しかし明らかに、1990年12月以後、研究所はもはやいかなる「検出可能」程度の数値もないと決めてしまったのである。

　図2-23は1983年の1月以降、検出可能レベルの試料ミルクを環境保護庁（EPA）に送ってくるすべての検査所を対象としたヨウ素131の平均値の月ごとの動きを記録している。月間平均値は、公平にみて全国の代表値となるよう、一般に50から55カ所の測定施設の報告を基礎に作られる。1981～84年の月間平均値は主としてマイナス値によって占められているが、物理的な意味はないので、説明の必要はない。1985～90年には月間平均値はすべての測定施設で2.8ピコキュリー／リットルに跳ね上がり、その中で1986年には多分、チェルノブイリ原発事故の放射線のためと思われる、4ピコキュリー／リットルを大幅に越えるピーク値を示した。

　報告されている1985年以降の上昇はチェルノブイリに加えて、スターウオーズ計画に伴って行なわれた一連のネバダ核実験、さらには古い原発からの放出とも関係があったと思われる。こうして、ネバダ核実験場の東、コロラド州のデンバーでは、ヨウ素131の1日平均が1984年の1ℓ当たり1ピコキュリーから1990年には5ピコキュリーに上昇した。また、いくつもの原子炉に近いコネチカット州のハートフォードで測定されたミルクは、1日平均が1984年の0.1ピコキュリー／リットルから1990年の4.6ピコキュリー／リットルまで上昇した。

　これらの測定値は、政府が安全基準と見なしているものを信頼する人にとっては安心かもしれないが、ちょっと計算すれば誰でも心配になるものであった。1985年から1990年の間、どの年の9カ月をとっても、1日にミルク1ℓを飲んでいる妊婦は700ピコキュリー以上のヨウ素131を摂取したことになり、その量はヨウ素131の半減期が8日と短いので、1986年5月から

図2-23　1983年1月～1990年12月の毎月の米国61都市の牛乳中のヨウ素131

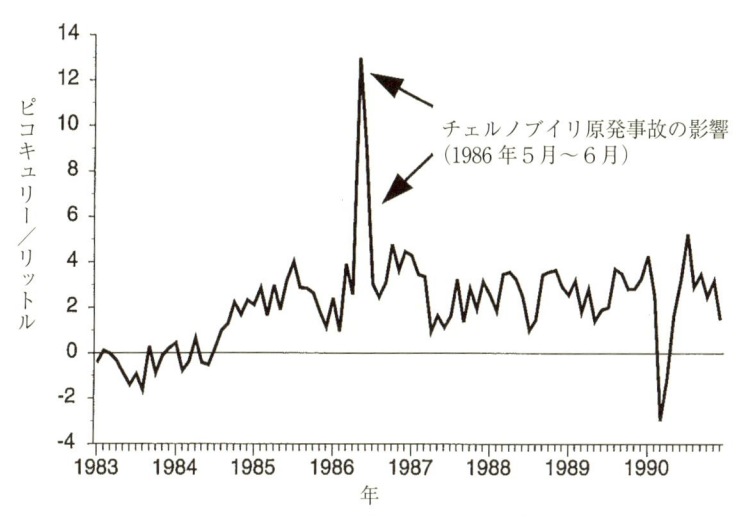

[グラフ：縦軸 ピコキュリー／リットル（-4〜14）、横軸 年（1983〜1990）。1986年5月〜6月にピークあり「チェルノブイリ原発事故の影響（1986年5月〜6月）」]

訳注　チェルノブイリ原発事故の発生は1986年4月26日午前1時23分（モスクワ時間）

わずか2ないし3週間しか続かなかったといわれるチェルノブイリ原発事故のフォールアウトからの全摂取量より多かった。よって、1985年以後の大気圏にはチェルノブイリとは関係ないが、相当量のヨウ素131が存在していたに違いない。チェルノブイリとは関係なくとも、それらが甲状腺機能低下症の有意の増加や、新生児の精神的、身体的な発達に影響を与えるその他の条件に影響したのだろう。だが、1980年代の原子力規制委員会報告にあるように、原子炉からのヨウ素131の放出は、1970年代の報告のレベル以上には増加していない（付録C参照）。新生児の健康の持続的悪化を説明し得るような別の放射性ヨウ素の汚染源があり得るのだろうか。

11. 老朽化した原子炉の腐蝕

1980年代後半に、大気圏内でヨウ素131が増加したことの一つの有力な説明は、報告されなかったが加圧水型原発（PWR）の蒸気発生器の細管の

第二章　放射性降下物と免疫異常　　77

多くが腐蝕して、超短命な核分裂生成物の放出があった可能性である[*13]。このことは発電機を動かしているタービンに向かう蒸気を含む、一次冷却系から二次冷却系のループに大量の水の漏出が起こり得たということである。その結果、半減期が8日以下の放射性物質が環境中に放出された可能性があった。この型の原子炉では、理想的に運転されていれば放射能が蒸気に達し得ない[*14]ことから、このような放出は定期のモニタリングがされておらず、通常の報告義務としても要求されていなかった。また、そのような短命な核分裂生成物の存在は、環境保護庁によるミルクや水の検査では測定できなかった。

この問題は深刻であり、1993年に、この型の原発を運転する14の電力会社が製造業者に対して訴訟を起こすほどだった。一つの発電所、オレゴンのポートランドに近いトロージャン原発は閉鎖され[*15]、他の四つの発電所は蒸気発生装置から漏洩を続けながら、操業継続を許可された[(34)]。1994年までに13の訴訟は裁判に入ることなく穏便に和解となった。腐蝕した配管が突然、複数の破裂を起こせばチェルノブイリ原発、スリーマイル島原発と同じ、深刻な炉心溶融を起こしかねなかったにも拘わらず、証拠文書は封印され、この重大な問題に関する情報は公表されなかった。

原発からこのように持続して小さな放出がある場合、チェルノブイリ原発事故のような独立した大事故よりも深刻な問題がある。長期の持続した低線量放射線被曝は、同じ総線量を短時間に被曝するよりも生物学的に有害であることが、1972年に発見された[*16]。より詳しくは第五章で論じられるが、広

---

* 13　PWRの蒸気発生器細管の腐食は、もちろん日本の原発でも問題になっている。
* 14　他方、沸騰水型原発（BWR）ではタービンに向かう蒸気が常に放射能汚染するので、労働者被曝や放射能汚染がPWRよりもやや大きい傾向がある。なお日本では、関西電力、九州電力、四国電力、北海道電力がPWRを、東京電力、中部電力、中国電力、北陸電力、東北電力がBWRを運転している。
* 15　WIRED NEWS 日本語版 2003年02月13日のKendra Mayfield「原発事故のリスクを増大させる、原子炉の老朽化と人為的要因（下）」(南 雅喜／高森郁哉訳)には、「トロージャン原発が1993年に閉鎖されたのは、米ポートランド・ゼネラル・エレクトリック社が老朽化した蒸気発生器を交換しないことに決めたからだった。この装置を修理するには1億ドル以上の費用が必要だった」という記述がある。
　　http://wiredvision.jp/archives/200302/2003021305.html
* 16　後述のペトカウ学説のこと。『内部被曝の脅威』肥田舜太郎、鎌仲ひとみ、ちくま新書、2005年、第3章参照。

島の高線量被曝の場合や、瞬間の医療用X線照射の場合は、細胞内のDNAに対する直接損傷が主要な生物学的メカニズムであるが、低線量では異なり、主にいわゆる「フリーラジカル」の生成を通じて損傷が引き起こされる。ミルクに含まれる半減期の短い放射性核種によって毎日、体内で低線量被曝を受け続けると、同じ総線量でチェルノブイリ放射性降下物から一回だけ被曝するよりも5倍も10倍も障害が大きく、また、診断用X線の場合や広島被爆者の研究が基礎となっている現在の放射線管理基準よりも何千倍も影響が大きい。

　こうして、地下核実験とモニターされない原子炉から放出されたミルク中のヨウ素131及び、他の核分裂生成物の測定値が1980年代に上昇したことが、1985年以後に明らかに増加した甲状腺機能低下症、低出生体重、癌、その他の慢性疾患の説明に別の可能性が見当たらない状況では、原因となり得るものである。この増加は巡り巡って医療（メディケア）、医療費補助（メディケイド）、福祉の費用を押し上げ、国の莫大な財政危機を作り出している。

　このような警戒すべき証拠があるにも拘わらず、環境保護庁は1991年の初めにミルク中放射能の月例報告を停止した。そのため世論と議会は近年増加している癌、低出生体重、免疫不全疾患の主要な原因を理解するのに不可欠な情報を奪われてしまった。

　また我々は現在のところ、国内外を問わず、チェルノブイリ原発級の事故によるミルクと水中の放射能を見つける独自の手段を持っていないのである。

　「なぜ、これらの測定値が発表されなくなったのか」との問いに、モンゴメリー放射線研究所のチャールズ・ポーターと交替したチャールス・ペトコは、そのような測定値に「世間の関心がある」などとは聞いたこともないと説明した。

　これは多分、本書の中で、最も注意が喚起されるべき一つの暴露である。というのは、もし国の人口動態統計が同じように隠されていたら、本書は書かれ得なかったであろうからである。国の公衆衛生動向の指標を隠すことがもたらす自滅的な結末を理解するには、旧ソ連の崩壊を見れば一目瞭然であろう[17]。

---

[17]　前掲のグールド博士の論考「チェルノブイリ原発事故とソ連崩壊」1993年、英文参照。

12. ソ連における核の腐蝕

　アメリカにおける最も重要なソビエト人口動態統計専門家であるマレイ・フェシュバッハ博士は、1980年に合衆国国勢調査部のために「ソ連における乳幼児死亡率の上昇」(35)と題する古典的な研究論文を書いた。その中で彼は、ソビエトが数年にわたって国連への乳幼児死亡率の報告[*18]を停止していることを暴露した。死亡率は恐らく、第二次大戦後の低下と対照的に、困惑するような鋭い上昇を示していたのであろう。1950年から1970年までソビエトの乳幼児死亡率は出生1000に対し死亡が80から20まで低下した。これは、戦後、世界のどの国よりも急速な改善であった。

　フェシュバッハは最近の公式な乳幼児死亡率がベラルーシ、ウクライナとカザフスタン[*19]を除外しているので、虚構と見なしている。しかし、1970年以後のソビエトにおける乳幼児死亡率の悪化速度は大まかに見て、戦後改善の速度に匹敵していることは明らかである。

　フェシュバッハは1980年の研究論文では、1970年以後のソビエトの乳幼児死亡率の突然の悪化を説明できなかったが、その後に出された「ソ連邦における環境破壊(36)」と「ロシアの環境と保健の図表集(37)」という2冊の出版物では、ソ連の際立った不注意について詳しく述べている。つまりソ連は国民を原子力発電からの電離放射線による致死的な影響に曝し、その他すべての産業汚染物質に曝露させたことを述べている。

　図表集はモスクワで数十人の科学者によって作成された。彼らはフェシュバッハを招いて、仕事の指導を受けたのである。序文の中でアレクセイ・ヤブロコフ教授は次のように説明している。

　　過去に我々は機密主義に苦しんだが、1990年代の今も、我々の共通

[*18] ユニセフによると、ロシアの乳幼児死亡率（5歳未満）は1990年に1000人当たり27人、2007年に15人であった。また、乳児死亡率（1歳未満）は1990年に1000人当たり23人、2007年に13人であった。
　http://www.unicef.org/infobycountry/russia_statistics.html

[*19] ウクライナはチェルノブイリ原発の所在国、ベラルーシはその隣国、カザフスタンはセミパラチンスク核実験場（閉鎖）の所在国である。事故当時は、ソビエト連邦構成共和国。

の悩みは信頼できる情報のないことである。このことは非常に単純な理由、即ち、ソビエト連邦の崩壊とともに情報収集の組織全体もまた破壊されたことによって起こった。私の友人でワシントンにいるマレイ・フェシュバッハ教授は新聞、ラジオなどの報道から、ここに住んでいる我々の方が、現地以上に多くの情報を得ることができるという、不可思議で不自然な状況ができてしまった。

　図表は激しい被害を受けたウクライナとベラルーシ共和国を含んでいないが、ロシア連邦（1991年12〜）では1993年というごく最近の時期にいたっても、なお「200回ものロシア原子力発電所運転規則違反」があり、「20年間に都市住民に新しく発見された癌患者は1.7倍」に増え、これはロシア全体ではそれよりはるかに小さな26％増という数字と鋭い対照を見せている。

　1994年3月6日の『ニューヨークタイムズ』の記事が、「フェシュバッハによればロシアの死亡率は1986年以後、37％上昇した」と報じた。後に私はフェシュバッハに「そんな異常な上昇の発生はどこまで過去に溯れるのか」と問い合わせた。彼は、1970年から1993年までにロシアの粗死亡率は63％も上昇していること、そして例えば1970年以来で、かつ、チェルノブイリ原発事故よりはるか以前にロシア都市部[20]の死亡率は、ソビエトの原発がその能力を1967年の3000メガワットから1987年に33000メガワット[21]へと10倍増やしたのに比例して、集中的に上昇した、と答えた。

　チェルノブイリ原発災害の後で、都市中心部がセントラルヒーティングを使うため、ソビエトの原子炉は大都市の周辺につくられていることを我々は知った。徐々にではあるが避けることのできない蒸気管の腐蝕によって、ソ

---

[20]　欧米や日本の原発が過疎地に集中するのに比べて、ソ連・ロシアの原発は相対的に都市部に近いようだ。過疎地差別と平等主義の皮肉な対比かもしれない。

[21]　33000メガワットは3300万キロワット（100万キロワット原発で33基分）である。旧ソ連邦の原発はロシア、ウクライナ、バルト3国にあった。2009年の原発設備容量上位5カ国（数では20基の韓国、19基の英国がドイツを抜く）は下記の通りである。

米国	104基	1億0630万キロワット
フランス	59基	6602万キロワット
日本	55基	4958万キロワット
ロシア	27基	2319万キロワット
ドイツ	17基	2146万キロワット

　　　出典　『原子力市民年鑑2009』原子力資料情報室編、七つ森書館、2009年、259頁。

ビエトの都市住民はなんの事前警告もなしに、監視のない核分裂生成物に家庭で直接、被曝したのではないかと疑わざるを得ない。

腐蝕はすべての原子炉の運転年数を短命にする予想外の問題であり、ローマ帝国を衰退に導いた大水道施設への鉛の使用と同じように、いつの日か、20世紀の技術的な大失敗の一つと見なされることになるのかもしれない。

最後に、1995年3月25日の『ワシントンポスト』の記事によれば、チェルノブイリ原発より北方の地域の甲状腺癌発病率が、通常の100倍以上も高いことが世界保健機関（WHO）によって報告されている事実に留意しなければならない。これに続いて1995年11月末にジュネーヴで世界保健機関の会議が開催され、『サイエンス』誌1995年12月15日号によれば、専門委員会は「1986年のチェルノブイリ原発事故によって最もひどく汚染された国であるウクライナ、ベラルーシ、ロシア連邦における子どもの甲状腺癌の爆発的な増加は、放出された放射能に直接結びついており、ヨウ素の放射性同位体による汚染が関わっている可能性が最も高い」という点で合意した。そこでは「最もひどく汚染された地域の最も小さい子どもたち」では、10%が最終的には発病することになるであろうと見積もられた。

チェルノブイリ原発事故の重大性についての最も権威のある評価は、駐米大使に信任されたウクライナのユーリー・M・シチェルバク[*22]によって書かれたもので、「チェルノブイリ時代の十年」という表題で『サイエンティフィック・アメリカン（Scientific American）』の1996年4月号に掲載された論文である。その中で彼は次のように叙述している。

> 歴史上、科学技術による最悪の環境災害……実際、チェルノブイリの政治的な反響がソビエト帝国の崩壊を促進したことは、今や明らかである……それは新たな種類の地球環境の大事件である。それは環境難民の出現、長期で修復不能な生態系の破壊などで特徴づけられる……それは政治家たちに技術問題を助言する科学者や他の専門家の肩にかかる

[*22] シチェルバクの邦訳に下記がある。
　『チェルノブイリからの証言』ユーリー・シチェルバク、松岡信夫訳、技術と人間、1988年。
　『続・チェルノブイリからの証言』ユーリー・シチェルバク、松岡信夫訳、技術と人間、1989年。

重い責任を描き出し……世界諸国民に対して、もし我々が核技術に依存するなら、覚悟が必要であるということを恐ろしいまでに教えたのである。……我々はチェルノブイリ後の時代に船出した。そして、いまだに我々はすべての起こり得る結果を理解していない。

　こうして、わが米国の新生児に見られる最近の深刻な生育力の低下は、過去20年間に旧ソビエト連邦に起こり、かつ、チェルノブイリ原発事故以後、大幅に加速された出来事と並行して起きている。
　我々はソビエトの国民が与えられなかった決定的な情報を手に入れることができるが、アメリカ人は原発と軍用原子炉からの持続的で、頻繁に起こっている電離放射線による新生児への致命的な影響については、殆ど知らされていない。現在、起こっている新生児の生活環境の悪化は、核時代初期のパターンを繰り返していると言えるのかもしれない。
　次の章で我々は、核時代開始の1945年以後に生まれた男女が、電離放射線被曝によって障害を受けた結果としての疾病罹患率と死亡率を辿ることにする。

第三章 低出生体重児とベビーブーム世代の免疫不全

最近の合衆国における乳癌の広がりの重要な特徴は、女性の罹患する年齢が若くなっているという事実である。この章で我々は、1945年以後生まれの女性は、1945年から1965年にかけて低出生体重児が増加したことに示されるように、出生時に免疫反応に対する障害を受けた世代に属していることを明らかにする（図2-5参照）。

　合衆国人口動態年次統計の「出生」の項には、1950年からの各州の白人、非白人新生児の出生体重のデータが載っているが、各州が2500g（5.5ポンド）未満で生まれた新生児の百分率を公表したのは極く最近になってからである。このようにベビーブーム世代に影響を与えた多くの疫学的、社会経済的な異常は多年にわたって隠蔽されてきた。我々はこの章で、ベビーブーム世代の低線量放射線による被曝の公表が奇妙に引き延ばされたことについて検討するつもりである。この世代は、我々の歴史の中で最悪の時期に生まれている可能性があり、自然資源保護協議会（NRDC）[30]の算定によれば、広島型原爆40000発の爆発に等しい放射性降下物の被害を受けたという。

1. 1963～1980年に見られた核実験放射性降下物による晩発性の影響

　1945年生まれの子どもが18歳になった1963年は、大学進学を志望したベビーブーム世代がSAT（大学進学適性試験 Scholastic Assessment Test）を受け始めた最初の年であった。その年はまた図3-1が示すように、SATの成績が突然予期しない下降を20年間続ける最初の年でもあった。我々は、成績の下降が核実験の時期である1945～1963年の間に生まれた子どもたちに起こっていることを示すために、大学評議員会に記録されたSATの国語試験の平均成績表に1952年から1995年までの受験者の生年をつけ加えておいた。

　1979年に、当時ピッツバーグ大学医学部放射線物理学科教授であったスターングラスは、1980年代にはアメリカとソ連による大気圏内核実験の停止（1963年）後に生まれた子どもが受験するので、SATの成績が上向くであろうことを最初に予見した。

　最近発行された本である『ベル曲線（*The Bell Curve*）』［1994年］は、教

図3-1 出生年ごとにみた米国の大学入学適性試験（SAT）の国語の成績

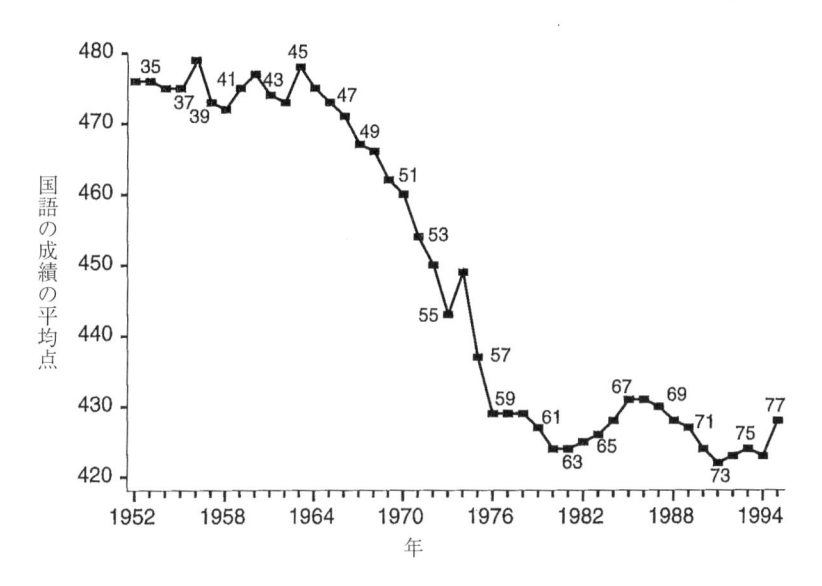

育問題の中心が黒人の遺伝的に劣った資質であることを主張するために、国語と数学のSAT成績に見られた、1963年から1980年までのいわゆる「大下降」を巧妙に利用している[38]。図3-1にある、暦年の生年をつけ加えたSAT成績を見れば、上記の主張がナンセンスであることがすぐ分かる[*1]。

SAT成績が1950年代に最高だったのが、1963年以後に低下に転じ、1980年から少し回復したが、以前のピーク値には決して達していない。この理由は、受験者の生まれた暦年を聞くことと、1945年以後の低出生体重児率の増減記録（図2-5）とSAT成績推移との類似性をみることで明らかになる。

1963年から20年近く続いたSAT成績の低下は、その18年前の1945年から1963年までの大気圏内核実験に関連した低出生体重児率の増加と、正確に反比例している[*2]。それらの年に起こった胎児の内分泌系と免疫系に対

[*1] 『ベル曲線』の著者の1人であるハーンスタインは、右派、人種主義、優生主義の心理学者として日本でも有名である。邦訳に『IQと競争社会』R・J・ヘアンスタイン、岩井勇児訳、黎明書房、1975年、がある。

[*2] 18年の時期をずらして反比例していることになる。

する放射線の影響は、結果として7500万人のベビーブーム世代の多くに肉体的、心理的、精神医学的な問題を引き起こし、苦しめてきた。

1994年に教育省が行なった教育の進歩に関する評価では、1950年代からおよそ1964年までに生まれた子どもの国語、数学、理科の成績が同じように低下し、その後、わずかに上昇していることを示している。SAT成績と違ってこれらの試験は合衆国の9歳、13歳、17歳の子どもの全体の傾向を示している。

『ベル曲線』の著者たちは、1963年に始まったSAT成績の「大下降」に別な意味を与えている。彼らはスターングラスが明らかにした事実、つまりSATに見られる年ごとの大きな下降はそれぞれに18年前の大型水爆実験に関係があるように見えたため、そのことからスターングラスはSAT成績が1980年代には改善されるだろうと予見したことを無視している[39]。

我々は奇妙な「大下降」は、緊張に満ちた大気圏内核実験の時代に生まれた白人、黒人の子どもたちの多くが、認識する力の発育が妨げられた結果と考える。『ベル曲線』の著者は1963年から1980年の間の低下したSAT成績を、社会的弱者の低レベルな教育と民主化の進展による受験者の増加の結果と捉え、「白人のSAT成績下降中のほぼ全体を通じて、白人の受験者は減り、増えていない……」ことを認めている。そして彼らは成績下降は、「民主化というよりは水準の低下、あるいは凡庸化というか、アメリカの最も将来期待すべき若者たちに対する教育方法の低下傾向の結果である」と結論している[33]。

この結論は、彼らが調査をしているはずの「アメリカ人の生活における知的状況と階層構成」が変化しつつあることの原因の説明としては不適当であるばかりでなく、「知性の低下は黒人の遺伝的劣等性の反映」とする彼らの主張とも完全に矛盾する。知的レベル低下が観察された大部分は大学進学志望の白人である。しかも彼らは当然のことだが、SAT成績の下降がなぜ1980年に止まったかを説明できないでいる。

2. 1960〜1990年に見られた放射性降下物による晩発性の影響

ベビーブーム世代を含めて、これまで満足な説明がされなかった別の社会

図3-2 1950〜90年の事故、殺人、自殺など無謀な行為による米国の男性の死亡率（年齢15〜24歳）（グラフ中の暦年は生年の中間年）

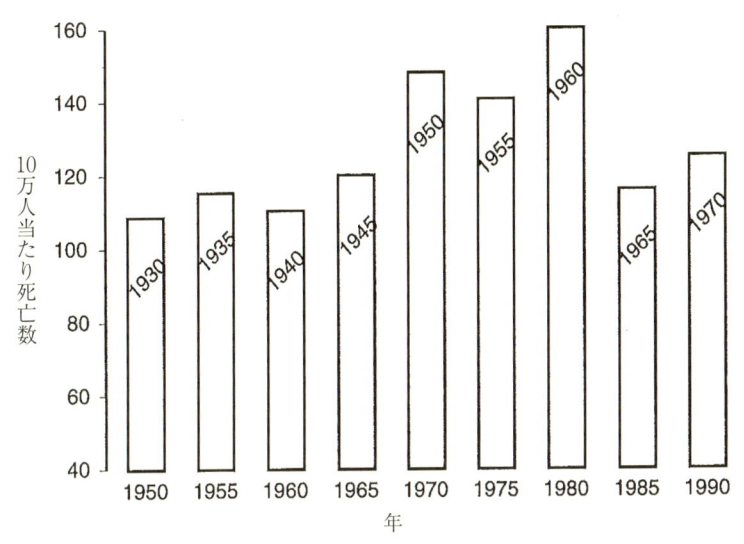

的、経済的な異常現象がある。例えば1945年以後生まれの男子が15歳から24歳に達した1960年に、無謀な行為（事故、殺人、自殺、薬物乱用）による彼らの死亡率が確実に上昇し始めたことである。図3-2に示されるように、大気圏内核実験がピークに達した1955年から1964年の間に生まれた男子の死亡率は1980年には全期間中のピークに達している。

認知能力の低下や18歳時のSAT低成績の原因ともなった、出生時の核分裂生成物被曝による共通の障害が、「ベビーブーム」の若い男子が15〜24歳の年齢に達した時、非業の死が最高になったことと結びついているようだ。大気圏内核実験が停止された1965年から1974年の間に生まれた男子が、15歳から24歳になる1990年には、彼らの死亡率は1980年時のピークから下降し始めている。

これらの図は社会学者ペレグリーニ博士の同様な研究をも支持している。博士はFBIの「制服の犯罪報告」のデータベースを研究し、刑事上の殺人、強姦、凶悪暴行の発生率を何十年か以前と比較し、「ベビーブーム」世代たちがちょうど、15歳から24歳に達したときの1970年代に2倍になったことを見出した。1945年と1965年の間に生まれた者からの犯罪発生率は現在も

第三章　低出生体重児とベビーブーム世代の免疫不全　　89

いまだに常に最高レベルにあり、ペレグリーニはこの事実を彼らが出生時に放射性降下物に被曝した事実に原因があるとしている[40]。

「ベビーブーム」時代の若い男子にとって社会的、経済的異変が意味を持つもう一つの年は1970年である。この年は、25年前に低出生体重児が増加した20年間と重なって、労働力から脱落する男性の増加が拡大した20年間の始まりの年でもあった。

図3-3は、25歳～44歳の「ベビーブーム」世代のなかで1970年以後に「就職しようとしない者」に分類される男性人数の確実な増加を示している。

ここでいう労働力とは、軍隊にいる者に加えて、雇用、非雇用を問わず「就職しようとする者」を指す。一般に男性は学生でない限り、25歳になると労働力に組入れられることになっている。もし彼らがその年になっても仕事を探さないと、在学中か、牢獄にいるか、犯罪を犯していると見られる。あるいは病気が重くて（あるいは他のやむを得ない理由で）社会的生産活動ができない状態と見られることになる。

「ベビーブーム」世代の中の「就職しようとしない」男性の割合が生まれた年の違いで毎年どのように変化するかを知るために、我々は図3-3の中に、25～44歳の各コホート群*3が生まれた年の、その中間点（年）を1970年以後の毎年のグラフに書き加えた。

1925～45年生まれは1970年に25～44歳になっているが、1935年が出生の中間点（年）にある。1970年に労働力から脱落した160万人は、核の無かった時代に生まれたものと考えられる。脱落者の数は年々増加して、25～44歳の年齢グループが1946～1966年生まれの場合（殆ど全部が「ベビーブーム」世代）、1991年に脱落者の数は350万人[41]と倍増している。

3. 1980年以降に見られた放射性降下物による晩発性の影響

さらに25～44歳のコホートに「ベビーブーム」世代が増加した1970年代から、この年齢グループの健康が悪化しはじめた証拠がある。1990年にア

---

*3 「コホート（cohort）とは、共通した因子を持ち、観察対象となる集団のこと。人口学においては同年（または同期間）に出生した集団を意味する。疫学においてはコホート研究において用いられる母集団を指し、コホートと呼ばれることが多い」（ウィキペディアの「コホート」より）。

図3-3　1970〜91年の「仕事を探さない男性」の割合（年齢25〜44歳）
　　　　　　　　　　　（棒グラフ上端の暦年は生年の中間年）

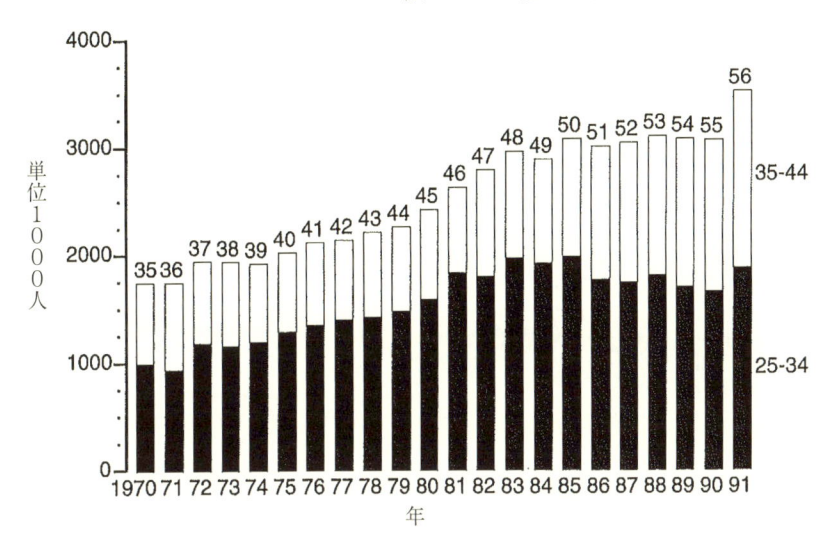

　トランタにある疾病管理センター（Center for Disease Control）は、一つの論文を発表した。それは『死にいたる虚構（Deadly Deceit）』で明らかにされた「1983年以後、25〜34歳と35〜44歳のグループはエイズ[11, 42]による死亡が増加している」という主張を確認するものであった。

　疾病管理センター（CDC）は1970年代における25〜44歳の男性の死亡率の下降と1980年代の突然の反転上昇を対比させて示し、1980年代の過剰死亡が殆どエイズの死亡数に一致していることを確認した。疾病管理センターの論文は男性だけを対象としているが、我々は女性も含めて1980年代に疾病死亡率が同様に大幅の上昇をしているのを図3-4に示した。図3-4作成は疾病管理センターの方法によっているが、我々は25〜44歳の男女の死亡率を使う代わりに、1980年代の反転上昇の異常さを強調するため、全死亡数中のこの年齢グループが占める百分率を示している。

　さらに我々は、「ベビーブーム」世代の人数が毎年各コホートに増えるに従って、1976年以後、それまでの下降が次第に平坦になることを示すため、1970年以降の各コホートにそれぞれ生まれた年の中間年を示すことにした。かくして1983年以後の、死亡数全体に占めるこの年齢グループの百分率は

図3-4　全死亡者に占める25～44歳グループ比率(%)の観測値と期待値
　　　　　　　　　　　　　　　　　　　　（1970～89年）

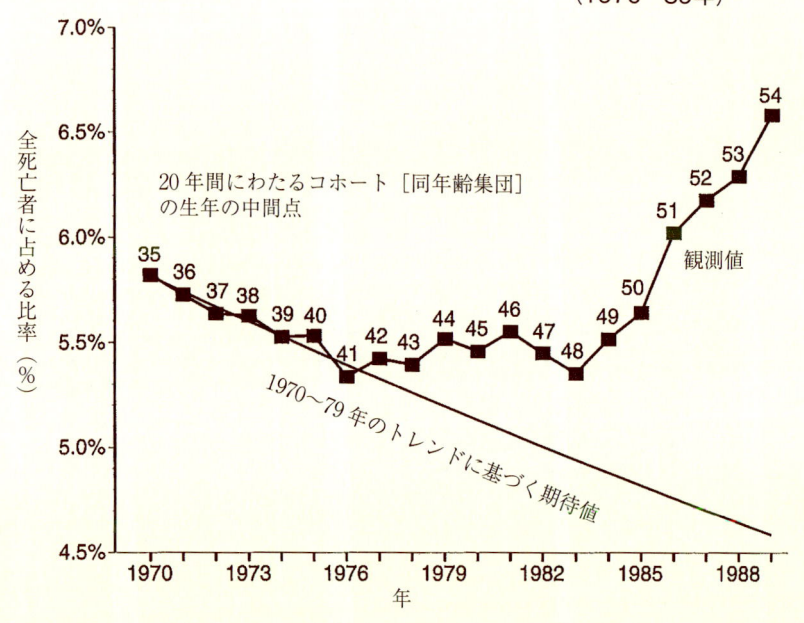

きわだって異常な急上昇であり、それまで75年間にわたって続いてきたこの年齢グループの疾病抵抗力改善の流れに、逆転が生じたことを意味している[*4]。つまり、人口高齢化のなかでは年々高齢者死亡が増加することになるが、25～44歳グループは比較的健康で、全死亡数の3分の1であった1900年から、全死亡数に占める率は確実に減っていたのである。

1980年代前半に現われた免疫不全の深刻化は、1983年から1988年の合衆国全死亡者数の中で、25～44歳が1983年の5.35％から1988年の6.30％まで、18％上昇していることで判断できる。我々はこの変化を「異常死亡比」（Anomalous Mortality Ratio, AMR）と呼ぶ[*5]。

年齢別死亡率は一般にすべての市、郡、州や、国の分も入手できる。だから我々は、乳児が出生時やその後にも、さまざまな地域でさまざまな程度の

*4　死亡率低下の流れに逆転が生じたこと。
*5　標準化死亡比（SMR）との対比で著者らがAMRを造語したので、訳者はこれを「異常死亡比」と訳した。

図3-5　異常死亡比(AMR)に対する1988年米国の各州のエイズ死亡率

（縦軸：10万人当たりのエイズ死亡数、横軸：異常死亡比、1988/1983）

r=.74, P<.001

訳注　r：相関係数　P：危険率

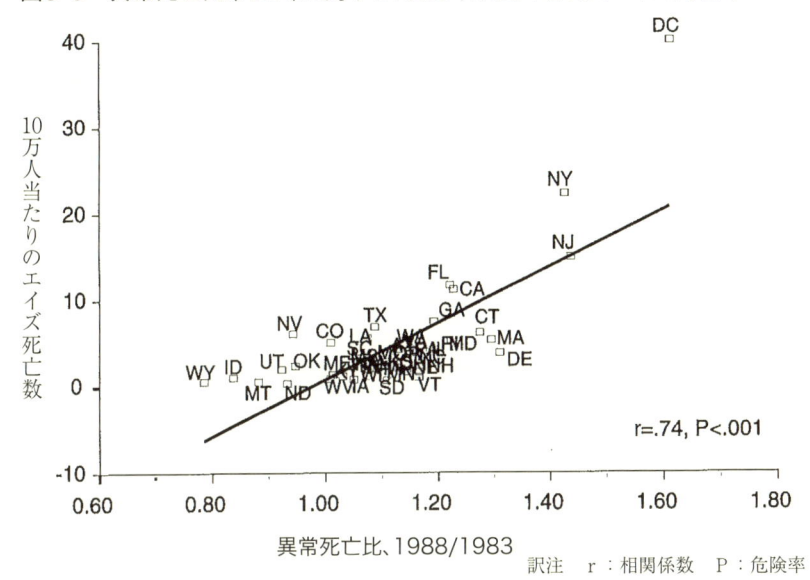

図3-6　異常死亡比(AMR)に対する1988年米国の各州の乳癌死亡率

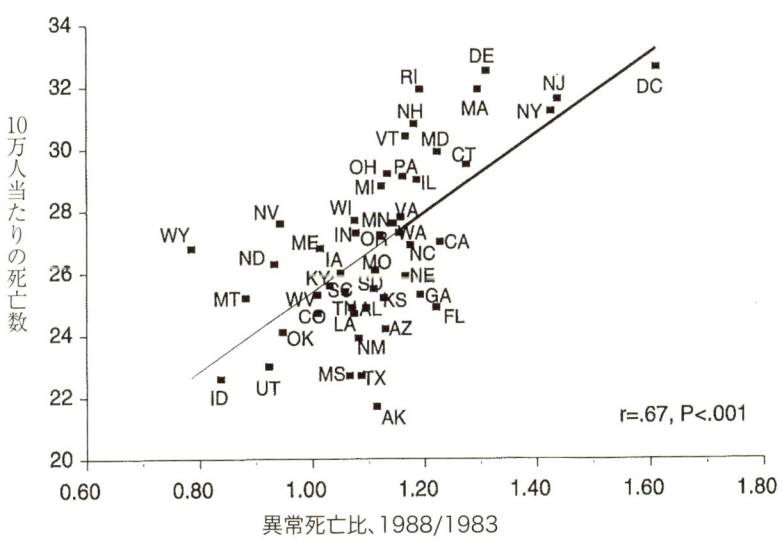

（縦軸：10万人当たりの死亡数、横軸：異常死亡比、1988/1983）

r=.67, P<.001

訳注　r：相関係数　P：危険率
訳注　MTなど地域名の略称の説明については表C-1 (336-346)の表を参照。

第三章　低出生体重児とベビーブーム世代の免疫不全　　93

放射性降下物に被曝し、そのために免疫不全が深刻化したことの目安として異常死亡比（AMR）を使うことができる。つまり全死亡のうち25～44歳グループの死亡の占める割合の変化を1983年から1988年への変化でみることができる。

図3-5に我々は、疾病管理センターが算出した1988年の各州のエイズ死亡率に対して、その州のその年の異常死亡比をプロットした[43]。異常死亡比は、若者の免疫不全についてエイズ死亡率よりもより良い指標のように見える。即ちエイズ死亡率は、最もうまくいっている州でやっとゼロに低下するが、他方、ワイオミングやモンタナの事例のように、若者の免疫反応が実際に1983年と1988年の間に改善されている州では、異常死亡比が1.00以下にまで落ちているからである*6。

例えば、石油化学製品に高度に汚染しているテキサスやルイジアナでさえ、エイズの死亡率はそれぞれ10万人当たり6.9人と5.9人で、ニューヨークの22.3人、ニュージャージーの15.0人より低いことに注意して欲しい。同じようにテキサスとルイジアナの異常死亡比は1.09と1.07で、ニューヨークとニュージャージーの1.43と1.44より低い。

図3-6に我々は、国立癌研究所[44]の計算による1984～1988年の各州乳癌死亡率に対する州の異常死亡比を図示した。図3-5に見るように相関の度合いは非常に高く、偶然の結果ではまったくあり得ない。三つの事象はすべて明らかに、背景にある共通の事実——免疫反応への障害——に関係している。このように乳癌とエイズはともに電離放射線による被曝という点に結びついている。「最も良い州」は民間の発電用原子炉からの放出が最低の、比較的乾燥した山岳地帯と西南中央部の州である。

1970年からNRC（原子力規制委員会）は、それぞれの国内民間原子炉から放出される大気中の放射性ヨウ素とストロンチウムの年間記録をとり続けた。1970～87年にはそのような放射性物質放出の累計総量は370キュリーに達し、国全体[45]で百万人当たり約1.6キュリーになっている。国内の異なる地域では、被曝線量は大幅に異なっている。

---

*6 　図3-5では、エイズ死亡率がゼロ近くでも異常死亡比は1.00以上に止まっている州があり、異常死亡比の方が免疫不全状態がまだ完全に改善していないことを鋭敏に示していることになる。

図3-7 民間原子炉からのヨウ素131放出量に対する地域別の異常死亡比

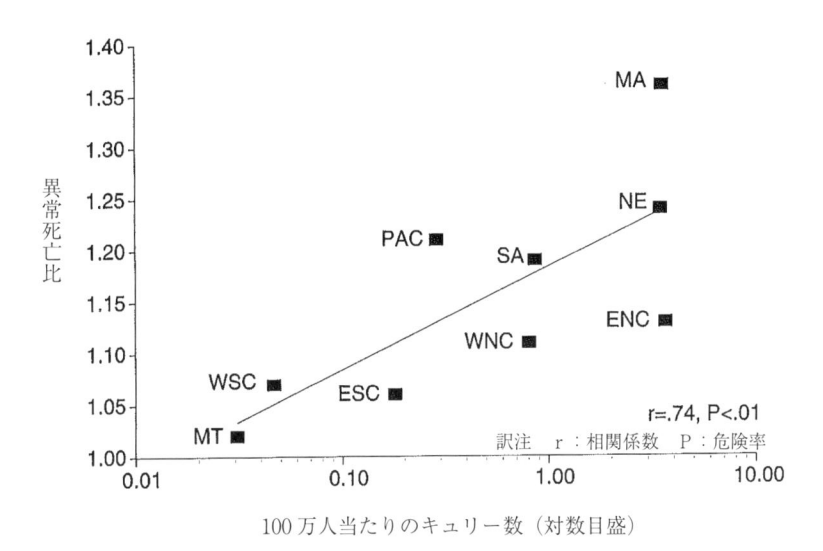

図3-8 民間原子炉からのヨウ素131放出量に対する地域別の年齢調整乳癌死亡率

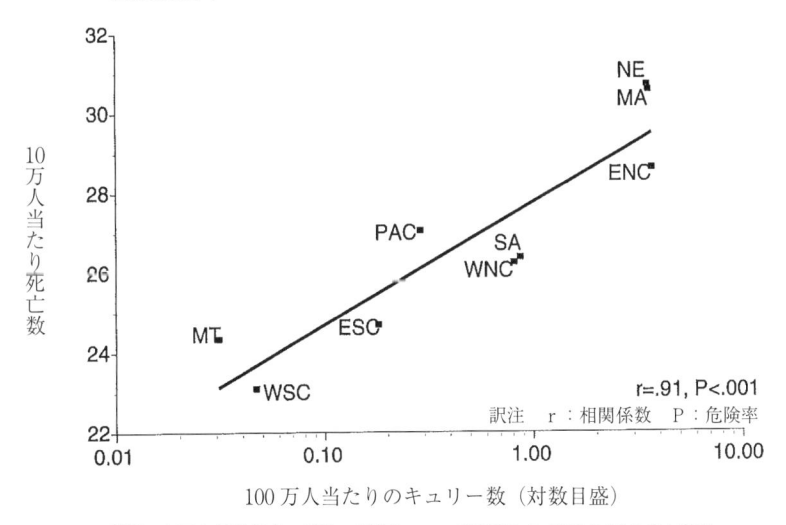

訳注 MTなど地域名の略称の説明については表C-1（336-341）の表を参照。

民間原子炉は比較的乾燥した山岳地域や西南中央地域と比べて雨量の非常に多い北東と南東の地域に集中している。図3-7と図3-8を見比べて分かるように、九つのすべての国勢調査地域で、異常死亡比の程度と年齢調整乳癌死亡率の程度との間には、1970〜1987年の間に放出された放射性ヨウ素とストロンチウムの地域別1人当たりの累計線量に応じて、かなり有意な相関関係のあることを発見した[10、11]。

　このように1人当たりの放射性ヨウ素とストロンチウムによる被曝線量の高い地域で、我々は高い異常死亡比と高い年齢調整乳癌死亡率を見ることができ、原子炉からの1人当たりの放射性ヨウ素とストロンチウムの放出が非常に低い地域では、我々は非常に低い異常死亡比と乳癌死亡率を見ることができる。

　図3-9で我々は、各地域での核分裂生成物による1人当たりの被曝線量を理解するため、対数目盛ではなく通常の目盛を使って図3-8を再現した[*7]。我々はここで初めて、放射線に対する線量反応関係が上に凸の曲線で示される対数関数的な特性をもっていることを理解することになる。低線量被曝の乾燥地帯から高線量被曝の降雨地帯に目を移すと、線量反応曲線は急速に立ち上がり、次いで1人当たり最高の被曝のあった北東地域で平らになる（この重要な対数関数的相関関係については第五章でさらに詳しく調べよう）。

　我々はこれまでの五枚の図表から、さまざまな州と地域における異常死亡比と年齢調整死亡率は、出生時の最初の被曝及び、相次ぐ原子炉からの放出による被曝でさらに悪化した、免疫不全のさまざまな度合いを反映していると結論づけることができる。

　驚いたことに、最低の異常死亡比と最低の乳癌死亡率の地域は、テキサスとルイジアナを含む西南中央部であり、この二つの州は、男性の高い癌発症率と関連する石油産業廃棄物の国内最大の集積地を持つことで知られている。

　これらの州とその主要な大都市の異常死亡比も驚くほど低く、合衆国平均1.18を有意に下回り1.08に近い。

　我々は次の章でこれらの州と郡が、合衆国平均より有意に低い年齢調整乳

[*7] 図3-7と図3-8は縦軸が通常の目盛、横軸が対数目盛となっている（片対数グラフ）のに対して、図3-9は縦軸、横軸ともに通常の目盛になっていることに注意されたい。

図3-9 人口当たりのヨウ素131放出量(1970～87年)に対する乳癌死亡率
　　　(1984～88年)

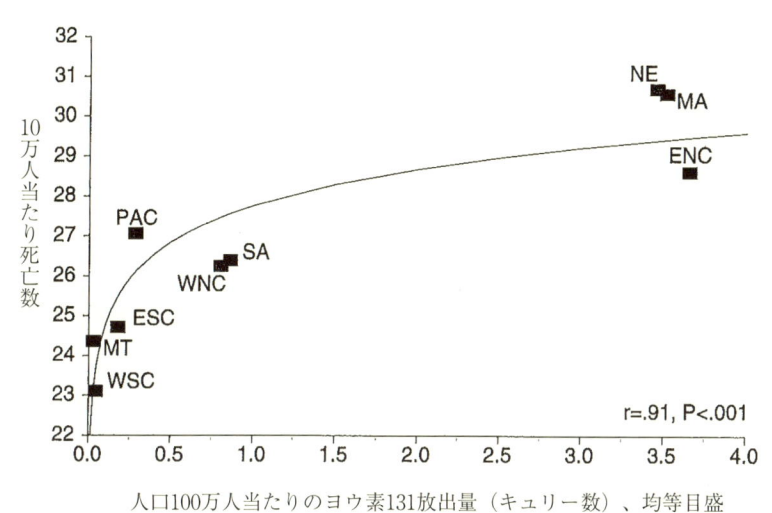

10万人当たり死亡数

人口100万人当たりのヨウ素131放出量（キュリー数）、均等目盛
訳注　r：相関係数　P：危険率

癌発生率を示していることも見ていく。これらの二つの州は、調査した年には民間原子炉からの放出物に直接被曝する状況はなかったので、男性で職業性発癌物質への曝露があっても、食物中に核分裂生成物がないということが、職業的発癌を相殺する理由になりえたと示唆される[*8]。職業的発癌物質の曝露が男性ほどではない女性においては、特にそうであろう。

「ベビーブーム」の子どもが35歳になった1980年代には、彼らの発癌率もまた増加した。国立癌研究所によれば35～44歳グループの癌発生率は1979年から1988年までに、他のどの年齢グループより多い14％の増加を記録した。また50歳未満の女性の乳癌発生率も、それ以前の十年間の下降から反転してこの期間18％上昇している。1980年代には1945年以後に生まれた女性が40歳代であるが、高齢の女性[39]と同様、その年齢で早期に乳癌に罹患している（図2-1と図2-2をみよ）。

＊8　職業癌の原因となるアスベスト、芳香族アミン類、ベンゼンなどは、男性のほうが多く曝露される。

4. 「ベビーブーム」世代の免疫不全と生産性

「ベビーブーム」世代の健康状態と労働力の劣化が、核分裂生成物による被曝の度合いに影響されているという我々の仮説に対する最大の裏付けは、国連人口統計年鑑に掲載された主要国の最近の年齢別死亡率データにある。我々は表 3-1 に異常死亡比（AMR）、つまり 1988 年度の全死亡数に占める 25 〜 44 歳グループ死亡数の百分率を、1983 年度の同様の百分率で除した数値（比）を示した [12]。

我々は報告のあったすべての国々を、推定される放射性降下物による被曝の度合に応じて三つのグループに分けて表 3-1 に示した。使用済み核燃料の危険な再処理を含む核兵器の製造、実験を行なう国を核大国と規定した。旧ソ連邦は異常死亡比の計算ができていないがこのグループにいれた。（ソ連邦は 1983 年の年齢別死亡統計を国連に報告しなかった）。しかしロシア連邦の 1993 年の死亡率は、1986 年 [46] のチェルノブイリ原発事故から 37％増加したと報告されている。

旧ソ連邦が放射性降下物の健康に対する致命的な影響に大変に苦しんだことは疑いない。チェルノブイリ原発事故の放射能測定を担当し、事故の本当の大きさを暴露したため追放されたウクライナの物理学者、ウラジーミル・チェルノセンコは、恐らく、旧ソ連邦全体を通じて 6500 万人以上がチェルノブイリの放射能で汚染した食物を食べ、命を縮めることとなり、結果的には 1993 年 [47] までに約 100 万人が早死にすると予測した。これらの数字は最近、"急降下する平均余命にロシア当惑"と題した 1995 年 8 月 2 日の『ニューヨーク・タイムズ』の記事で確認されている。

表 3-1 の第二グループに入れられたスイス、ブルガリア、ノルウェー、それにポーランドは核兵器の製造も実験もしていないが、それを行なっている国の周辺に位置している。表 3-1 で大変驚くのは、ドイツと日本[*9]で若者の死亡率に悪化が見られないことである。

1983 年と 1988 年の公表資料による「ベビーブーム」世代の死亡率から、

＊9　日独ともに原発大国である。なお、ウクライナ（チェルノブイリ原発所在地）とともにチェルノブイリ事故の汚染に苦しんだ隣国ベラルーシは、原発を保有していない。

表3-1 異常死亡比と核施設［軍事と民事］の保有国と非保有国

国	全死亡数に占める 25－44歳の比率 1983年	1988年	異常死亡比
①核施設からの放出放射能への曝露が大きい国			
そのうち核兵器を製造・実験し、核燃料再処理を行なう国［いずれも原発保有国］			
ソ連邦		7.43%（1989年）	
米国	5.35%	6.30%	1.18
フランス	4.25%	4.90%	1.15
英国	2.42%	2.61%	1.08
そのうち核兵器を製造せず、曝露もより少ない国［いずれも原発保有国］			
スイス	3.70%	4.10%	1.11
ハンガリー	5.65%	6.18%	1.09
ブルガリア	4.22%	4.56%（1989年）	1.09
ノルウェー	2.82%	3.12%（1989年）	1.08
ポーランド	5.97%	6.46%	1.08
チェコスロバキア	4.21%	4.57%	1.08
フィンランド	5.18%	5.60%（1987年）	1.07
②核施設からの放出放射能への曝露が小さい国			
ニュージーランド	4.53%	4.88%（1989年）	1.08 ※
オーストラリア	4.71%	5.02%（1989年）	1.07 ※
デンマーク	3.80%	3.97%	1.04 ※
イタリア	3.00%	3.05%	1.02
キューバ	7.88%	8.03%	1.02 ※
スウェーデン	3.04%	3.05%	1.00
シンガポール	8.93%	8.95%	1.00 ※
オランダ	3.53%	3.53%（1989年）	1.00
カナダ	5.30%	5.25%	0.99
ドイツ民主共和国	3.40%	3.36%（1989年）	0.99
オーストリア	3.95%	3.62%	0.92 ※
西ドイツ	3.55%	3.10%	0.87
日本	5.49%	4.90%	0.80

※ 民間原子炉［原発］なし
訳注 表の②のうち原発保有国はスウェーデン、オランダ、カナダ、ドイツ民主共和国、西ドイツ、日本、核燃料再処理工場保有国は日本、ウラン濃縮工場保有国は日本、ウラン鉱山保有国はオーストラリア、カナダ。イタリアは原発を廃止した。

　我々はアメリカ合衆国、フランス、英連邦を一緒にした異常死亡比は1.14で、ドイツと日本を一緒した0.84より40%も高いことが計算できる。
　もし我々が25〜44歳グループを最も生産性の高い労働力と見なすなら、組み合わせで見た異常死亡比は、ドイツと日本が、米英仏ロより40%も高い生産性を現在（1996年）も享受していることを示唆している。このような異変は何によって説明できるのだろう？
　第一に風向きと降雨量の違いが、ネバダとシベリアの大気圏内核実験で生

第三章　低出生体重児とベビーブーム世代の免疫不全　　99

じた大量の放射性降下物の影響を、ドイツと日本に比べ、超大国の方に与えやすかったことである。さらにもっと重要で皮肉なことは、第二次世界大戦で敗れたこの二つの国では、彼らの子孫が核兵器製造と核実験の放出物に被曝させる機会から免れることができ、そのことで第三次世界大戦においては勝利したと言えるのである！

　第二に、新鮮なミルクの摂取など、他の諸要因も関連しており、もしミルクが汚染されていれば、ミルクは放射性ヨウ素を胎児に運ぶ一番の媒体になるからである。不幸なことにアメリカ合衆国では民間の原発はしばしば農村地帯にあり、大都市に新鮮なミルクを供給する酪農場の近くに位置している。有名な例はワシントン D.C. の場合で、ワシントンの新鮮なミルクは悪名高いピーチボトム原発に近いペンシルバニア州、ランカスター郡の酪農場から送られている。なお、1987 年 4 月に原子力規制委員会はピーチボトム原子力発電所の経営者を「勤務中の居眠りと薬物使用」で告訴し、原子炉を一時閉鎖している。

　三カ月後、ワシントン D.C. で常時高かった乳幼児死亡率は低下した。つまり 1987 年 4 月の 1000 人出生当たり死亡 30 人が、新鮮なミルク[11]から放射性ヨウ素を除去されたおかげで良い影響をすぐに反映して死亡 10 人まで低下したのである。

　一方、日本人の食事（他のアジア人も同様）は、酪農製品を殆ど含んでいない。毎年の人種別、年齢別死亡率が入手できるカリフォルニアで、25 ～ 44 歳の日系アメリカ人の死亡率は 1983 年から下降してきているのに、その他の若いカリフォルニア州民[12]の死亡率は対照的に鋭い上昇をしている。

　今日、若い世代の死亡率の上昇には、核分裂生成物被曝が同様に考えられる高齢者の死亡率上昇を伴っている。このことは 1900 年以後の合衆国の粗死亡率の毎年の動きを追跡した図 3-10 に示されている。年間死亡の大部分を高齢者が占めているが、その高齢者の死亡率を主として反映する全死亡率の長期的推移は、国民の健康度を示す適切な指標である。

　1900 年に 1000 人当たり死亡 18 人だった粗死亡率は、1993 年には半数に減じている。しかし、これをよい成績と見なすことはできない。図 3-10 を詳細にみれば、改善の大部分は今世紀の前半に生じているのであり、1950 年までに死亡率が 1000 人当たり死亡 10 人まで下がっている。

図3-10 米国の粗死亡率 1000人当たりの観測値と期待値(1900〜93年)

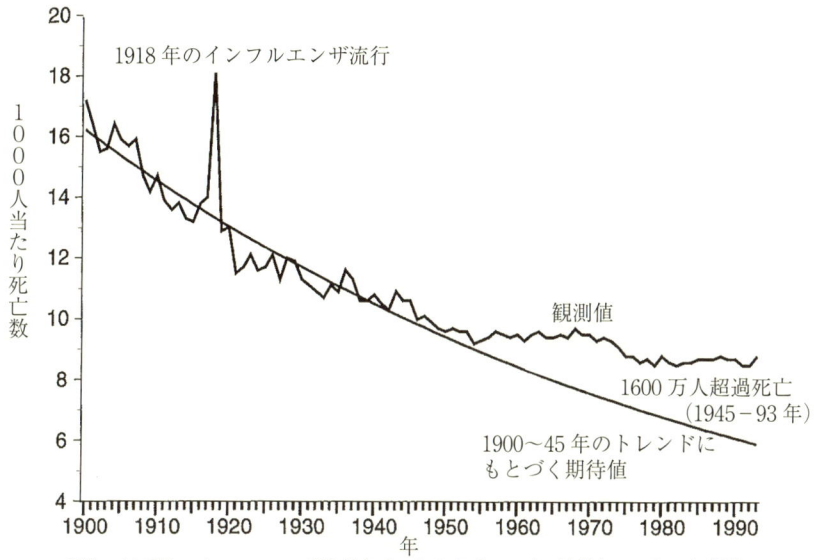

グラフ内ラベル:
- 1918年のインフルエンザ流行
- 観測値
- 1600万人超過死亡(1945-93年)
- 1900〜45年のトレンドにもとづく期待値
- 縦軸: 1000人当たり死亡数
- 横軸: 年

訳注 1918年のインフルエンザ流行とはいわゆる「スペイン風邪」のこと。全世界で4000万人が死亡、日本でも40万人が死亡。

図3-11 すべての死因による85歳以上の死亡率(1933〜93年)

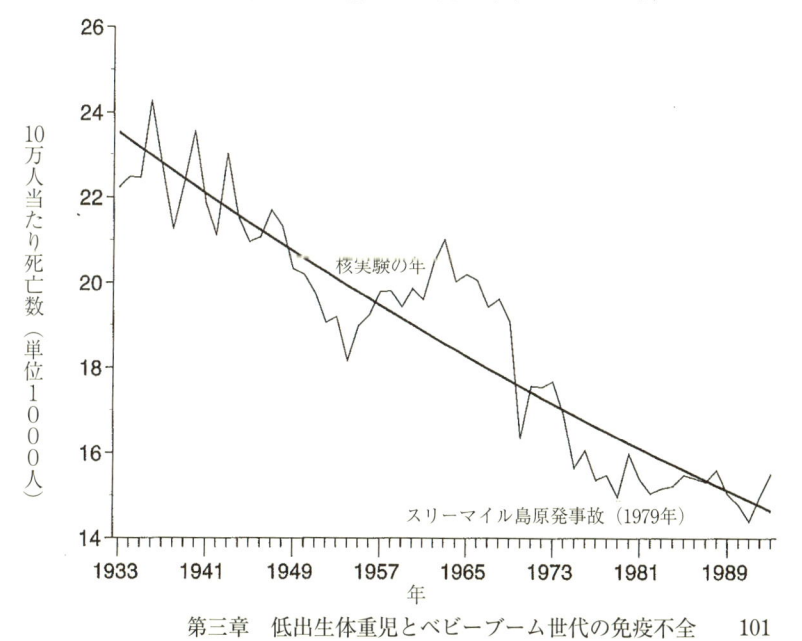

グラフ内ラベル:
- 核実験の年
- スリーマイル島原発事故(1979年)
- 縦軸: 10万人当たり死亡数(単位1000人)
- 横軸: 年

第三章　低出生体重児とベビーブーム世代の免疫不全　　101

それから以後、核実験のピークだった1950年代には死亡率が横ばいであった。もし、核兵器以前の時代の比率の下降が続いたとすれば1950年以後の早死は1600万も少なくなったであろうし、1993年の比率は1000人当たりの死亡数6人と、最近の日本人の死亡率に等しくなっていたであろう。死亡率は、1000人当たりの死亡数8.5人と最低に達した1982年から徐々に上昇に転じたことに留意して欲しい。1994年には1000人当たり8.7人の死亡となっている。

図3-11は高齢者が放射性降下物に特に脆弱であることを示し、1933年以来の85歳以上の死亡率を追跡している。核実験の期間中の急上昇が、図2-5に示された低出生体重児の立ち上がりに似ていることに注意して欲しい。さらに1979年以後、高齢者の死亡率に改善のないことにも注意して欲しい。これは図2-13に描かれた1979年以後の低出生体重児に見られた新たな再上昇に似ていて、平常時と事故時の民間原子炉からの放出物が人間の免疫反応に障害を与える原因として、核実験にとって代わったことを示唆している。

高齢者の免疫反応は、新生児と同様に核実験の放射性降下物の影響を受けやすいことが図3-12に示されており、55歳以上の敗血症[*10]による死亡率の異常な上昇が追跡されている。敗血症はいわゆる血液中毒として知られ、主として高齢者の病気であり、55歳以上の初老者に疾病に抵抗する免疫反応能力の衰えが始まった兆候である。図3-12が示すように1950年代の12倍も増加した敗血症は、最も早く死の原因となったエイズの1980年代の死亡率の伸びを追い抜いている。このように1950年以後の敗血症の増加を、我々は言わば高齢者の後天性免疫不全症候群[*11]と捉えている。

図3-13にあるような1970年からの粗死亡率の毎年の動きを詳細に見ると、1970年代に記録された下降傾向とは鋭い対照を示し、1980年代に異常な上向きの反転が起こったことが分かる。よく見ると1972年に変則的な上向き反転がある。それはサバンナリバー核兵器工場[*12]の一つで起こった核燃料の炉心溶融事故の後であり、1979年のスリーマイル島原発事故の後であ

[*10] 原文は菌血症（septicemia）であり、死亡に関与している状態の敗血症（sepsis）とは本来区別される。ここでは死亡を問題としているので、敗血症と訳する。

[*11] 本来の後天性免疫不全症候群とはエイズ（AIDS）のことである。

[*12] サバンナリバー放射能汚染については、前掲『ヒバクシャ・イン・USA』第3章などを参照。

図3-12 55歳以上の敗血症死亡率（1950〜91年）

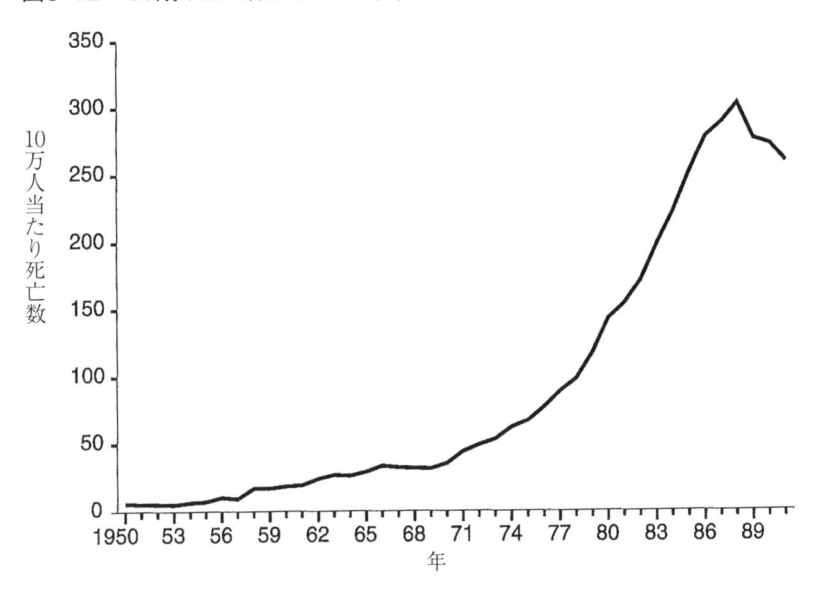

図3-13 米国の死亡率（1970〜93年）　観測値と1970〜79年のトレンドにもとづく期待値

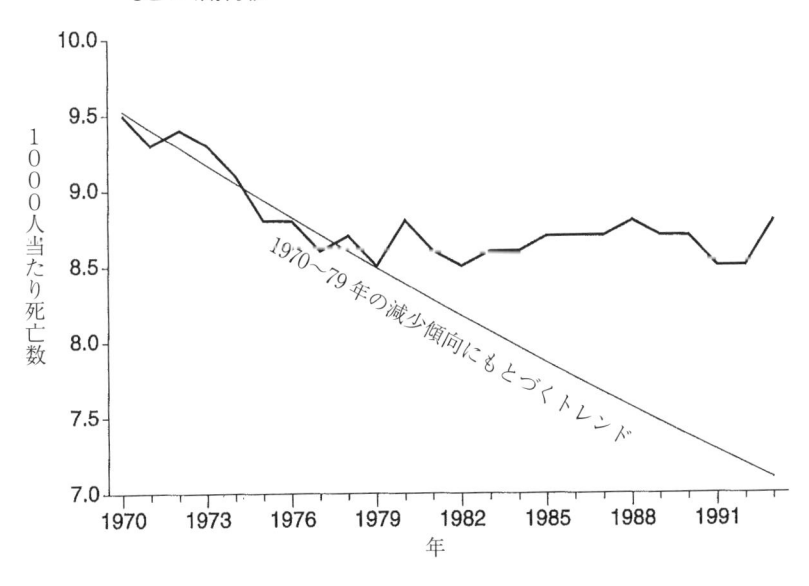

第三章　低出生体重児とベビーブーム世代の免疫不全　　103

図3-14 ヨウ素131放出量(1970～87年)の各年値と積算値

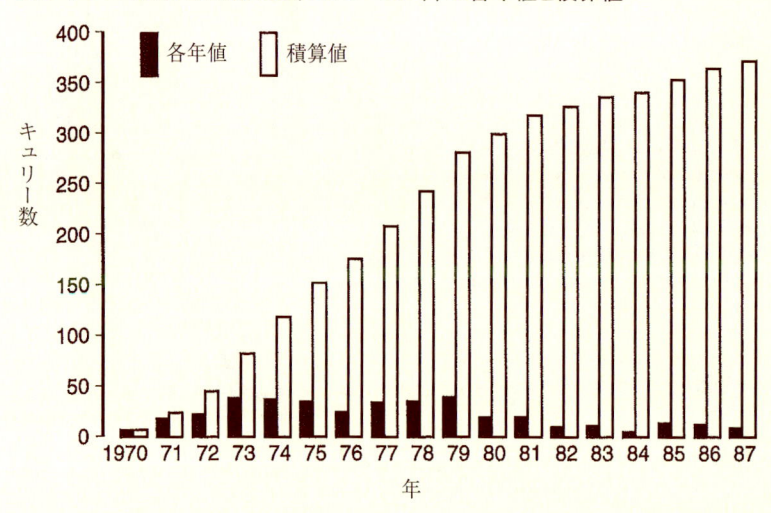

図3-15 米国の予算の年間の赤字額と医療支出 (1970～94年)

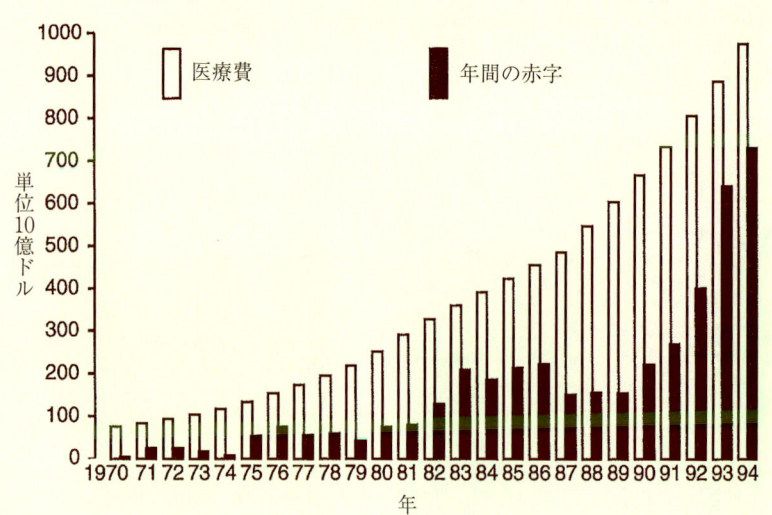

図3-16 米国の予算の赤字額と医療支出の年変化(1971～94年)

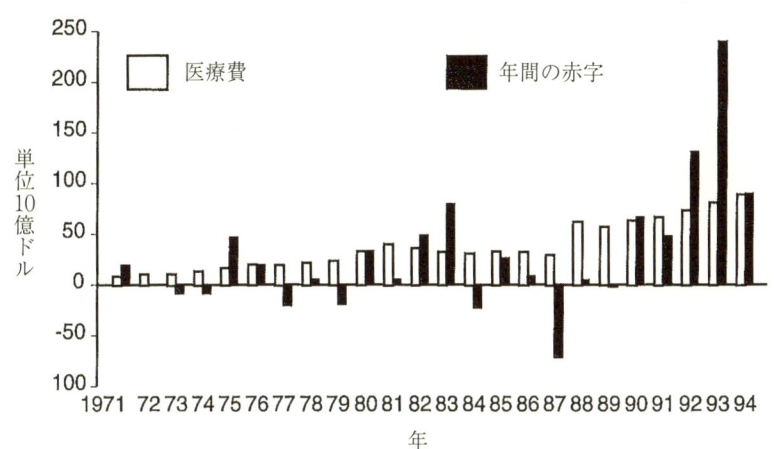

り、図2-23に示されたような1979年後の低出生体重児の変則的な上昇によく似ている。

図3-14に示すように同様な変則的上昇が、アメリカの民間原子炉から放射性ヨウ素とストロンチウムが大気中に放出されている期間中に起こっているが、それは勿論、1986年になってアメリカに到達するチェルノブイリ放射能の影響ではあり得ない。1970年代に始まった「ベビーブーム」世代の免疫不全の増加と同じように、若者と高齢者の双方の罹病率と死亡率に変則的な変化と民間原子炉からの放出との相関関係を考えると、民間原子炉の放出物が変則的な変化の原因としての役割を果たしたに違いないのである。

1974年、1979年、1986年の後の異常な死亡率の増加は、図3-15に示されるように、その年のアメリカの年間医療費支出の増大とかなり相関し、転じて政府の財政赤字と深く関り合っている。今や一兆ドルの水準に速やかに近づきつつある医療費の急激な増加は予想もされなかったし、健康保険(メディケア)と医療援助(メデイケイド)に対する連邦支出の急激な増加に大きく関与している

図3-16に示すように、毎年約10％に及ぶ医療費の指数関数的な増加[13]は1974年、1979年、1986年の後すぐに、さらに大きな増加によって悪化し

※13　単純計算すると、年10％増加が7年間続くと全体が2倍になる。

た。スリーマイル島やチェルノブイリ級の大規模な原発事故は、最近の疾病や医療費の増大に影響し、州と連邦レベルでの赤字を増大させることは明らかである。

　この章では新生児と高齢期の健康悪化とともに乳癌とエイズに言及し、そこでそれぞれの時期に見られた異常について概観したが、それらは我々の最近の健康破壊の根底にある全年齢グループの不健康化を示している。後続の章で我々は核兵器や原発による放射線が他の環境汚染物質と相互に作用し合って、摂取する食物や、呼吸する空気を汚染する複合的影響に焦点を当てるつもりである。

　このように乳癌多発という問題は一般的な健康危機の一部分として見なければならない。そしてその健康の危機は、冷戦を戦っている核保有国によって世論から隠された「核時代が作り出した環境の大変化」を考慮しない限り、説明できないのである。

第四章 乳癌死亡率と原子炉からの放出物

「放射線と公衆衛生プロジェクト」の仲間と一緒に仕事をしている疫学者のジョセフ・マンガーノは、1950年からテネシー州にあるオークリッジ核兵器工場[*1]の周辺の郡で癌死亡率の有意な上昇があったことを明らかにした画期的な論文を発表した[(14)]。その中でマンガーノは国立癌研究所が『核施設周辺に住む住民の癌』[(9)]（これについては後で詳しく議論する予定）と題して1990年に発行した、全三巻の調査報告の中で採用している方法論に決定的な欠陥があることを暴露した。

1. 「原子炉との近接度」をどう定義するか

　オークリッジ工場はワシントン州にあるハンフォード工場とともに1943年から操業を始めた国内で最も古い核工場である。これらの工場は大量の放射性ガスと液体及び固体の放射性廃棄物を排出した長い歴史を持っている。国立癌研究所（NCI）は原子炉周辺における癌の調査に際して、オークリッジについては工場が立地しているアンダーソンとロウの二つの郡だけに調査を限定した。こうして、彼らは工場の北方と北東の風下にある農村の郡が放出物により最も直接的に被曝した事実を完全に無視してしまった[*2]。NCIはこれらの二つの郡で1950年以来、癌の死亡率が平均以上に増加していることを発見していたが、増加が統計学的に有意となるためには、被曝人口が制限された定義のもとでは癌の死亡数が少なすぎたのである。
　どの郡の死亡率の変化であれ、もしそれが偶然に起きたものであるならば、意味あるものとは見なし得なくなる。合衆国の3000余りの郡の大部分は小さな農村郡である。どの郡であれ、統計学的に有意と判断されるためには、平均よりも極端に高い死亡率の上昇が記録されなければならないことになる。なぜなら、単純なことであるが、郡の死亡数はあまりに少ないからである。
　このことを知ってマンガーノは、オークリッジ工場から100マイル以内に

[*1]　オークリッジ放射能汚染については前掲『ヒバクシャ・イン・USA』第3章などを参照。

[*2]　ここでグールド博士は国立癌研究所が疫学調査にあたって「曝露群」と「対照群」の設定の仕方がおかしいと批判しているわけである。なお、疫学の解説としては、例えば『市民のための疫学入門』津田敏秀、緑風出版、2003年、が良書である。

あって、最終調査期間に2万人の癌死亡を集約できた隣接する94郡を対象に、1950〜52年から1987〜89年まで、あらゆる種類の癌を総計して年齢調整癌死亡率の変化を調べた。これらのすべての郡で総計された癌死亡率の増加は、合衆国全体の増加が5％であるのに対し34％であった。37年間超の間にこのように大きな偏差が偶然に起こる確率は1万分の1以下である。原子炉に近いことが、この疫学的異常値の要因であるに違いない。

マンガーノはまた、風上（工場の南および西南）の郡と比べて風下（北および北東）に位置する郡で、総計の癌死亡率が著しく高いことを発見した。それに加えて彼は、降雨量の多い高地の山岳地域の郡の住民には、より雨量の少ない低地の郡の住民とは対照的に、平均以上に危険が大きいことも発見している。

納得のゆく他の説明がない以上は、オークリッジ原子炉からなんらかの有害で致死性の物質が拡散されてきたこと、それもNCIが調査のために選んだ、たった二つの郡の広さより、地理的に遥かに広い範囲に長期間にわたり影響を与えていたことは疑問の余地はない。

2. オークリッジ周辺の乳癌死亡率

我々はマンガーノの発見の意義を、我々が作った郡の年齢調整乳癌データベースの助けを借りながら、彼の手順を再現することにより、最も分かりやすく描き出すことができる。（このデータベースで見つけ出された点は次の章で議論する。今は、全体として合衆国の白人女性の年齢調整乳癌死亡率の増大がきわめてゆるやかで、1950〜54年の期間から1985〜89年の期間までの増加がわずか1％であったことを知るだけで十分である）。

図4-1で我々はオークリッジから半径100マイル以内の郡を地図にして表わした。それぞれの郡には5桁の州、郡のFIPS（米国連邦情報処理規格）コードが付けられており、それは郡の名前のアルファベット順と合致している。郡の一部だけが半径100マイル以内に入っている場合を除き、恣意的に定義されたこの円周の中に丸ごと入る郡の数は71であった。これらの郡についてマンガーノと同じように我々も、集計した年齢調整乳癌死亡率は全国の増加率1％に比べ、29％も上昇したこと、死亡数でも1985〜89年に1652

という大きな数値からして、この偏差は偶然では起こり得ないことを発見した。我々はP＜.0001[*3]の場合、即ち可能性が1万分の1以下の場合、もはやどのような偏差もそれを偶然と呼ぶことはできないと考える。従って我々は、乳癌による死亡の大幅な増加に見られるように、オークリッジの周辺地域には死を引き起こす悪質な力が作用していると結論せざるを得ない。

　この大きな偏差の原因を我々はオークリッジだけに帰することができるだろうか。恐らく否である。一つにはノースカロライナ、サウスカロライナ、ジョージアの各州には他にも五つの原子炉（ブランズウィック、マグワイア、ハッチ、オコーニー、サバンナリバー）[*4]があり、これらの核施設も少なくとも部分的には影響している。さらにその他として、地域内には有毒物の排出源があるかもしれず、十分な調査がなされるべきである。

　オークリッジからの放出物が果たしたと見られる役割を明らかにするために、我々は、マンガーノが重要であると指摘した地形的特徴を踏まえ、オークリッジに最も近く、放出物にじかに曝されている各郡について検討することにする。

　マンガーノの示唆に従って我々は、オークリッジの北と北東にある相互に隣接した20の郡を選んだ。なぜなら、ここでは乳癌死亡率の各郡総計が1950～54年以来38％の増加と、71の郡よりさらに著しい増加を示しており、全国平均値からの偏差が偶然である可能性が無限に小さいからである。これら20の郡のデータは表4-1に示した。図4-1では、20の郡は濃くし、さらに71の郡も示されている。これら71の郡はすべてオークリッジから半径100マイル以内にある。

　表4-1に我々は、郡ごとに白人女性の年齢調整乳癌死亡率を1950～54年、1980～84年、1985～89年と5年期間の3時期をとり、それぞれの

[*3] 　原文はP＜.001となっているが、正しくはP＜.0001。113頁、表4-1最下段には正しくP＜.0001と表記されている。訳出に当たっては本書作成に協力されたマンガーノ氏に確認した。

[*4] 　サウスカロライナ州のサバンナリバーは軍用原子炉で、ここはデュポンの企業城下町。あとの四つは民間（電力会社）の原子炉。ノースカロライナ州のブランズウィック原発はゼネラルエレクトリック製造のBWR。ノースカロライナ州のマグワイア原発はウェスチングハウス製造のPWR。ジョージア州のハッチ原発はゼネラルエレクトリック製造のBWR。サウスカロライナ州のオコーニー原発はバブコック＆ウィルコクス製造のPWR。

図4-1　オークリッジ核施設周辺の死亡率

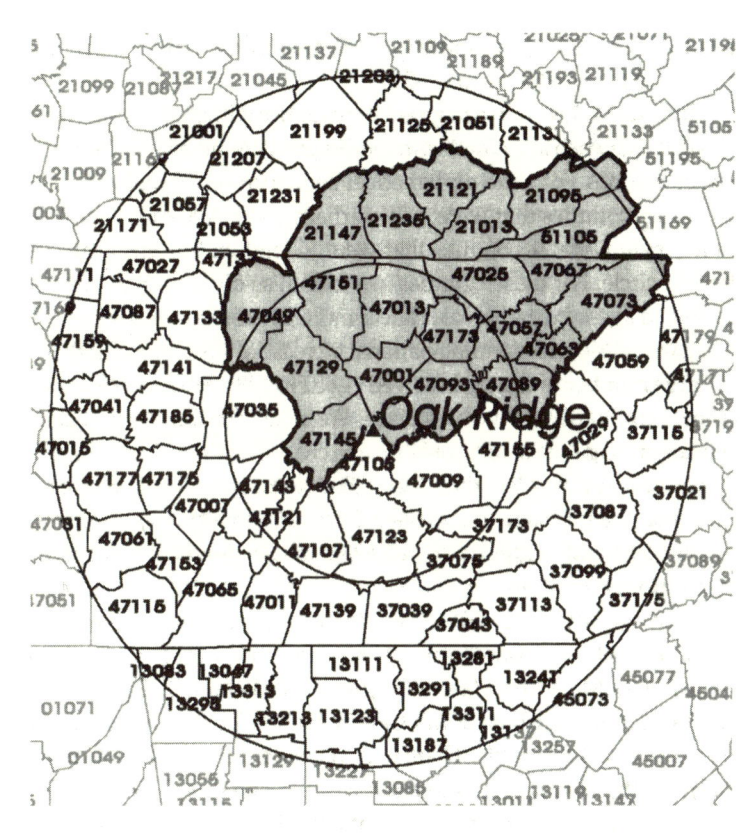

　この地図はジョセフ・マンガーノの主張を示すために、オークリッジ核施設から100マイル［160.9km］以内にある郡の1950－54年の年齢調整死亡率を用いた。同心円はオークリッジ核施設から半径50マイル［80.45km］と100マイルの距離を示す。陰影をつけた郡は、隣接するオークリッジの風下地域の郡で、集計した年齢調整死亡率が1950－54年以降に38％上昇したが、これに対して全米では1％そこそこの上昇である。このような大きな差が偶然に生じる確率は、100万分の1より小さい（危険率 $p < 0.000001$）。
　オークリッジ核施設から50マイル［80.45km］以内にある風上地域の8つの郡では、1950－54年以降の死亡率は4％減少しており、どの核施設においても放出放射能による影響の評価には主要な風向きが重要であることを示唆している。これら風上地域の農村部の小さな郡の死亡数は小さいので、増減の傾向について統計的な有意性をはかることはできない。
　オークリッジ核施設から100マイル以内にある71の郡は全体として乳癌死亡率が29％の上昇であるが、これは統計的にも高度に有意である。この上昇をオークリッジ核施設だけのせいと見なすことは困難である。なぜならこれらの郡はサバンナリバー核施設および近隣の原発にも近いからである。

第四章　乳癌死亡率と原子炉からの放出物

時期における乳癌死亡数を示し、さらに 1950 ～ 1954 年の死亡率に対する変化率を示した。死亡数を併記したのは、示されたどのような変化でも、統計学的な有意性を検証するうえで死亡数が必要だからである。(本書で検討している 60 カ所の各原子炉サイトのそれぞれに対し、同じような地図と表が付録 B に入れてある)。原子炉の周辺にあるどの郡が乳癌多発の問題地域となっているかを判断するには、一般的にはこの表に提供されている情報で十分であろう。

3. 年齢調整の意味

これらの表や地図の本当の意味を知るために、年齢調整死亡率を使用する目的と、示された死亡率の増加が統計学的に有意であるか否かを判断する方法について、まずはもっと深く吟味しなければならない。

個別の郡、あるいは郡の組み合わせでも、年齢調整死亡率という場合は、その地域の若年者と高齢者の構成比率を 1950 年当時の国全体の比率と同じにした場合で示している。これは時期や郡で年齢調整死亡率に差があっても、その時期や郡の年齢構成の違い、また年齢構成の変化に帰することができないことを意味している。このことはいかなる環境要因の調査にも必要であって、そうでなければ高齢者の比率が高い郡は、ただ高齢者の比率が不釣り合いに高いというだけで高率な癌発生率を示すことになる。(我々がどのようにして年齢調整死亡率の数値を入手しているかについては付録 A でもっと詳しい説明を述べる)。

オークリッジから 100 マイル以内にある 71 の郡の各々について詳しく調べると、全体として 314％の上昇を示したテネシー州キャロル郡から、同じテネシー州シクワッチ郡の 100％の低下まで、死亡率の変化に非常に幅のあることがわかる。これは両方とも郡の規模があまりにも小さいため偶然によって生じる変化の表われなのである。図 4-1 には、規模の大きな郡、例えば、一つの郡で統計学的に有意の死亡率変化を示せるほどの十分な乳癌死亡数を有する郡はない。

だからこそ、オークリッジの癌のリスク調査をオークリッジ施設が設置されている二つの郡に限定するという国立癌研究所の決定は、不公正なのであ

表4-1 オークリッジ核施設から100マイル以内の71郡における白人女性の年齢調整乳癌死亡率（1950～89年）女性人口10万人当たり死亡数

連邦情報処理規格コード	郡	州	年齢調整死亡率（人）			%で示した変化比		死亡数（人）		
			1950-54年	80-84年	85-89年	80-84/50-54	85-89/50-54	50-54年	80-84年	85-89年
オークリッジ核施設から50マイル以内の風下地域の20郡										
47001	アンダーソン	TN	18.7	21.6	23.9	16%	28%	17	50	58
47013	キャンベル	TN	14.6	28.8	20.4	97%	40%	9	35	29
47025	クレアボーン	TN	21.9	20.9	15.1	-5%	-31%	10	15	12
47049	フェントレス	TN	4.1	23.2	6.4	458%	54%	1	10	4
47057	グレインガー	TN	20.6	13.9	16.8	-33%	-18%	6	7	9
47063	ハンブレン	TN	3.8	17.3	22.7	351%	492%	2	24	39
47067	ハンコック	TN	22.3	7.3	44.4	-68%	99%	4	1	9
47073	ホーキンズ	TN	20.6	22.0	21.7	7%	5%	13	30	30
47089	ジェファーソン	TN	15.7	21.5	25.3	36%	60%	7	23	28
47093	ノックス	TN	19.1	22.8	22.1	19%	16%	95	225	231
47129	モーガン	TN	3.5	12.8	16.4	266%	368%	1	7	9
47145	ローン	TN	21.6	16.9	16.5	-22%	-24%	14	27	30
47151	スコット	TN	10.7	15.1	12.2	40%	14%	3	7	7
47173	ユニオン	TN	10.7	13.1	28.2	22%	162%	2	5	11
21013	ベル	KY	5.1	23.1	21.5	350%	318%	4	24	22
21095	ハーラン	KY	11.0	15.8	22.1	43%	100%	11	21	28
21121	ノックス	KY	15.3	19.9	27.6	31%	81%	9	18	29
21147	マックリアリー	KY	3.5	17.7	23.3	405%	564%	1	7	10
21235	ホイットリー	KY	19.3	18.4	21.7	-5%	12%	13	21	25
51105	リー	VA	6.3	24.2	18.5	284%	194%	4	20	18
	20郡の合計		15.5	20.8	21.4	34%	38%※	226	577	638
オークリッジ核施設から50マイル以内の風上地域の8郡										
47009	ブラウント	TN	25.4	16.9	20.0	-33%	-21%	25	44	56
47035	カンバーランド	TN	25.0	24.2	22.8	-3%	-9%	9	23	31
47105	ラウドン	TN	16.2	16.4	13.6	1%	-16%	8	16	15
47107	マックミン	TN	18.0	18.8	20.2	4%	12%	13	28	30
47121	メイグス	TN	18.6	17.9	13.4	-4%	-28%	2	4	3
47123	モンロー	TN	12.5	13.0	15.9	4%	27%	6	13	15
47143	レア	TN	11.4	14.4	18.0	27%	58%	4	10	15
47155	セヴィアー	TN	16.8	19.7	15.5	17%	-8%	8	28	26
	8郡の合計		19.0	17.8	18.3	-6%	-4%	75	166	191
	28郡の合計		16.3	20.1	20.6	23%	26%※	301	743	829
	71郡の合計		15.8	20.6	20.4	30%	29%※	578	1522	1652
	米本土全体		24.4	24.9	24.6	2%	1%	91392	167803	178868

※ P＜.0001
訳注　TN：テネシー　KY：ケンタッキー　VA：バージニア　P：危険率

る。被曝郡の定義をそのように狭いものにしてしまっては、いかに統計的に有意な変化も姿を表わしようがないのである。

付録Aで詳しく論じられているように、統計学的有意性を検証するためには、元々人為的に設けられた個々の郡境を効率よく取り払い、十分な死亡数を、一つに統合するという方法がある。オークリッジにおいては、有意な乳癌発生地域として風下の20の郡をまとめた。付録Bで我々は60カ所の核施設がある地域についても同じような扱いをした。

問題のある郡のクラスターを解析する作業には、我々の持っている郡のデータベースが大きな手助けになった。そのおかげで我々が望むどのような郡の組み合わせであれ、年齢調整死亡率を割り出すことができ、観察された死亡率の変化について統計学的有意性を確定することができる。

例えば、図4-1の、オークリッジの南(風上)に位置する八つの郡を考えて見よう。それらは核施設から50マイルの範囲にあるが、1950～54年以来4%の減少を示している。これはオークリッジの風下にある20の郡が死亡率で38%の上昇を見たのとは鋭い対照をなしている。この4%の下降は統計学的に有意と判断するほど大きくはないが、原子炉の近くに住む危険が、原子炉の風下地域に住むという地理的理由によって強められることを示唆している。

ここで検討されているオークリッジ及び他の59カ所の原子炉を事例として我々が行なったことは、「本拠地」の郡や諸郡、つまり原子炉が設置されている郡から着手し、風向きを考えて、おおむね北と北東に位置する隣接し合った農村郡を加えることであった。原子炉から約50マイルの距離まで含むと、乳癌死亡数は多数となり、この集約した郡の乳癌死亡率の傾向は、合衆国全体の傾向よりも統計学的に有意な上昇と見ることができるのである。

全体で、60カ所中55の原子炉サイトに関して言えば、一つ以上の原子炉に近接する、主に農村部の346の隣接しあう郡があり、そこで集計された乳癌死亡率の近年の増加は、全国の場合よりも有意に高くなっているのを確認することができる。我々のここでの唯一の目的は、NCIの「原子炉への近接度」の定義の不適切さを明らかにすることにある。この不適切さのために、統計学的検証をする場合、統計学的有意性を達成するには死亡数が小さ過ぎるという結果になるのである。

4. 「統計学的に有意」の概念

　統計学的に有意という概念は、我々のデータベースから引き出されるどんな推論においてもきわめて重要な役割を果たしているので、ここで統計学的有意性の検定はどのようにしてなされるのか、それは実際に何を意味するのかを検討することにしよう。次の数頁は統計学を学んだ読者ならお馴染みのものであろうが、ベル型の正規分布曲線[*5]の特性の基本的な理解は、我々の住んでいる世の中をよりよく理解したいと望む場合には必要不可欠である。（ある読者はこれらの頁について統計学的テキストによる補足説明が欲しいかもしれないし、ある読者は飛ばして次の章に進みたいかもしれない）。

　最初に、オークリッジの風下にあたる20の郡の集計死亡率が、1950～54年の時期以来、合衆国全体の1％増に比して38％増を記録した事実について我々がどう評価できるかを検討して見よう。

　どのような有意差の検定にとっても決定的なことは、そこに関わる死亡数であり、この場合は1985～89年の638人（20郡のそれぞれの死亡数を加えて得た数字）である。全国的傾向と対比し、観察された死亡率の偏差がどのようなものであれ、それが偶然によるものかどうかの確率に関しては、よく知られたベル型正規分布曲線を参照することによって評価することができる。正規分布曲線は、一定の中心的傾向をになう曲線部分の両端に、偶然が自然に作り出す分散（ばらつき）や予測される偏差部分が描かれている。

　例えば、射手のグループが的に向かって矢を射ているところを想像してみよう。射るごとに的から左右にずれた距離を測って記録する。何十万発も射た後、命中した回数を数えることや、外れた場合も1インチ以内に何回か、2インチ以内に何回か、などを数えることで、当たった箇所の頻度分布が出来上がる。この分布では、的への命中回数が最も多く、幾分少ない回数で左へ1インチ外れ、殆ど同じ回数で右へ1インチ外れる。ほぼ同数だがやや少ない回数が左右2インチと前方に落ちていた。長時間続けると左右への外れが同数となり、的からの平均距離はゼロになる。

[*5]　正規分布については、例えば高校数学や統計学の適当な参考書を参照されたい。平均値、標準偏差、分散などの概念を理解しておくことが大切である。

稀にどれかの矢が的から数ヤードも離れるが、それは、射手の1人がたまたま心を乱したからである。当たったすべての箇所の的からのばらつき具合は標準偏差で表わすことができる。的の両側にまたがる1標準偏差（1SD[*6]）以内の外れは全体の3分の2で、標準偏差の2倍（2SD）以内には全体の95％が含まれることが分かる。的から2標準偏差以上に離れた場合は、統計学者は通常「統計学的に蓋然性がない」と見なし、通常生じる偶然の偏差とはみなされないとされる。ゼロ点から右に3標準偏差のところに落ちることは1000回に1回以下の頻度でしか起こらない。

　今や我々は思考実験（訳者注　理想の装置を用い、理想の条件下で起こると考えられる現象を、理論的に考え追求すること）にとりかかることが可能になった。最初に、いくつかの郡を抜き出し1985～89年の乳癌死亡総数が合計しておよそ638人になるようにし、その場合、母数に対する発症率をOとする（観測値）。次に事前に期待されていた発症率をEとし（期待値）、その差を計算する。諸郡を任意に抜き出して乳癌死亡数の合計が約638人となったひと括りを一つのグループとして、それらの諸グループで観察された発症率に関し、1950～54年から増加した分を計算する。グループごとに何度も計算してゆくと、抜き出されたサンプル群の平均が合衆国全体の評価である「乳癌死亡率1％の上昇」に近づくことが期待されることになる。このような平均を実現するためには何回にもわたる上記のような「抜き出し」を必要とするが、思考実験ではサンプルを抜き出す回数に限度はない。

　1985～89年にはそれぞれのサンプル群の期待値はいくらとなるだろうか？　それは1950～54年の率に合衆国全体の上昇率1％を掛けて得られる。もし、各サンプル群についてOとEの差を記録していたら（この作業を何千回も繰り返す大変さを想像してみてください！）、我々は射手の射た箇所の分布を描いた、正規分布曲線に似た分布をつくり得ることになる。すべての差の平均はゼロとなるが、射た箇所の大部分が的の周囲にかたまったように平均値との＋の差、－の差の部分がゼロ点の両側に集まるであろう。では、我々はサンプルの差の分布の標準偏差値はどう計算すればよいのだろうか。

　もしこれができれば、いずれのサンプルであれ、その個々の結果が偶然の結果である確率を計算できることになる。例えば、射手の矢が標的から左な

[*6]　1 standard deviation のことで 1SD と表記される。

り右にあまりに離れ過ぎていれば（標準偏差値の 3 倍あるいはそれ以上）、我々は射手の成績を偶然の結果と見なすことはできず、プラスかマイナスに作用する何らかの傾向が、その個別のサンプルに影響したのだということができる。

そこで、オークリッジ核施設の風下にある 20 の郡について、答を得るべき質問は次のようになる。期待値 1% の合衆国全体の上昇と異なって、上昇規模が 38% もの大きさになるのを偶然に我々が見出す頻度は何回くらいと予期することができるだろうか？[*7]

発生率の期待値 E は 15.5 × 1.01 = 15.7 で、1950～54 年の観察された率に 1950～54 年から 1985～89 年までの全国の上昇率 1% を掛けて得られる。このようにして我々が調べようとする死亡数の差（O － E）は 1985～89 年の実際の観測値 21.4 と 1985～89 年の計算された期待値 15.7 の差、即ち 10 万人当たり 5.7 人となる。この差は偶然の結果とするには大き過ぎるだろうか？

射手の場合で見たように、本来抜き出したそれぞれのサンプル群に対する O － E を記録することで、長期的にはすべてのサンプル群が 1% の増加を示し、長期的には O － E の平均がゼロになるベル型の正規分布を作り出すことができる。そのような正規分布の中で、どのくらいの標準偏差が 5.7 という大きさに等しい大きな差を示すだろうか？

幸いなことに、そのようなサンプル差の度数分布を描く正規分布曲線の標準偏差を生み出す簡単な公式がある。

標準偏差 ＝ $\{(O^2 + E^2) ／ N\}$ の平方根

O は観察されたサンプルの死亡率、E は期待値、N はサンプル中の死亡数。これらの値を公式に代入[*8]すると標準偏差は 1.05 となり、差 5.7 をこの 1.05 で割ると標準偏差の 5.4 倍であることがわかる。これは統計学的に予想される結果だろうか？

[*7] ここで出てくる風下地域 20 の郡について、1950～54 年の死亡率 15.5、死亡数 226、85～89 年の死亡率 21.4、死亡数 638、両期間の死亡率の変化率 38%、また全国の両期間の死亡率の変化率 1% については、本書の表 4-1 を参照されたい。

[*8] O ＝ 21.4、E ＝ 15.7、N ＝ 638 を代入すると
21.4 × 21.4 ＋ 15.7 × 15.7 ＝ 704.45
704.45 ÷ 638 ＝ 1.1041536
1.1041536 の平方根は 1.05

ここに、統計学者が正規分布の平均値よりも一方の側に外れ過ぎた観測値が生じる確率を計算したものがある。

標準偏差の2倍	確率は100分の1以下
標準偏差の3倍	1000分の1以下
標準偏差の4倍	10000分の1以下
標準偏差の5倍	1000000分の1以下

明らかに、オークリッジ核施設の風下にある20の郡と同じ規模で、乳癌死亡率が38％上昇の郡集団を偶然に見つける可能性は100万分の1より小さい。我々は20の郡が全体として、何か致死性の有害な力に曝されたものと結論せざるを得ない。つまり、これは風で運ばれたオークリッジからの放出物に責任ありとする我々の疑いを強力に支持するものである。

国全体の1％増に対して死亡率が4％低下した風上の八つの郡はどうか？ここではO = 18.3、E = 19.2であり、検証されるべき差は0.9である。これを上記の公式に代入すると、対象とされる実死亡数が少ない（1985～89年に191）ので、この差は標準偏差の0.5倍に過ぎないことを示している。

つまりこのサンプル群の死亡数は、統計学的に意味があるとするには小さ過ぎると言わざるを得ない。言いかえれば、風上の郡もオークリッジ核施設の放出物の影響を受けたのであろうが、そうであってもその被害は、風下の郡が受けた程度よりはるかに少なかった。我々は風下にある20の郡の図に陰影をつけて、これらの郡が共通の地理的特徴を有していること、そこでは住民がオークリッジの放出物の影響を最も受けやすい状況であったことを示した。

こうして今や我々は、どのような郡の組み合わせであれ、年齢調整死亡率の経年変化が、偶然の結果とするには大き過ぎるかどうかを調べる手段を持つにいたった。そして、もし大き過ぎるということになれば、我々は疫学的異例さを説明できる環境因子を見つけ出さなければならない。

後の章で我々はケンタッキーとバージニア両州の乳癌死亡率の変化を示すが、二つともオークリッジ核施設の風下に位置していてテネシー州より死亡増加率がはるかに高く、オークリッジの放出物の風下への影響が50マイルはおろか100マイル以上まで広がっていることを示唆している。

我々はまず、原子炉所在地から50マイル以内に在って、特に大気中の放

図4-2 正規分布曲線の下の領域

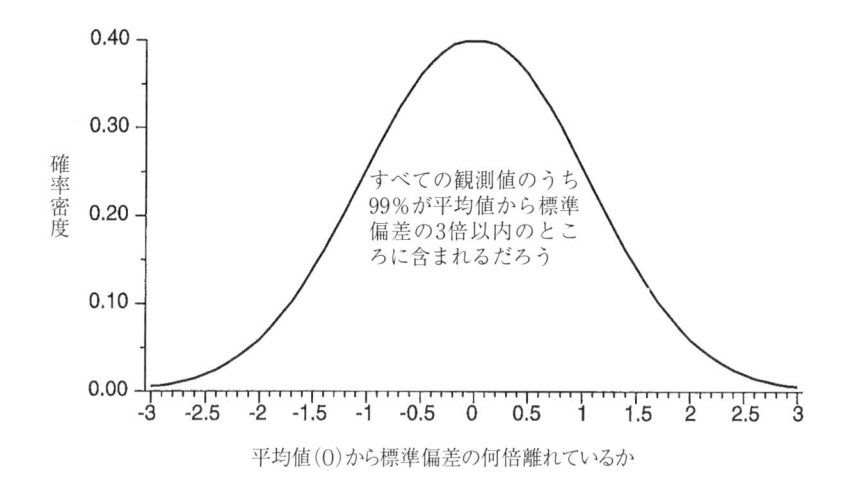

グラフ内注記: すべての観測値のうち99%が平均値から標準偏差の3倍以内のところに含まれるだろう

縦軸: 確率密度
横軸: 平均値(0)から標準偏差の何倍離れているか

出物に最も影響を受けやすい地形的特徴を十分共有している隣り合った郡の集まりに注目した。我々がそのような郡をすべて見い出そうとしたのは、乳癌死亡率と原子炉から風で運ばれる有害放出物との間に統計的に有意な関連性を引き出せるような十分な大きさのサンプルを得ようとするためである。

5. オークリッジ核施設がもたらす人間の悲劇についての論文

　オークリッジ核施設と他の原子炉の近くで癌が有意に増加していることについて、その背後にある人間の悲劇を統計学が完全に描き出すことは困難である。このことは1994年7月、マンガーノの論文が発表された際、その研究を援助した「放射線と公衆衛生プロジェクト」の理事長として招待を受け、その論文の意義についてオークリッジの聴衆に講演した際、痛切に感じさせられた。
　招待はウイリアム・リード博士から受けたが、博士は優秀かつ勇気あるオークリッジの腫瘍学者であり、雑誌『タイム』の1992年5月11日号に掲載された「核のごみの山の傍で幸せな暮らし」と題した寄稿の筆者である。寄稿の副題は「蛙も木も放射能汚染、魚も捕れず、川も渡れず、医者は癌の危

険を警告、それでもオークリッジの人間は動揺していない」であった。

リードは1991年初頭にオークリッジのメソジスト教会医療センターのスタッフとして招聘されたが、まもなく彼は、50年間もオークリッジに集積された巨大な放射性廃棄物に関係があると思われる珍しいタイプの腎臓癌や、あまり経験しない免疫不全症の多数の患者を診療することになった。彼がこれらの出来事を、1984年にユニオンカーバイド[*9]からオークリッジ工場の経営を受け継いでいたマーチン・マリエッタ社に報告するや否や、オークリッジ・メソジスト医療センターは直ちにリードに対する懲戒手続きを始め、結局彼はスタッフから外されることになった。

寄稿によれば、リードの告発に対する大衆の反応は「不思議なほどの沈黙であった。住民は遥か昔から放射能、及びその危険とともに生きることを学んでいた。……連邦政府の核複合施設はいまだに3万人の住民の最大の雇用主なのだ」という具合だったのである。女性の健康調査は行なわれたことがなかったし、「機密主義の文化と安定就労への配慮」はあまりにも大きく、オークリッジ原子力産業・労働評議会の会長が「人々を立ち上がらせないのは、機密にされていることについて何か喋ることにより、身元調査の際、立場を危うくされることを恐れているからである」と述べたというほどである。

リードの患者たちは大部分が女性だったようだが、患者たちは自分たちを代表して行なったリードの努力に感謝し、「憂慮するオークリッジ市民の会」を結成したほどであった。私の講演会はオークリッジ公立図書館で開かれたが、聴衆約100人の半分はこのグループが占め、あとの半分は明らかに疑いの目と敵意を持っていた。

話をする前に私はガイガーカウンターを持って工場の周りをドライブした。そして枯れた木と「水に触れることを禁ず（No Water Contact）」と書かれた被曝の予兆とも言える標識に近づいた時、カウンターのカチカチカチという音を聞いた。私は、工場の周囲の幹線道路を離れたら、警報が鳴って、車は直ちに拘束されるだろうと言われた。

男性の聴衆の多くが私の提示したオークリッジの乳癌データに激しく反

[*9] 1984年は奇しくも、ユニオンカーバイドのインド子会社で「最悪の化学産業災害」と呼ばれるボパール工場事件（12月）が起こった年であった。なおマーチン・マリエッタは1995年にロッキードと合併してロッキード・マーチンとなる。

論したことを報告するのは悲しい。しかし女性の一部から感謝を表明されたことに、私は非常な感銘を受けた。飛行場に向かう私にリードは言った。タイム誌の寄稿は、映画「カレン・シルクウッド」[*10] の撮影に関わった女性のとりなしから生まれたのだ、と。いつの日か、オークリッジの歴史は、この断腸の思いを生じさせたアメリカの悲劇に対し、正義の審判を下すという形で描かれるだろう。

[*10] 米国の核燃料工場で働いていて内部告発をしようとしたカレンが、アパートがプルトニウム汚染された上、不審な交通事故死を遂げた事件（1974年）。参考文献は『カレン・シルクウッドの死』リチャード・ラシキー著、三輪妙子・井上礼子訳、社会思想社、1984年。映画『シルクウッド』は1983年制作、133分、マイク・ニコルズ監督、メリル・ストリープ主演。また、「シルクウッド事件とは」（「日々雑感」サイトの「ビデオ・DVD紹介」）
　http://www32.ocn.ne.jp/~everydayimpress/Video/Silkwood.htm
　参照。

第五章　1950年以後の乳癌死亡率の地域差

年齢調整死亡率の意味を知り、また死亡率の経時的変化が統計学的に有意かどうかの検証方法を知った上で、我々は乳癌死亡率に示された地域的違いの分析を、表 5-1 から始めることにする。表中で全米および各州と国勢調査地域ごとの年齢調整死亡率を、それぞれにつき 5 年を一期間とした三期間分を示すことにする。

　第一期間の 1950 ～ 54 年の調査は、年齢調整死亡率が利用できるようになった最も早期に当たり、今回の解析の基準となる。1980 ～ 84 年の調査は、国立癌研究所（NCI）による核施設周辺住民の癌死亡率調査の最新の 5 年期間に相当する。NCI のこの期間の数値を使うのは、同じ NCI のデータを使った我々の調査結果と比較するためである。第三期間の 1985 ～ 89 年の調査は、我々と NCI の双方が同じ基本データを利用しているものの、この期間のデータにより NCI 調査の更新が可能になる。データに対する我々の解釈はNCI とはかなり違ったものである。この点について読者には自由に評価してもらうつもりだが、NCI 調査は各期間における州の年齢調整癌死亡率の表を発表していない点は注目しておきたい。我々は、郡レベルの癌死亡率変化の分析を先にしなければならないと考えている。

　読者には州の年齢調整死亡率表を見るに当たって、いくつかの興味深い事実に注目して欲しい。これに類似した表で、NCI がこれまでに唯一発表しているものは、1984 ～ 88 年期間[44]の年齢調整乳癌死亡率だけで、その表は州がアルファベット順に並べられている。表 5-1 のように、州が地域としてどこに位置するかに従って並べられていたら、環境要因の重要性を示す多くの、明白な地理的パターンが直ちに明らかになったであろう。

1. 乳癌死亡率理解の鍵となる地域差

　まず、ニューイングランド、中部大西洋、東北中央部の各州では、乳癌死亡率が、全米平均である 10 万人当たり 25 人という数値より非常に高いことに注目していただきたい。これは州のアルファベット順配列の表では気がつかなかった事実である。この地域による差異は、遺伝子要因の違いによるものではあり得ないことから、環境要因が原因になって生じていることは明らかである。また、南部・山岳地域の死亡率の増大は、1950 ～ 54 年以来、国

全体の上昇率より急速である点にも注目して欲しい。乳癌多発の原因をめぐるあらゆる懸念を考慮すれば、乳癌リスクの変動に関連した二つの地理的特性は、NCI 調査を意義づける上で非常に重要になると人々は考えるだろう。我々は表 5-1 から、アメリカ合衆国における乳癌死亡率の地理的特徴が持つ重要性を、その客観的な疫学的調査から垣間見ることができる。

　表 5-1 をまず一瞥して我々は、この間の乳癌死亡率に見られる大きな地域差にまず驚かされる。乳癌死亡率が最も高い三つの北東部地域では、この間あまり変化が見られない。これは合衆国全体としての年齢調整死亡率の場合でも同様だが、これら人口が密集したこの三つの北東部地域が著しい数を占めている。我々はまた、なぜ、ニューメキシコやノースカロライナなどのいくつかの州が、1950 年以降、30% もの増加を記録しているのかを考えなくてはならない。つまり合衆国全体が 1980〜84 年にわずか 2%、1985〜89 年に 1% のゆるやかな増加に過ぎないのに比較してである。

　しかしながら、この後者の数字（1%）は、少し控えめに評価されている。というのは、前の諸期間と違って、1985〜89 年の全体の調査において NCI は次のような方法を採ったのである。つまり対象となった郡の住民のプライバシーの侵害を避けるため、どの年齢グループでも、またどの郡であっても乳癌死亡が 1 人あるいは 2 人の場合、同じコードを用いた。従って我々は郡のデータ表を作成した際には、実際に同一人なのであろうとして、複数見られる場合もすべて一死亡例として取り扱わねばならなかった。これは、我々の 1985〜89 年データによる郡死亡率が少々過小評価されているが、それでも、約 2.5% を超えない程度であることを意味している。

　国立衛生統計センターの最新データによれば、1985〜89 年における合衆国白人女性の乳癌死亡総数（ハワイとアラスカ両州は除く）は 18 万 3339 人である。これは表 5-1 に用いられた総数 17 万 8868 人より 2.5% 多い。すべての疑わしい症例の死亡数を 1 ではなく 2 と数えたとすると、我々のデータの 1985〜89 年期間における合衆国乳癌死亡総数は 19 万 1147 人となっているはずで、こうなると 4.3% も多い数値となる[*1]。

　こうして見ると 1985〜89 年のアメリカの真の年齢調整乳癌死亡率は 10 万人当たり 25.2 人に近い可能性があり、1950〜54 年以後の増加率はわず

[*1]　191,147 ÷ 183,339=1.04258…，（4.3%増）

表5-1　白人女性の年齢調整乳癌死亡率
（48州とコロンビア特別区、1950～89年、1950年の標準人口にあわせて年齢調整）

州	女性10万人当たり死亡率（人）			%で示した変化比			乳癌死亡数		
	1950-54年	80-84年	85-89年	80-84 / 1950-54年	85-89 / 80-84年	85-89 / 1950-54年	1950-54年	80-84年	85-89年
メイン	24.5	24.6	24.1	0%	-2%	-2%	661	993	1040
ニューハンプシャー	25.8	26.0	27.6	1%	6%	7%	437	820	948
バーモント	24.2	25.8	26.2	7%	2%	8%	270	441	480
マサチューセッツ	28.1	29.2	28.5	4%	-3%	1%	4238	6089	6164
ロードアイランド	27.3	27.1	29.4	-1%	9%	8%	644	952	1081
コネチカット	28.0	27.3	26.6	-3%	-3%	-5%	1669	2937	3068
ニューイングランド地域合計	**27.4**	**27.8**	**27.5**	**1%**	**-1%**	**0%**	**7919**	**12232**	**12781**
ニューヨーク	30.4	29.2	29.3	-4%	0%	-3%	12912	16292	16604
ニュージャージー	29.4	29.3	29.3	-0%	-0%	-0%	3999	7007	7446
ペンシルバニア	25.1	26.5	26.3	5%	0%	5%	7005	10987	11522
中部大西洋地域合計	**28.5**	**28.3**	**28.3**	**-1%**	**0%**	**-0%**	**23916**	**34286**	**35572**
オハイオ	25.0	26.8	26.4	7%	-1%	6%	5382	8724	9126
インディアナ	22.7	24.7	24.2	9%	-2%	7%	2418	4093	4252
イリノイ	26.6	26.8	26.2	1%	-2%	-2%	6320	8900	8981
ミシガン	26.0	26.2	25.4	1%	-3%	-2%	3932	6492	6723
ウィスコンシン	26.9	25.7	24.3	-4%	-5%	-10%	2554	3991	4055
東北中央部	**25.6**	**26.3**	**25.6**	**3%**	**-3%**	**0%**	**20606**	**32200**	**33137**
ミネソタ	26.3	24.1	24.1	-8%	0%	-8%	2165	3236	3431
アイオワ	24.2	23.0	22.3	-5%	-3%	-8%	1877	2452	2443
ミズーリ	23.3	23.8	23.0	2%	-3%	-1%	2666	3816	4022
ノースダコタ	23.0	24.3	21.4	5%	-12%	-7%	311	507	479
サウスダコタ	22.6	23.6	22.8	4%	-3%	1%	358	542	547
ネブラスカ	23.7	24.4	23.3	3%	-5%	-2%	894	1276	1295
カンザス	21.9	22.3	22.2	2%	-1%	1%	1188	1783	1862
西北中央部	**23.9**	**23.6**	**23.0**	**-1%**	**-3%**	**-4%**	**9459**	**13612**	**14079**
デラウェア	22.3	28.6	28.3	29%	-1%	27%	179	470	522
メリーランド	26.4	26.9	26.3	2%	-2%	-0%	1397	2893	3086
コロンビア特別区	29.9	28.8	28.2	-4%	-2%	-6%	492	228	212
バージニア	19.7	24.0	24.5	22%	2%	24%	1205	3226	3675
ウェストバージニア	18.6	22.1	21.9	19%	-1%	18%	764	1408	1468
ノースカロライナ	17.7	22.1	23.3	25%	6%	32%	1158	3330	3982
サウスカロライナ	18.4	22.7	22.2	24%	-2%	21%	518	1577	1751
ジョージア	18.3	20.6	21.8	13%	6%	19%	1033	2599	3061
フロリダ	18.4	22.8	22.8	24%	0%	24%	1354	9070	10783
南大西洋地域	**20.1**	**23.1**	**23.3**	**15%**	**1%**	**16%**	**8100**	**24801**	**28540**
ケンタッキー	19.2	23.0	21.6	20%	-6%	12%	1268	2515	2507
テネシー	18.1	20.8	21.1	15%	1%	17%	1186	2706	2998
アラバマ	17.1	22.3	20.8	31%	-7%	22%	812	2167	2186
ミシシッピ	17.8	19.2	18.7	8%	-3%	5%	506	1074	1083

東南中央部		**18.2**	**21.6**	**20.8**	**18%**	**-4%**	**14%**	**3772**	**8462**	**8774**
アーカンソー		15.4	19.1	19.5	24%	2%	27%	545	1288	1466
ルイジアナ		19.0	21.0	20.5	10%	-3%	7%	822	1927	2010
オクラホマ		17.8	21.9	21.7	23%	-1%	22%	954	2075	2086
テキサス		18.0	20.1	20.0	12%	-0%	11%	2911	7536	8408
西南中央部		**17.8**	**20.3**	**20.2**	**14%**	**-0%**	**14%**	**5232**	**12826**	**13970**
モンタナ		20.1	23.9	20.9	19%	-12%	4%	279	567	531
アイダホ		18.9	22.3	18.9	18%	-15%	0%	243	585	571
ワイオミング		20.1	21.3	19.9	6%	-7%	-1%	118	253	267
コロラド		23.9	21.8	21.5	-9%	-1%	-10%	849	1742	1929
ニューメキシコ		16.3	22.7	21.3	39%	-6%	31%	192	766	845
アリゾナ		18.0	23.3	22.1	29%	-5%	23%	287	1972	2334
ユタ		17.1	21.4	20.4	25%	-4%	19%	249	704	780
ネバダ		20.7	24.1	23.8	16%	-1%	15%	73	521	655
山岳地域		**20.1**	**22.6**	**21.4**	**13%**	**-5%**	**7%**	**2290**	**7110**	**7912**
ワシントン		23.8	24.2	24.6	2%	2%	3%	1489	2999	3411
オレゴン		23.3	23.9	23.2	3%	-3%	-0%	956	2038	2151
カリフォルニア		25.5	26.1	25.9	2%	-1%	1%	7653	17237	18541
太平洋地域		**25.0**	**25.7**	**25.4**	**3%**	**-1%**	**2%**	**10098**	**22274**	**24103**
以上すべての州の合計		**24.4**	**24.9**	**24.6**	**2%**	**-1%**	**1%**	**91392**	**167803**	**178868**

尺注　この表では太平洋地域のアラスカ州、ハワイ州が除外されている。

か1%ではなく3%になる見込みが大きい。それでも、過去40年間の全体的な増加が、毎年0.1%ほどのものであることには変わりない。これは1950年以後のこの時期の、乳癌発生率の年平均増加率とは著しく対照的であり、図2-1では、約20倍も高い数値が示されている。(1985年から1991年までの白人女性の乳癌死亡数は毎年1%以上、計6.6%上昇した。これは戦後の毎年の増加率の10倍も高かった)。

2. 発生率は死亡率以上の増加

　現在、乳癌が多発しているという認識が一般的にあるが、こうした理解は、死亡データよりむしろ発生データに基づいている。例えばNCIは白人女性における年齢調整乳癌発生率はアメリカ全体で1973年から1990年まで34%上昇していると推定している。これは年間2%[44]の増加を意味する。コネチカット州腫瘍登録によれば、この時期に相応するコネチカット州の年平均増加率は3%である。

第五章　1950年以後の乳癌死亡率の地域差　　127

我々の乳癌のデータベースにある1985～89年の年齢調整乳癌死亡率は、わずかに過小評価されているとみられるが、そのことは、合衆国全体、およびすべての郡や、郡の組み合わせにも同じ程度に影響が生じているので、我々は1985～89年の郡乳癌死亡率の上方修正は行なわなかった。1950年以後に見られる全国乳癌死亡率の比較的ゆるやかな上昇に照らして見た時、同じ時期における核施設に関係した郡——その定義がどうであれ、そこで示される大幅な増加は、統計学的有意性が極めて大きいのが実際である。

　ここでまず、表5-1に示された、第一期間である1950～54年期間の死亡率に目を向けて見よう。これは1945年の核実験開始から5～10年経った時期であり、地域によって大きな差異がある。東南および西南中央部の農村地域の死亡率は最も低く、アーカンソー州では女性10万人当たり死亡15.4人という低い死亡率で、ニューヨーク州のような北部諸州においてはその2倍近くもの高い死亡率である。

　ここから直ちに一つの結論を引き出すことができる。つまり、遺伝子異常、あるいは遺伝病の観点からはこのような大きな差異を説明することは不可能である。南部中央諸州における住民は人の移住率が高いという観点からしても、本質的には合衆国北部の州と同じである。従って、過去に行なわれてきた多くの調査や、最近ではオーストラリアやカナダへの移民[48]のケースに見られるように、環境因子が有力であることは明らかである。さらに、1945年7月に最初のトリニティ核実験が行なわれた山岳地域ニューメキシコ州においては、1980～84年に39%という単独としては最大の増加が見られた事実がある。これは、アリゾナ州やユタ州など、ネバダ核実験場に隣接する諸州でもそれぞれ29%の上昇が引き続いて起きたことを見れば、死亡率増加の支配的な要因は、遺伝子ではあり得ず、比較的規模の小さい核実験から速やかに降下した半減期の短い核分裂生成物に違いないことを示している。

　表5-1を詳細に調べると、その他にも非常に重要な事実が分かってくる。アーカンソー、ルイジアナ、テキサス、及びオクラホマの西南中央部諸州を一つのグループとすると、これらの州には全国最大規模の石油精製工場があり、またDDTと塩素系の殺虫剤、除草剤の大量消費地であったにも拘わらず、このグループの乳癌死亡率は、1950～89年の期間を通して、全国の九

つの国勢調査地域のうち最低であった。従って、石油化学製品、殺虫剤、除草剤そのものは、石油化学製品の流通が拡大し、殺虫剤や除草剤の使用が増大した時期における乳癌の、流行病的増加の原因にはなり得ない。

さらに表5-1の検討をすすめると、食物中の放射性降下物が単独で最も重要な環境要因ではないかと予想された通りに、1963年の大気圏内核実験の終結後には、ネバダ核実験場に近い山岳地域の農村部の州で、乳癌発生率の桁はずれの増加が止まった。それだけではなく1980～84年と1985～89年の間で死亡率が実際に有意に低下した。このように、その地域の乳癌死亡率は1985～89年までに、10万人当たり死亡22.6人という最高値から21.4人まで下降し、ネバダの真北にあるアイダホ州では地域全体の5％の下降に対し、15％もの下降をしている。

これとはまったく対照的に、大西洋岸に沿ったデラウェアからフロリダに至る南部の同じような農村部の州では、おびただしい数の原子炉から、そして南部のテネシー州、サウスカロライナ州にあるオークリッジとサバンナリバー核兵器工場からの持続的な放射能放出とともに、乳癌死亡率の増加が続いた。山岳地域に見られた対照的な出来事は、そこにはこの期間中、民間原発が1基も建設されていないという事実に一致している。

原発を持つ南部大西洋岸の9つの州では、一つの州を除いて、1980～84年から1985～89年まで乳癌死亡率の持続した上昇を記録している。しかし一方で、同じように農村部で且つ降雨量の多い州、例えばルイジアナ、ケンタッキー、ミシシッピーなどの州は、1982年までは原発の操業はなく、1980年代に乳癌死亡率はルイジアナでは3％、ケンタッキーでは6％、ミシシッピーでは3％の下降が記録されている。

南大西洋地域の降雨量の非常に多い農村部の州も、核実験からの放射性降下物の影響を避けられなかった。降下物の90％は雨と共に降下するため、これらの州を一つのグループとして見た場合、乳癌死亡率が1950～54年と1980～84年の間に、乾燥した山岳地域の州の13％に対して15％以上も上昇したのは驚くに当たらない。

有機塩素化合物やその他の化学物質に加えて、過去に過剰使用された医療用X線、あるいは他の医療用放射線なども乳癌死亡率の一時的な上昇（および下降）を説明する主要な要因とはなり得ない。貧しい農村部の州では、そ

のような高価な治療を過剰に行なう余裕がないからである。

　さて、ほかのもっと都会的で工業化された国勢調査地域に目を転じて見よう。我々はここでもこれらの地域における 1950 ～ 54 年における高死亡率は遺伝子の病気が原因ではないこと、また雨量の多いこれらの州が核実験と原子炉からの広範囲にわたる放射性降下物の影響から逃れ得ないことを再度、確認しなければならない。図 2-1 が示すようにコネチカット州における乳癌発生率の大幅な上昇は、核実験の開始後に起こり、近くにあるハダムネック、マイルストーン両原発から、放射性ヨウ素 131 とストロンチウム 90 が大量に大気中に放出された後に悪化している。従って、コネチカット州の乳癌発生率は、既に 1948 ～ 53 年の期間に 17％も上昇しており、そのことが核時代以前（1935 ～ 44 年）の死亡率を超え 1954 年まで見られる乳癌死亡率上昇の一因になっている。

　ニューヨーク州については、第八章の図 8-2 と 8-3 を見てみよう。インディアンポイント原発からわずか 30 マイルしか離れていないニューヨーク市では、1962 年にインディアンポイント原発が操業を開始する以前から戦後期間の全体を通して乳癌死亡率が急上昇している。この時期は核実験による放射性降下物がアパラチア山脈の雨と雪とともに降下し、北東地域の大都市に飲料水を供給する湖水と河川を汚染していた時期である。第八章で見ることになるのだが、ニューヨーク市の乳癌死亡率は、ハンフォード核事故による最初の大放出と、1945 年のニューメキシコ州トリニティ実験の直前である 1943 年の、男女 10 万人当たり死亡 16.9 人という低率から、1950 ～ 54 年期間の 19.0 人まで、突然、19％も上昇している。これは、コネチカット州近辺における同時期に見られた上昇と同様である。図 8-2 は、大部分が農村部であるニューヨーク州北部地方のデータである。この図は放射性降下物が降る以前の 1940 ～ 43 年におけるニューヨーク市の乳癌死亡率が、大気汚染、自動車排気ガス汚染、化学汚染のすべてに侵されながら、ニューヨーク州の農村地域より低かったことを示している。ここでもまた、通常の化学物質や医療用放射線は、「核時代」以後における乳癌の時期的、地域的変化の原因ではないという結論を再度裏付けている。

　ニューヨーク市のような大都市の人口をまかなうため、河川から汲み上げて湖水や貯水池に溜められている飲料用上水が放射性降下物で汚染された事

実は、図8-2に示すように、ニューヨーク市の乳癌死亡率が1945年以降、ニューヨーク州の農村地帯より、なぜそんなに速やかに上昇したかを説明している。農村地域は井戸の水に大きく依存しているので、深い井戸から汲み上げた飲料水は、比較的小規模の核爆弾から生じた放射性降下物によっては汚染されなかったのである。この種の爆弾は、1954年以降、後期に使用された水素爆弾に先んじた種類であるが、数時間で降下する半減期の短い放射性同位元素による重度の汚染を引き起こした。これは、超高空に雲を作る水素爆弾のフォールアウトとは様相を異にする。その場合は数カ月も数年も雨とならず、従ってヨウ素131のように半減期の短い放射能は殆ど消滅し、残った半減期の長いストロンチウム90やセシウム137などが5〜10年後に帯水層に到着し、汚染の主役になったのである。

　ネバダ及び主に深い井戸水を使う乾燥した山岳地域の州で行なわれていた大気圏内核実験が終わった後、人口も降雨量も多い北東部の都市地域と五大湖諸州でなぜ、乳癌の発生率が大きく低下しなかったのか？　ここでも、飲料水の水源がこの問題の鍵を握っている。1963年に部分的核実験禁止条約が締結されると、大規模な原子力発電所が北部の大都市地域で操業を開始した。ニューヨーク市の場合がそうであるが、飲料水の源である貯水池と湖はしばしば原子炉の近くに位置しており、例えばそのような原子炉であるインディアンポイント原発はニューヨーク市とウエストチェスター郡に給水するクロトン水道から4マイルしか離れていない。ここで、図8-2と8-3を見て、1970年以後のニューヨーク市の乳癌発生率が急激に低下していることに注目して欲しい。これは、何十年もの改善努力の後、主要な水源をインディアンポイント原発に近いクロトン貯水池からキャッツキル流域に移した市のお手柄である。欠陥のあるクロトン水道にそのまま依存を続けたウエストチェスターの乳癌死亡率は、1970年代と1980年代を通して急上昇しているのが分かる。

3. 電離放射線に対する癌の対数的な放射線被曝線量反応関係

　体内臓器の被曝の許容量は、核爆弾の炸裂による瞬間の高線量被曝や外部線源を用いた医療用短時間被曝の場合を基準に考えられており、体内に摂取

した核分裂生成物の場合は低線量内部被曝をもたらすことになるが、この場合の被曝は、日々の基準許容量の何百倍や何千倍にもなっている可能性がある。この基準は国家の安全保障のために必須とされた核実験の継続を容認するため1950年代後半に設定されたもので、これらの放出放射能（内部被曝）は問題にされず、1958年に表明されたポーリングとサハロフの警告は無視されてしまった。

その結果、乳癌死亡率は1980年代にも上昇し続けた。コネチカット州にある四基の大型原発と、そこから南に12マイルしか離れていないサフォーク郡のブルックヘブン国立研究所（以下BNL）にある2基の小型原子炉の風下に位置したロードアイランド州が、その顕著な例である。表5-1に挙げたすべての州のうち、1980年代におけるロードアイランドは、乳癌死亡率の最大の増加を経験し、一方、サフォーク郡の乳癌死亡率の増加は、BNLが操業を開始した1950～54年から1985～89年までに、全国の白人女性の同じ時期における年齢調整死亡率の上昇より40倍も高かった。

このように表5-1にある州ごとのデータは、年齢調整乳癌死亡率と、商業原発から生じた累計放出量の間に、地域性が存在することを強く裏付けており、また食物と飲料水中の特定の核分裂生成物が、第二次大戦後、癌発生率に影響する新しい環境要因として参入してきたことを示している。この見解は、最近行なわれた樹皮に残留した有機塩素系農薬の地理的分布の研究により一層、確かなものとなっている。この研究は乳癌死亡率が最低の西部平野および南西山岳地域の州では、農薬の残留度が最も高いことを明らかにしている。これと同様に、中国は乳癌発生率が非常に低い国であるが、ここでは樹皮に残留する塩素系農薬の濃度が最も高くなっている。一方、高い乳癌死亡率を持つイギリスでは、農薬の残留濃度は低いのである。国際保健機関（WHO）の報告による1990～92年の中国農村地域の乳癌死亡率は、45～54歳グループで見ると、10万人当たり6.8人であり、DDT濃度が脂質1グラム当たり10～1000ナノグラムであった。一方、イギリスの方はDDTがわずか0～100ナノグラム[49]であるのに対し、乳癌死亡率は55.8人であった。

上記の各州における都市／農村の傾向の違いを分析し、概括したのが図5-1である。ここでは、各州の1950～54年の「標準化乳癌死亡率」（横軸）と、

図5-1　1950～54年標準化乳癌死亡比と乳癌死亡率増加

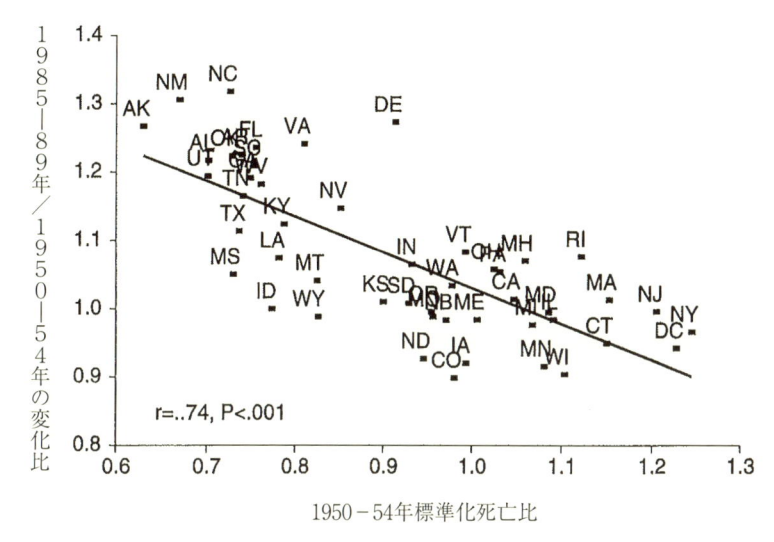

(縦軸：1985-89年／1950-54年の変化比、横軸：1950-54年標準化死亡比)

r=-.74, P<.001

訳注　r：相関係数　　P：危険率

1950～54年から1990～94年にかけての死亡率の変化（比）（縦軸）との関連を示した。

　ここで明らかなのは、一般に、ノースカロライナやニューメキシコといった、当初死亡率が全国平均よりはるかに低かった農村地域の州では、1985～89年になると、ニューヨークやコネチカットなどの高度に都市化した州で見られるゆるやかな変化と比べ、増加率が最高を記録するようになったことである。この関係は、観測値に適合した回帰直線に示されているように、一定しており、かつ有意と判断される。この図からは、負の相関が0.74という数値が得られるが、これが偶然である確率は1000分の1より少ない。

　図5-2は、上と同じ相関関係の分析を郡のレベルで行なったものである。九つの国勢調査地域（どの時期にも乳癌死の症例がない地域は除外）にあるすべての州を取り上げた結果、この負の相関関係は、全国のすべての州に普遍的に存在することを発見した。比較的環境汚染の少なく、小さな農村地域のため、1950～54年に年齢調整死亡率が極端に低かった郡は、国のどの区域も逃れることのできなかった「致死的で有害な力」の最悪の影響を経験したよ

図5-2 地域別にみた1950～54年乳癌死亡率と1985～89年乳癌増加率の相関性

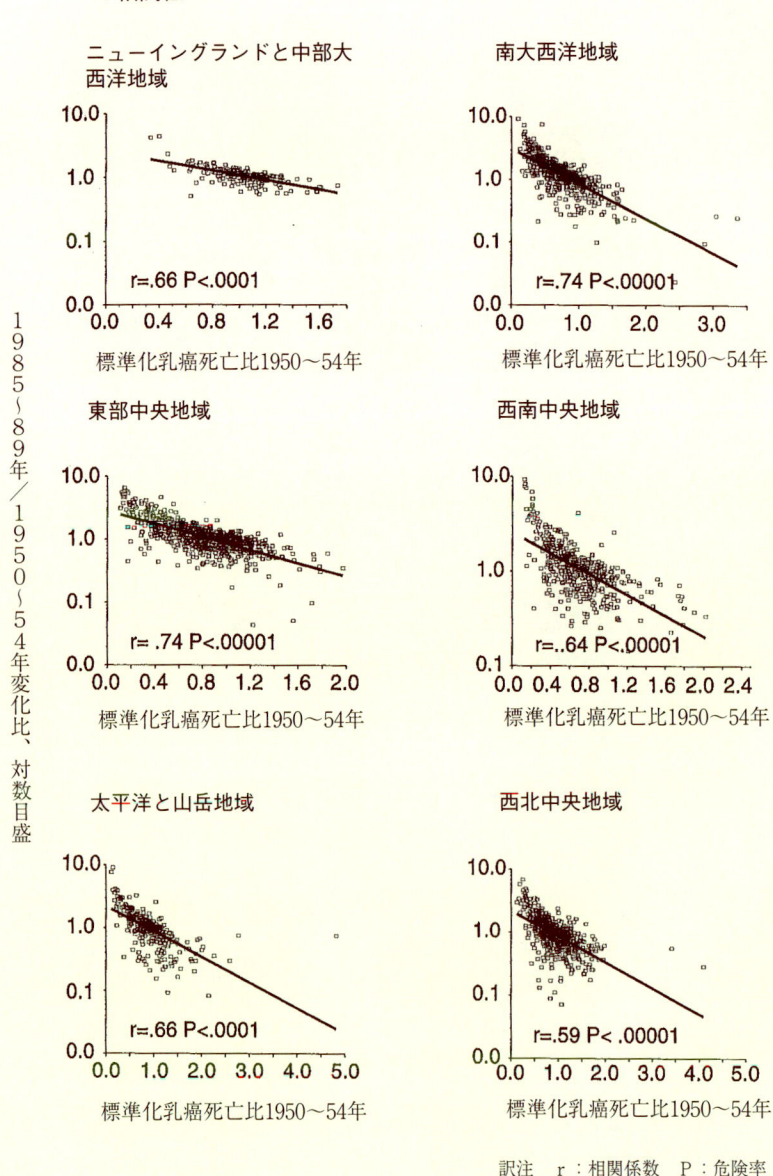

ニューイングランドと中部大西洋地域　r=.66 P<.0001
南大西洋地域　r=.74 P<.00001
東部中央地域　r=.74 P<.00001
西南中央地域　r=.64 P<.00001
太平洋と山岳地域　r=.66 P<.0001
西北中央地域　r=.59 P<.00001

横軸：標準化乳癌死亡比1950～54年
縦軸：1985～89年／1950～54年変化比、対数目盛

訳注　r：相関係数　P：危険率

うだ。

　注目して欲しいのは、当初汚染されていなかったこれらの郡が、この有害な影響力に対して見せた反応は、初期の死亡率と反比例して、即ち環境汚染物質による初期の曝露の量と反比例して、線量反応関係において上に凸の曲線か、あるいは対数関数的な上昇傾向を見せているという点である。この特徴的な反応は、都市と農村地域の乳癌死亡率を収斂させることを示唆している。

4. 農村地域と都市における発癌の傾向の収斂

　疫学者マイケル・グリーンバーグは1950～75年における郡の年齢調整死亡率のデータベースを調べる中で、合衆国の農村と都市における癌発生率が収斂していることに気づいた最初の人物である。彼はその収斂を次のような事実により起こるとしている。

　　　今や合衆国の郊外、小規模の町や村は、都会と同様、同じような喫煙、飲酒、食習慣、および職業上やその他の危険要因によって特徴づけられる都会型文化になってきた[50]。

　ここでは言及されていないが、この半世紀の間、農村の郡と都会の郡には共通の危険要因が存在する。それは、瞬間的な爆発から生じる高線量放射線以上に、生物学的に致命的な作用を及ぼすことになる核実験及び軍用・民間原子炉からの放射性降下物である。

　カナダ原子力委員会に所属する生物物理学者のエイブラム・ペトカウ博士は1972年に、癌発生と放射線との線量反応関係において、低線量放射線が癌を対数関数的に増加させるという生物学的メカニズムを初めて偶然に、発見した人物である。彼は低レベルの放射線に被曝すると免疫系[51, 52]を担う細胞を傷害するフリーラジカルの形成が促進されることを発見した。
　ペトカウは水に浸した動物の細胞膜にさまざまな線量のX線を照射し、細

胞を破壊するのに400から500ラドの線量[*2]が必要なことを観察した。(ラドとは人体に対する放射線の影響の測定単位である。400ラドは広島の犠牲者を即死させたレベルである)。彼が驚いたのは、超高レベルの放射線には抵抗した細胞が、細胞膜の周りの水に10分の1ラド以下の照射をもたらす少量の放射性ナトリウム塩を加えたら破壊されてしまったことである。ペトカウは最終的に、低線量放射線への長時間被曝がいわゆるフリーラジカルの形成を促進するという結論を引き出した。

フリーラジカルとは、余分に陰性荷電した状態の酸素分子である。フリーラジカルは電気的に引き付けられ、細胞膜の脂質を融解する連鎖反応を引き起こすことによって細胞を破壊する。放射線が低線量の時に発生したフリーラジカルは効率よく細胞を破壊することができるが、高線量の場合は、フリーラジカルは互いに打ち消し合い、中和しあって作用を無効にする傾向を持っている。

その結果当然ながら、低線量放射線に対する線量反応関係は対数関数的となり[*3]、非常に低線量の場合、線量反応関係は(癌で見たように)[*4]急傾斜で立ち上がり、高線量の場合は水平化する傾向を持つ。

従って農村と都会の癌発生率は、ペトカウらが見出した被曝線量に対応する特徴的な線量反応関係に沿って収斂してくるが、そのことの意味は、比較的環境汚染の少ない農村の州における癌発生率のより高い増加は、急速な立ち上がりを見せる対数関数的の線量反応曲線の初期段階に相応し、他方都会での当初の癌発生率の平均を少し超える程度の低い増加率は、線量反応関係が緩やかになってゆく反応曲線の水平部分を表わしていると見ることができる。

[*2] ラド(新単位ではグレイ)で示される線量単位は人体影響を考える場合に示されるもので吸収線量と呼ばれ、人体に到達した空気中での線量である。400ラド(4グレイ)は広島・長崎原爆被害の調査からヒトの半致死線量(LD_{50})と考えられ、被爆後60日以内に集団の半分が死亡する線量である。ガンマ線やX線は人体内でのエネルギー付与(飛跡の単位距離当たりのエネルギー付与)が相対的に少なく低LET放射線(LET:線エネルギー付与)と呼ばれ、中性子線やアルファ線などの高LET放射線と線質を異にする。そのような線質の違いを補正して人体への影響を共通の被曝線量で表わす場合、吸収線量に生物学的効果比を乗じる(低LETの場合は1、中性子線などの高LET放射線の場合は10〜20を乗じる)。そのようにして示された線量を当量線量と呼び、旧単位はレム、新単位ではシーベルトと呼ぶ。旧と新の対応は、吸収線量:1ラド=0.01グレイ、当量線量:1レム=0.01シーベルト。

[*3] グラフでは上に凸の曲線となる。

[*4] 図3-9参照。

1950〜54年における都会の郡の癌発生率は既に平均以上であり、その後の線量反応曲線は水平化すると予測され得る段階にあった。

　これは実に驚くべき発見である。それは、低線量放射線に対する発癌の線量反応関係は制御することができると期待していた核科学者たちの仮定を見事に否定して見せたのである。彼らの仮定は、線量反応関係を示す線は直線であり、放射線は低線量であるほど、十分安全であるというものだった。図5-3は、放射線量が増えるに従って癌発生率が既知の増加点までどのように達するかを、二つの曲線の型から仮定したもので、放射線に対する線量反応関係の違いが見て取れる。

　上に凸の形になる曲線は対数関数的線量反応を意味し、最も急激な立ち上がりは放射線が低線量の時に起こる。一方、直線の方は、放射線量の一定量の増加により、癌の危険度が一定率で上昇する線形線量反応を表わしている。後者の仮定は、線量が十分に少なければ反応は無視できるという見込みが根拠になっていた。しかし、反応が対数関数的であれば、つまり線量が低いほど傾斜が急になるのであれば、こうした見込みはできない。

図5-3　放射線量に対する線量反応関係

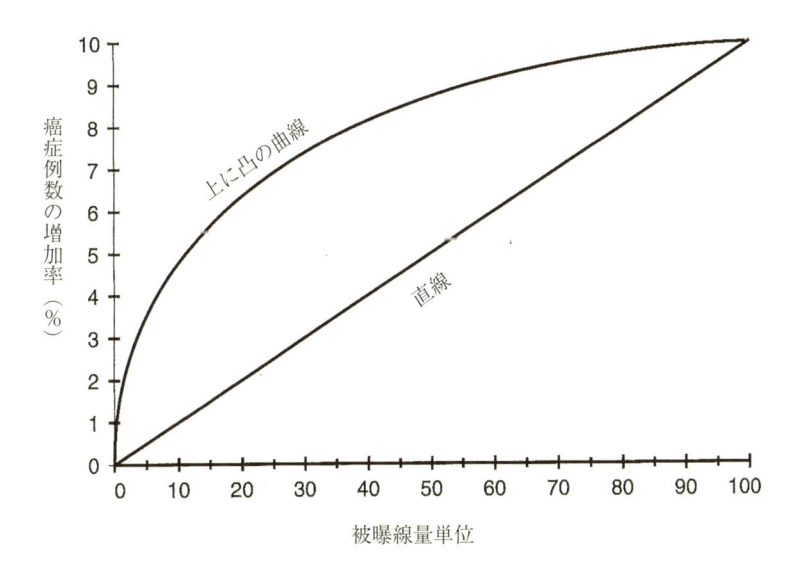

図3-8は、地域レベルでの放射線の対数的反応の例である。これは、民間原子炉から大気中に放出された放射性ヨウ素及びストロンチウムの大気中の1人当たり累計線量と、最近の乳癌死亡率との線量反応関係である。この図はまた、国勢調査9地域の最近の年齢調整死亡率が、各地方の1人当たり放出量の対数値と有意に相関することを教えてくれた。図3-9では、1人当たりの放出量の数値に対して死亡率をプロットした場合の同じ相関関係が示されている。低線量放射線に被曝した山岳地域の乾燥地帯と西南中央地域から、もっと大量被曝した地域に目を移すと、この線量反応曲線は上に凸の曲線、つまりペトカウが1972年に初めて示した曲線の形をとる。

　核兵器を製造しているアメリカのエネルギー省（DOE）の核工場と違って、民間の原子炉は、原子力規制委員会（NRC）により、放射性ヨウ素、ストロンチウムなどの核分裂生成物の大気中、排水中への年間放出量を報告するよう義務づけられている。これらの年次報告を各原子炉別にまとめ、1970年以後の州及び郡別に整理したのが付録Cである。これらの報告は、図3-7、3-8、3-9を作成する際、利用した。

　図5-2は、当初、乳癌死亡率が最低であった農村地域の郡は1950〜54年以後、最高の増加率を記録したという事実が、放射線被曝と乳癌死亡率増加の対数関数的関係を裏づけていることを別の角度から図示したものである。このパターンは、九つの国勢調査地域の全郡に当てはまり、放射線の安全な低線量レベルなどはあり得ないこと示す、恐らく最も有力な指標を示している。悪化する民間原子炉の影響から遠く離れた山岳・西南中央部の州のような乾燥地帯にある農村地域の郡でも、核実験の放射性降下物が招いた乳癌死亡率の大幅の上昇を記録している。

　驚いたことに、ネバダ核実験場からの核爆弾の放射線によって最初に有害な影響を受けていた山岳地域の州は、表5-1に従えば、1980〜84年から1985〜89年までに5％の改善を記録している。この改善は、この地域に民間原子炉がないことと結びついている。この重要な問題については、第八章で詳細に述べたいと思う。

　表5-1はまた、乳癌死亡率の地域差は、環境的要因の中で、農薬と化学汚染物質の大量使用、及び過去のX線過剰使用よりも低線量放射線が相対的に重要であることを検証してくれる。

1950〜54年から1980〜84年までに乳癌死亡率の増加が見られないのは、米国の49州のうちわずか9州だけである。これはNCIが無視した重要な事実である。多くの農村地域の州で比較的、高い増加が示されていることについて、上記の三つの要因、即ち低線量放射線、農薬と化学汚染物質、X線過剰使用の全部が、それらの増加全体にまったく同じように貢献したと言えるのだろうか、答えは次の理由でノーである。

　過去におけるX線の過剰使用は、裕福な都会の多い州では乳癌の発生率の一因となったと見ることができるが、しかし裕福とは縁の遠い農村地域の州では、死亡率は平均を超えなかった。

　農村地域の州の中にも、低線量放射線の影響の方が農薬や他の化学汚染物質からの影響を上回ることを示す、重大な傾向が見られる。例えば、殆どすべての農村地域の州では、1950〜54年から1980〜84年まで、主に核実験の放射線による死亡率の増加が見られている。しかし原因としての放射線が、核実験の放射性降下物から、民間原子炉の放射性物質の放出に変わった1980〜84年から1985〜89年にかけて、表5-1ではパーセンテージの増

図3-9　人口当たりのヨウ素131放出量（1970〜87年）に対する乳癌死亡率
　　　（1984〜88年）

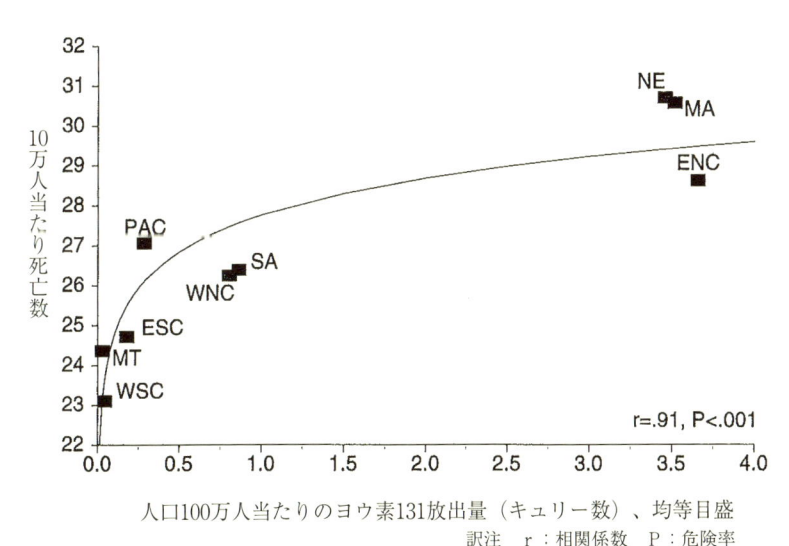

人口100万人当たりのヨウ素131放出量（キュリー数）、均等目盛
　　　　　　　訳注　r：相関係数　P：危険率

加はない。

　この最後の期間（1985 〜 1989 年）には、操業している原子炉が存在しなかった農村地域の州の死亡率は、全般として下降している点に注目して欲しい。これらは、ノースダコダ、サウスダコダ、カンザス、ウエスト・バージニア、ケンタッキー、ルイジアナ、オクラホマ、テキサス、モンタナ、ワイオミング、コロラド、ニューメキシコ、アリゾナ、ユタ、そしてネバダの諸州である。これらの農村地域の州はすべてが、農薬や他の化学汚染物質の影響を受けていることは他の州と同じなので、1950 〜 54 年以後、これらの諸州に見られた癌死亡率上昇の基本的原因は、核実験の放射線被曝にあると結論してもよい。

第六章 国立癌研究所はなぜ、原子炉の周辺での発癌リスクの増大を見逃したのか

さて、我々は乳癌死亡率の経年変化を左右するいくつかの基本的な法則を理解したので、核施設周辺に発癌率増加のリスクはないとした「原子炉周辺住民の癌死亡率」[9]と題する1990年の国立癌研究所（NCI）調査をもう一度見直してみよう。NCIから入手した資料に、我々が年齢調整を加えた郡ごとの乳癌死亡率データベースを使うことにする。

1. 国立癌研究所はどのように被曝した郡を定義したか

NCIが用いた方法論の根本的な欠陥は、原子炉からの放射性物質の影響を最も多く受けたと思われる郡を狭く定義してしまったことにある。その結果、癌の症例数が少なくなり、統計学的に有意な変化がないことになったのである。調査のために選んだ62カ所の核施設に対して被曝した郡がわずか107に限定され、時には隣接した郡を加えたところもあるが、平均すると一施設当たり2郡以下になる。NCIは核施設のある各群の、1950年から1984年までの乳癌死亡率のデータを含めたが、それぞれ異なっている州や郡の年齢調整乳癌死亡率を一つも発表しなかった。

表6-1で我々は、NCIにより各核施設に近いと定義され、選択された107郡について、5年刻みの三期間ごとに、我々の年齢調整乳癌発生率を充てた。こうすることで、1950年以後の郡の死亡率の傾向を、同じ時期の国全体の傾向と比較、検討することができる。

そのために、核施設ごとで集約される年齢調整死亡率と、107全郡として集約される年齢調整死亡率を、三期間それぞれにおいて算出した。

NCIが調査した62カ所の核施設のある107の被曝郡のうち、1950～54年から1980～84年（NCI調査の最終年）にかけての死亡率変化が、同じ時期の全国平均の増加率2％を上回ったのは36施設だけである。26施設は増加していない。このことは被曝が、癌リスクの有意な増加を示唆しないということである。107の被曝郡の総計で見られた6％の増加（1950～54年の死亡数5988例に対する1980～84年の死亡数14873を基にした死亡率の増加）は、標準偏差の3倍以上（第3章で示した公式）に等しい有意の増大を意味しており、これが偶然で起こる確率は1000分の1以下である。NCI調査はこの事実を裏付けるデータを発表しながら、不思議にもこのことには言及していない。

「NCIが調査のために選んだ107郡の集計は、乳癌リスクの統計学的に有意の増加を示している」という我々の結論は、NCI報告第一巻の118頁で十分に支持されている。報告は、操業後の死亡率を操業前と比較すれば、107全郡の（乳癌を含む）全癌の死亡率は有意に増加していることを示している。しかし、NCI報告の著者らはこの事実を認めていない。

2. 集計された死亡率に見られる有意な増加

表6-2で我々は、NCIの一覧表にあるデータにNCIが算出しなかった有意性の検定を加えて再掲載した。その検定とは、どの変化が偶然の変動なのかを示すものであった。このNCIの表にそうした検定が欠けていることは、言うなれば、NCIがその表の含んでいることを煙で覆い、それによって彼ら自身のデータを正しく提示しないということを意味している。

この表の示すことを詳しく述べてみよう。第一に、調査の107郡（即ちNCIが被曝の可能性ありとした107郡）のすべてにおいて、癌の種類を15に仕分けし[*1]、62カ所の核施設の操業前と操業後の死亡数を集計している。

しかし、著者らは操業の前後の癌死亡率を示さないで、その代わりに前後の標準化死亡比（SMR）を示している。それは観察された癌についての年齢調整死亡率と、同時期の合衆国の年齢調整死亡率との比較と考えていい。乳癌については、例えば標準化死亡比は操業前に1.00だったのが、操業後には6％増加していることに留意してほしい。このことは107の「核施設のある」郡の乳癌死亡率は、操業前には合衆国全体と同じだったのが、何年か後には合衆国全体の率よりも高くなったということである。ここで注目すべきことは、操業後に起こった乳癌の死亡数が48731[*2]と大きく、観測地の変化率と

[*1] 表6-2に示されている癌の分類は、例えば、消化器癌（Digestive Organs）の項目と別に、そこに本来含まれる胃癌（Stomach）や結腸・直腸癌（Colon & Rectum）の項目が立てられており、数値が重複して示されている可能性がある。通常、医療統計で見られる癌の臓器別分類とは異なり、表中の総計が全腫瘍の真実の総計にはなっていない。また原文において Leukemia, Aleukemia とされる表現で Aleulkemia については、その内容が説明されていない。訳では非白血性白血病とした。表6-2訳注参照。

[*2] 原文は48371であるが、正しくは表6-2中に示されている48731。本書作成に協力されたマンガーノ氏に確認。

第六章　国立癌研究所はなぜ、原子炉の周辺での発癌リスクの増大を見逃したのか　　143

表6-1 国立癌研究所（NCI）が定義する107の「核施設を有する」郡における白人女性の1950年から1989年までの乳癌発生率。女性10万人当たりの死亡数

操業開始年	施設名	年齢調整死亡率（人） 1950-54年	80-84年	85-89年	%で示した変化比 80-84/1950-54年	85-89/1950-54年	死亡数 1950-54年	80-84年	85-89年
	全米（アラスカ、ハワイを除く）	24.4	24.9	24.5	2%	1%	91392	167803	178868
1943	ハンフォード核施設	13.2	19.8	21.7	50%	64%	19	96	118
1943	オークリッジ核施設	19.9	19.8	20.8	-1%	4%	31	77	88
1947	マウンド（核兵器施設）	26.5	26.5	26.2	-0%	-1%	383	671	730
1949	アイダホ原子力工学研究所	4.8	20.6	20.1	333%	322%	3	26	31
1950	パデューカ（ガス拡散法ウラン濃縮工場）	22.6	18.9	19.2	-17%	-15%	34	49	57
1950	サバンナリバー核施設	18.5	20.5	19.4	11%	5%	22	64	72
1951	ファーノルド（核兵器施設）	29.6	28.4	28.4	-4%	-4%	715	931	1005
1952	ポーツマス（ガス拡散法ウラン濃縮工場）	19.5	6.5	10.9	-67%	-44%	7	6	9
1953	ロッキーフラッツ核施設	23.6	25.5	22.5	8%	-5%	71	351	366
1957	シッピングポート原発／ビーバー原発	22.1	24.7	23.2	12%	5%	103	209	209
1960	ドレスデン原発	20.4	25.8	28.0	27%	37%	85	222	258
1960	ヤンキーロウ原発	27.0	28.7	28.8	6%	7%	161	244	255
1962	ビッグロックポイント原発	25.0	20.3	18.6	-19%	-25%	25	34	31
1962	ハラム原発	26.0	24.3	30.0	-7%	15%	122	164	213
1962	インディアンポイント原発	29.9	30.7	32.2	3%	8%	655	1163	1276
1963	フェルミ原発（高速増殖炉）	23.0	23.0	30.6	-0%	33%	41	86	120
1963	フンボルトベイ原発	25.6	24.2	27.3	-6%	6%	42	72	96
1964	パスファインダー原発	24.6	23.1	25.1	-6%	2%	55	101	108
1966	ニュークリアフュエルサービス（ウラン濃縮、核燃料製造）	29.3	32.4	25.8	10%	-12%	63	98	78
1967	ハダムネック原発	22.7	23.7	24.7	4%	9%	49	107	119
1967	ラクロス原発	16.9	17.5	15.2	4%	-10%	13	21	15
1967	サンオノフレ原発	23.7	27.1	26.2	14%	10%	555	2894	3167
1969	ジンナ原発	27.4	24.2	29.7	-11%	8%	53	67	81
1969	ナインマイルポイント原発	25.6	23.9	28.9	-7%	13%	59	79	95
1969	オイスタークリーク原発	27.4	28.9	28.7	6%	5%	56	479	608
1970	マイルストーン原発	22.4	26.8	28.2	19%	26%	97	197	223
1970	ポイントビーチ原発	28.0	31.2	28.1	12%	0%	63	113	102
1970	ロビンソン原発	15.5	19.4	22.4	25%	45%	16	44	50
1971	モンティセロ原発	31.4	27.1	22.0	-14%	-30%	32	60	58
1971	パリセーズ原発	22.8	22.3	23.7	-2%	4%	28	47	51
1972	メインヤンキー原発	28.9	33.3	21.8	15%	-25%	38	66	56
1972	ピルグリム原発	23.2	32.0	28.3	38%	22%	154	409	374
1972	クオードシティズ原発	23.1	23.4	24.5	1%	6%	119	177	189
1972	サリー原発	32.0	22.6	24.7	-29%	-23%	9	11	16

1972	ターキーポイント原発	20.1	24.0	23.3	20%	16%	3021	447	1474
1972	バーモントヤンキー原発	26.1	24.3	23.0	-7%	-12%	107	145	143
1972	ザイオン原発	34.0	26.3	27.6	-23%	-19%	218	377	455
1973	ブラウンズフェリー原発	19.6	28.0	18.5	43%	-6%	19	55	37
1973	フォートカルフーン原発	20.3	26.0	15.5	28%	-23%	20	29	21
1973	ケワウニー原発	28.0	31.2	28.1	12%	0%	63	113	102
1973	オコニー原発	10.8	21.3	18.3	97%	69%	15	73	81
1973	プレイリーアイランド原発	25.6	26.1	28.5	2%	11%	41	63	77
1974	アーカンソー原発	16.3	22.5	17.1	38%	5%	9	26	23
1974	カルバートクリフス原発	38.8	15.8	18.8	-59%	-52%	7	13	20
1974	クーパーステーション原発	27.1	23.5	17.9	-13%	-34%	32	30	21
1974	デュアンアーノルド原発	19.1	22.5	25.4	17%	33%	81	139	151
1974	ハッチ原発	8.6	12.1	16.1	41%	87%	4	13	18
1974	ピーチボトム原発	25.5	27.5	25.6	8%	0%	325	645	665
1974	ランチョセコ原発	21.3	25.6	25.7	20%	21%	254	850	959
1974	スリーマイルアイランド原発	25.2	27.0	26.4	7%	5%	466	857	905
1975	ブランズウィック原発	16.3	24.8	13.9	52%	-15%	4	25	21
1975	クック原発	24.1	22.9	24.3	-5%	1%	72	110	125
1975	トロージャン原発	28.6	26.5	20.8	-7%	-27%	48	93	79
1976	フォートセントブレイン原発	21.9	21.5	22.4	-2%	3%	95	253	305
1976	サレム原発	23.3	28.0	28.2	20%	21%	156	362	400
1976	セントルシー原発	6.5	20.7	23.5	221%	263%	3	74	112
1977	クリスタルリバー原発	11.7	25.8	21.0	120%	79%	2	86	111
1977	デービスベス原発	25.5	18.7	19.6	-27%	-23%	21	31	32
1977	ファーレイ原発	17.6	13.5	17.3	-23%	-2%	17	32	40
1978	ノースアンナ原発	18.6	21.2	19.1	14%	3%	15	43	48
1980	セコイヤ原発	19.5	25.7	22.0	32%	13%	81	207	190
1981	マクガイア原発	16.9	22.5	26.4	33%	57%	98	342	459
	全サイト集計	24.6	26.0	25.8	6%	5%	5988	14873	16245

訳注　ハンフォード、オークリッジは言うまでもなく原爆開発のマンハッタン計画の関連施設である。

訳注　1957年運転開始のシッピングポート原発は米国最初の商業原発である。25年間の運転を経て1982年に廃炉となり、1985年に解体撤去が始まり1989年に終了、放射性廃棄物はハンフォード核施設に運ばれ、埋設処分された。
http://en.wikipedia.org/wiki/Shippingport_Atomic_Power_Station
http://www.rist.or.jp/atomica/data/dat_detail.php?Title_Key=05-02-03-08

訳注　ファルミ高速増殖炉は1972年に廃炉。その他の廃炉状況については煩雑なのでいちいち注記しない。

訳注　米国で最後に運転を開始した原発は1973年着工のワッツバー1号で、1996年5月のことである。最後の着工はシアロンハリス1号で1978年1月、運転に入れた最後の発注はパロベルデ1、2、3号で1973年10月とされている（原子力資料情報室・西尾漠氏のご教示）。オバマ政権が原発建設を約30年ぶりに新規着工するかどうかが注目されている。
現在の米国の核施設一覧（大半が原発）については次を参照。
List of nuclear power plants in America
http://www.animatedsoftware.com/environm/no_nukes/nukelist1.htm

訳注　曝露地域の設定は行政の立場から見てさえ文字通りの立地郡だけでなく近隣の郡も含めているので、「核施設のある郡」というよりも「核施設の立地郡および周辺の郡」と理解されたい。例えば、玄海原発は佐賀県玄海町にあるが、長崎県松浦市鷹島町も10キロ圏に入るので、日本政府の狭い定義でさえ「玄海原発の周辺」は立地県の佐賀県（玄海、唐津）だけでなく、隣の長崎県（松浦）に及んでいる。

第六章　国立癌研究所はなぜ、原子炉の周辺での発癌リスクの増大を見逃したのか

表6-2 核施設から100マイル以内の107の調査対象郡と292の対照郡の全年齢、全施設を集計した操業開始の前と後の国立癌研究所（NCI）調査による癌死亡率の変化

	操業開始前		操業開始後		変化	
疾病名	死亡数	標準化死亡比（SMR）	死亡数	標準化死亡比（SMR）	標準化死亡比（SMR）の変化	標準偏差
107の調査対象郡						
白血病（非白血性白血病を含む）	16007	0.99	21176	0.98	0.99	
白血病を除く全癌	334200	0.99	504293	1.02	1.03	15.0
ホジキン病	3841	0.96	3678	0.98	1.02	
その他のリンパ腫	10008	1.05	16173	1.04	0.99	
多発性骨髄腫	3844	1.00	7448	1.01	1.01	
消化器の癌	113804	0.97	148054	1.02	1.05	13.4
胃癌	23141	0.92	21014	0.96	1.04	4.0
結腸癌と直腸癌	52043	1.00	73051	1.06	1.06	11.2
肝臓癌	11202	0.94	9049	0.98	1.04	2.7
気管と気管支と肺の癌	53646	0.99	117746	1.03	1.04	9.6
女性の乳癌	31843	1.00	48731	1.06	1.06	9.2
甲状腺癌	1206	0.93	1477	1.05	1.13	3.3
骨と関節の癌	2349	0.96	2217	0.99	1.03	
膀胱癌	10584	1.06	13752	1.07	1.01	
脳腫瘍その他	8450	1.01	12970	1.00	0.99	
良性腫瘍および悪性度非特定の新生物	949	1.02	3403	0.98	0.96	
292の対照郡						
白血病（非白血性含む）	35971	0.97	42574	1.01	1.04	5.7
白血病を除く全癌	796510	1.01	997794	1.02	1.01	7.2
ホジキン病	9578	1.04	7712	1.06	1.02	
その他のリンパ腫	21246	0.97	31063	1.01	1.04	4.9
多発性骨髄腫	8805	1.00	14634	1.02	1.02	
消化器の癌	280537	1.03	297004	1.04	1.01	3.9
胃癌	60266	1.03	44646	1.03	1.00	
結腸癌と直腸癌	126812	1.05	144620	1.06	1.01	2.7
肝臓癌	28059	1.01	17636	0.96	0.95	
気管と気管支と肺の癌	123851	0.99	227766	1.00	1.01	3.4
女性の乳癌	75053	1.02	94992	1.05	1.03	6.5
甲状腺癌	3020	1.00	2886	1.04	1.04	
骨と関節の肉腫	5720	1.01	4221	0.96	0.95	
膀胱癌	25307	1.09	27298	1.07	0.99	
脳腫瘍その他	18638	0.97	2551	1.00	1.03	
良性腫瘍および悪性度非特定の新生物疾患	2306	1.05	6957	1.05	1.00	

訳注　新生物疾患には良性腫瘍と悪性腫瘍が含まれ、悪性腫瘍には細胞の種類により上皮性悪性腫瘍と非上皮性悪性腫瘍に大別される。上皮性悪性腫瘍を一般に癌とよび、表中の胃、結腸・直腸、肝臓、気管・気管支・肺、女性乳房、甲状腺などの悪性腫瘍は殆どが、そのまま××癌と呼ばれるが、骨・関節の悪性腫瘍は非上皮性悪性腫瘍に区分され、通常肉腫と呼ばれる。また白血病、ホジキン病、リンパ腫、多発性骨髄腫などは造血臓器悪性腫瘍として別に呼称される。非白血性白血病は白血球数が増加しない白血病をさしている。

合衆国全体にこのような大きな乖離が生じる確率は標準偏差の9.2倍に等しい。そのような結果が偶然に得られる確率は数兆回に1回以下である。NCI報告の著者らはこの事実を認めていない。

　第四章で学んだように、郡の乳癌死亡率が合衆国の平均から経年的に隔たってきていることの統計学的な有意性は、最終期間に見られた死亡数の、平方根の逆数に比例して増加している。NCIは、マンガーノや「放射線と公衆衛生プロジェクト」が採用したような最初の期間と最後の期間を単純に比較する直接的な方法の代わりに、操業後の期間をできるだけ長くすることによって、この偏差を小さくするやり方を採った。調査の期間を延ばすことによって死亡数も増えてしまい、全国の変化と観測値の偏差の有意性も増える結果になってしまった。

　1971年にニクソン大統領から癌との闘いをすすめるようにとの指示を受けた国立癌研究所が、原子炉周辺に居住することによる発癌のリスクに関して、調査の中でどのように大衆を誤った方向に導いてきたかを理解することは重要である。もしもそのような偏差の傾向が偶然によるものでないとするならば、この偏差について合理的な説明がなければならない。そのような説明をしなかったことは、調査に選んだ郡に見られるリスク増大を大衆に警告しなかった国立癌研究所の過失責任があるということになる。

　表6-2を見て、NCIが107の「核施設のある」郡の、白血病を除く全癌の操業前年齢調整死亡率を合衆国全体のそれより1％低いと確定していることに留意してほしい。これは操業前の標準化死亡比（SMR）が0.99であることを意味している。操業後、死亡数504293を基礎にして、全癌のSMRはこれらの郡で1.02％へと上昇したが、これは操業後の癌死亡率が合衆国全体より高いことを意味している。ここで、この変化が統計学的に有意であるかどうかが明らかにされなければならない。

　施設操業後の死亡数が非常に大きいので、この変化が偶然に起きる確率は、第四章の公式によって標準偏差の15倍の確率に相当する。また第四章で我々は、標準偏差の5倍に等しい結果が偶然に起こる確率は100万分の1以下であることを学んだ。標準偏差の15倍に相当するような偶然の確率を計算しようとした人は誰もいないが、その値は地球上に存在する全原子数を分母にして分子が1というほどの桁になる。

そのような大きな変化が偶然に起こると思うことは、「月はグリーンチーズでできている可能性がある」と思うに等しい。NCIが、操業後に生じている癌死亡率の変化が統計学的に有意であると何も述べないまま、表6-2の数値を発表したことは、重大な欺きである。

表6-2は操業後に起こった別のタイプの癌死亡率の有意な増加をも示している。NCI報告の3頁に「放射線によって特に誘発され易いことが知られている」と記述されているタイプの癌、例えば白血病、女性の乳癌、肺癌についてである。

3. 対照群としての郡の奇妙な選定方法

NCIは、操業後に見られた困惑するほどの癌の有意のリスク増加から、注意を逸らしたかったのかもしれない。つまり107の「核施設のある」郡に見られる癌死亡率の増加を、国全体の変化と比較するのではなく、注意深く選んだ292の「対照」郡の変化と比較したのである。

ここにNCIの方法の、恥ずべき第二の欠陥が現われている。彼らは「核施設のある」群における癌のリスク増加が施設の稼働に起因するかどうかを、単純に施設から50～100マイル以内にある郡、それと何カ所も接している郡、そして他の原発から100マイル以内にある郡の三つの対照郡と比較して結論を出している。

マンガーノによるオークリッジ調査によれば、100マイル離れた郡でも、風で運ばれる放出物に被曝し、癌のリスクの増加することが証明されている。さらに、NCI報告第一巻19頁によれば、対照郡を選ぶ基準の一つに通常の人口統計学的な特性を考慮することに加え、乳幼児死亡率が同等の場合を選んでいる。しかし乳幼児死亡率は小児白血病と同様に、ミルクや食料中の核分裂生成物による低線量放射線被曝に対して非常に感受性が高く、その多くの証拠が科学文献に広く掲載されている[53, 54]。このような仕方で「対照」郡が選定されただけでも、癌発生率の差が殆どなくなるか、ゼロになってしまうことは明らかである。この対照群選定の誤りが、「核施設の近くに住むことによって癌が過剰発症するという証拠はない」という誤った結論を出させてしまったのである。

NCI調査に選ばれたそれぞれの「核施設のある」郡の結果は、三つの対照郡との比較で検証された。しかしその対照郡は、しばしば、NCIによって既に「核施設のある」として定義された郡に非常に近かったのである。例えば、ニューヨーク州のジンナ、ナインマイル・ポイント、ウエストバレーの3核施設に対する対照郡は7つが選ばれている（カユガ、オンタリオ、ワイオミング、ジェネシー、スチューベン、リヴィングストーン、ジェファーソン）。これら対照郡のすべてが、調査対象の他の三つの郡（ウエイン、オスウエゴ、カタロウガス）のうち、一つ以上の郡から50マイル以内に位置している。

　実際に、NCIが対照郡を選ぶ過程で示した不適切ぶりが最も顕著に表われているのは、調査対象の全核施設の4分の3に対して、対照郡として調査対象郡に隣接する郡が一つ以上選ばれていることである。

　事実、NCIが選んだ方法は、原子炉の放出物が危険であるとしても、その危険は原子炉のある郡の境界を越えては広がらないという想定にたっていたのである。しかし、表6-2は107の「核施設のある」郡に見られる癌死亡率増加を相殺するためにNCIによって選ばれた292の対照郡にしても、それらは「核施設のある」郡に十分近かったので、施設操業後の癌の標準化死亡比（SMR）の増加は高度に有意であったことを示している。この対照郡における全癌の4％の増加は標準偏差の7.2倍に等しく[*3]、乳癌が3％の増加を示したことは標準偏差の6.5倍に等しい。これらの結果は、対照郡が概ね原子炉から100マイル以内か、さらにもっと近くにあったのだから、これらの郡も原子炉からの放出物で被曝している郡の定義の中に入れられるべきであったとする我々の確信を裏付けている。

　1943年に運転を開始したオークリッジ核兵器工場の場合は、調査対象郡、即ち被曝郡はアンダーソン郡とローン郡の2郡だけに限定された。NCIはオークリッジ原子炉から北方向の風下のどの郡も考慮しようとしなかったが、我々が第四章で見たように、これらの郡は最も直接的に影響を受けていたの

---

*3　上記のように「全癌の4％の増加は標準偏差の7.2倍に等しい」が原文のままの訳であるが、表6-2では全癌の増加は1％（SMRの変化1.01）と記されている。他方、「4％の増加」は表6-2の白血病/非白血病の方に記されている（1.04）。しかしこの場合の標準偏差は5.7となっている。原文と表6-2のいずれも、いずれかに誤植、あるいは原著者自身の誤記の可能性がある。この問題は本書成立の協力者マンガーノ氏への照会でも明確にならなかった。いずれにしても原著者の意図は、対照群自身が全国平均より高い、有意の死亡率増加を有しているとした点である。

第六章　国立癌研究所はなぜ、原子炉の周辺での発癌リスクの増大を見逃したのか

である。

　NCI はアンダーソン郡とローン郡の発癌率が 1950 〜 54 年から 1970 〜 83 年の間に、対応する時期の全米での変化より 2％増加したことを見出した。これらの 2 郡は最終の 1979 〜 83 年の期間に癌による死亡がわずか 991 例しかなかったので、この増加は統計学的に有意ではない。しかし、隣接している近くの風下郡を含むように調査対象域を広げると、集計される死亡数は簡単に増え、オークリッジから致死性の有害な影響が示唆されることとなる。

　オークリッジのケースの場合、NCI 調査の著者らは対照郡として六つの郡を選んだが、そのうち 3 郡（ブラウント、ジェファーソンとハンブレン）はオークリッジから 10 〜 75 マイルの間か、あるいはマンガーノが有意の高い発癌率増加があるとした 100 マイル以内の郡にゆうに入る。残りの 3 郡はオークリッジから 75 〜 100 マイルの間にあり、三つの大きな民間原発の近くに位置している。ブラッドレイ郡はセコイヤ原発から東にわずか 5 〜 25 マイル、コフィー郡はアラバマ州北部にあるブラウンフェリー原発から北東に 70 マイル、そしてノースカロライナのヘンダーソン郡はサウスカロライナ州のオコーニー原発の北東 40 〜 60 マイルに位置している。

　対照郡の奇妙な選び方にも拘わらず、NCI 報告第一巻 118 頁から取り出した 107 の「核施設のある」郡と対照として選ばれた 292 郡について、操業の前と後の調査を総合した NCI データを検討すると、まさに発癌率が合衆国全体と比較して有意の増加を示していることが明らかとなっている。NCI が到達した最終結論と真っ向から矛盾している事実を繰り返して指摘することは、重要である。

　最後に我々は付録 D において、NCI が各原子炉から 50 マイル以内の郡を集計した乳癌発生率は平均より有意に高く、対照郡として選ぶことが不適当である事実を、NCI が完全に知っていたことを示す。

第七章 原子炉周辺における発癌リスク増大の本質

NCI（国立癌研究所）の疫学調査の方法論には欠陥があったが、彼らが集めた情報は原子炉周辺における発癌リスクを高める要因を調査するうえで有益な情報を提供している。特に興味深いのは、NCIが施設の調査を操業開始日から行なった点である。調査の結果、核時代スタート後、最初の10年に建設されたエネルギー省（以下DOE）の最も古い軍用原子炉[*1]の周辺に住む女性たちの長期間にわたる乳癌死亡率の増加は、国内すべての郡グループの中でも、ずば抜けて高いことが分かっている。従ってオークリッジ原子炉周辺の乳癌を分析した我々の結論は、原子炉を操業してきたDOEのすべての古い核施設にあてはめることができる。しかし1950年以前に建てられたDOEの三つの原子炉は、どういうわけかNCIの調査から除外されている。我々はこれらの原子炉を調査対象に加えた。ニューメキシコ州にあるロスアラモス研究所とサンディア研究所、ニューヨーク州サフォーク郡のブルックヘブン国立研究所の原子炉である。このようなすべての施設に対し、NCIの狭いリスクの定義を使うこともできるが、これらの郡を統合して調査すれば、放射性物質の放出による長期被曝の影響に関し、統計学的有意性を容易に得ることができる。

1. 老朽化したDOE原子炉周辺が最も危険

　表7-1においては、NCIによる「核施設のある」郡の狭い定義を使って、DOEの7施設（原子炉を設置している14郡）と、DOEの5施設（原子炉のない9郡）とを比較した。

　原子炉を持つ郡全体の乳癌死亡率と持たない郡全体の乳癌死亡率を比較すると際立った違いが認められる。

　原子炉からの放射性物質に曝されている14郡に住んでいる女性には、乳癌死亡率が際立って高く、統計学的に有意な増加が見られる。これはDOE施設でも、周辺環境への核分裂生成物放出を伴わない兵器の製造加工施設の郡の女性たちとは著しい対照をなしていた。

[*1]　米国では通常兵器を国防総省（ペンタゴン）が、核兵器をエネルギー省（DOE）が所管している。そのため軍事費のデータを見る際にも注意が必要である。DOEの研究所はもちろん核兵器以外にもさまざまな研究をしている。

表7-1 エネルギー省（DOE）施設のある23郡の白人女性の乳癌死亡率

年齢調整死亡率は女性10万人当たりの死亡数

郡	州	年齢調整死亡率 1950-54年	年齢調整死亡率 1980-84年	年齢調整死亡率 1985-89年	%で示した変化比 1980-84/1950-54	%で示した変化比 1985-89/1950-54	死亡数 1950-54年	死亡数 1980-84年	死亡数 1985-89年
原子炉のあるDOE施設									
ハンフォード（1943年）									
ベントン	WA	8.6	17.9	25.7	109%	200%	7	47	77
フランクリン	WA	8.2	13.1	19.9	59%	142%	2	12	18
グラント	WA	25.6	26.9	15.3	5%	-40%	10	37	23
オークリッジ（1943年）									
アンダーソン	TN	18.7	21.6	23.9	16%	28%	17	50	58
ローン	TN	21.6	16.9	16.5	-22%	-24%	14	27	30
アイダホ原子力工学研究所（1949年）									
ビンガム	ID	7.0	17.7	21.9	153%	213%	3	14	21
ブッテ	ID	0.0	20.6	7.7			0	2	1
ジェファーソン	ID	0.0	26.9	19.1			0	10	9
サバンナリバー（1950年）									
バーク	GA	6.9	19.7	10.9	184%	57%	1	5	4
エイケン	SC	18.9	20.0	21.8	6%	15%	16	50	64
バーンウェル	SC	28.7	25.2	8.8	-12%	-69%	5	9	4
ロスアラモス／サンディア（1943、1950年）									
ロスアラモス	NM	63.1	49.9	18.9	-21%	-70%	2	21	10
ベルナリーヨ	NM	22.3	25.6	26.7	15%	20%	62	285	342
ブルックヘブン（1950年）									
サフォーク	NY	23.2	31.3	32.4	35%	40%	232	1140	1285
上記14郡		20.9	27.9	28.6	33%	37%	371	1709	1946
原子炉のないDOE施設									
マウンド（1947年）									
バトラー	OH	27.9	24.1	24.9	-14%	-11%	100	172	202
モンゴメリー	OH	27.1	28.3	27.0	5%	-0%	265	442	451
ワレン	OH	16.5	21.3	25.0	29%	51%	18	57	77
ファーナルド（1951年）									
ハミルトン	OH	30.0	29.7	29.5	1%	2%	615	759	803
ポーツマス（1952年）									
パイク	OH	19.5	6.5	10.9	-67%	-44%	7	6	9
ロッキーフラッツ（1953年）									
ボールダー	CO	22.0	24.6	20.8	12%	-6%	34	113	108
ジェファーソン	CO	25.0	26.0	23.4	4%	-6%	37	238	258
パデューカ（1950年）									
バラード	KY	21.5	25.4	9.2	18%	-57%	5	7	3
マクラッケン	KY	23.0	17.9	20.7	-22%	-10%	29	42	54
上記9郡		27.9	26.8	26.1	-4%	-6%	1110	1836	1965

訳注　州の略号　WA：ワシントン　TN：テネシー　ID：アイダホ　GA：ジョージア　SC：サウスカロライナ　NM：ニューメキシコ　NY：ニューヨーク　OH：オハイオ　CO：コロラド　KY：ケンタッキー　ポーツマス、パデューカはガス拡散法ウラン濃縮工場。

比較した五つのDOE施設は、主としてウランの濃縮または核兵器製造に関わっており、周辺の住民は原子炉放出のヨウ素やストロンチウムによる被曝の可能性はなかった。我々の研究では、NCI調査から除外されたDOEの三つの原子炉を第一グループに加えていることに留意して欲しい。ロスアラモス研究所はご存知の通り、1945年の原子爆弾の生誕の地である。サンディアとブルックヘブン研究所は1950年に操業を開始した。これら三つのDOE研究所はすべて実験原子炉として長期間運転を続けてきている。その結果、当然大量の放射性廃棄物が蓄積されており、原子炉が設置された郡における乳癌の有意な増加に深く関わっている。

　ブルックヘブン国立研究所は、1950～66年における当該原子炉からの核分裂生成物の放出について報告している。我々は、この核分裂生成物の放出は1960年代の乳幼児死亡率と1980年代に見られた乳癌発生の異常な増加と関連があると考えている[22]。

　表7-1で見るように原子炉を持つDOEの7施設がある14の郡においては、年齢調整乳癌死亡率の合計が、1950～54年の期間から1985～89年の期間までに37%も増加している。これは、原子炉からの放射性物質の放出を伴わなかった5施設を有する諸郡で6%の減少が記録されていることと鮮明な対比を示している。もう一度繰り返すが、双方の施設グループの死亡数の相違は、偶然によるものとするには大き過ぎる。つまりその偶然の確率は100万分の1より少なく、標準偏差の5倍に等しいのである。原子炉を有しないDOE核施設のある郡に住む女性たちが背負うリスクは、明らかに、原子炉を有する施設の周辺に住む女性たちより低いのである。

　この調査成果が鍵となり、乳癌のリスク増加を調査するに当たって、原子炉からの放射性物質放出を伴う施設だけに焦点を絞ることができるようになった。原子炉から作り出される核分裂生成物が引き起こす健康への悪影響は、自然界に存在するラジウムやウランといった天然の放射性物質を源泉とするものとは明らかに違っている。

　ストロンチウム90のような核分裂生成物はカルシウムに似て骨に沈着してベータ線を放射する。このベータ線は、何ミリメートルも飛ぶことができ、免疫系の細胞が産生される骨髄に到達することができる。ラジウムやウランから放射されるアルファ粒子は1ミリメートルの数千分の一しか飛ばないた

め、ベータ線と同じ程度に免疫機能に悪影響を与えることはないが、その他の有害な影響がないということではない。アルファ粒子は肺や消化管に沈着して別の深刻な障害[*2]を与える。

事実、これは NCI 調査[(9)]第一巻の表 I-8.7 および I-8.8 で示されたファーノルドとポーツマスについてのデータが示していることである。これらの表では、原子炉操業後の乳癌の標準化死亡比（SMR）に関してはそれほどの増加が見られない。しかし、消化器癌と肺癌の死亡率は驚くほど有意の増加を示している。それぞれの増加が標準偏差の何倍に相当するかは、下記の通りである。

	操業前の SMR	操業後の SMR	操業後の死亡数	SMR 増加の比率	標準偏差の何倍か
ポーツマス 消化器癌	0.77	0.95	316	1.23 倍	2.6
肺癌	0.60	0.91	200	1.51 倍	4.0
ファーノルド 消化器癌	1.07	1.16	20756	1.08 倍	7.7
肺癌	1.12	1.31	14165	1.17 倍	13.0

訳注　いずれも核兵器関連施設。ポーツマスはガス拡散法ウラン濃縮工場。

2. 原子炉施設から 50 マイル以内の「核施設のある」郡

表 7-2 で我々はマンガーノの調査結果に従って、「核施設のある」郡の定義をそれぞれの核施設から 50 マイル以内にある農村郡まで拡大した。この地域は表 6-1 で NCI の狭い定義が使用された地域であるが、周辺施設からこの近さに住む人々、特にいわゆる風下に住む人々の場合は、より大きいリスクを負っていることを示すためである。我々が 50 マイルを選んだ理由は、原子力規制委員会が原発認可手続きをする場合、住民の被曝線量の計算に 50 マイル範囲を採用しているためである。

表 7-2 は、各原子炉に応じた「核施設のある」郡の範囲をその原子炉から大雑把に 50 マイル以内にある 346 の被曝農村郡まで拡大し、そこで得られ

[*2]　ウラン鉱山労働者の被曝による肺癌はよく知られているし、煙草に含まれるポロニウムは肺癌、喉頭癌の原因になる。最近では本書 42 頁に注記した岡山大学の研究のようにアスベスト被害とアルファ線内部被曝との関連を示唆する知見もある。

表7-2 核施設から50マイル（80km）以内にある346の郡における1950～89年の白人女性の年齢調整乳癌死亡率

年齢調整死亡率は10万人当たりの死亡数

郡の数	原子炉のサイト（操業開始年）	年齢調整死亡率 1950-54年	80-84年	85-89年	%で示した変化比 80-84/50-54	85-89/50-54	乳癌死亡数 1950-54年	80-84年	85-89年	標準偏差 80-84年	85-89年
11	ハンフォード (1943)	19.6	21.7	23.8	11%	21%	144	316	369		2.6
20	オークリッジ (1943)	15.5	20.8	21.4	34%	38%	261	672	687	5.3	5.8
14	サバンナリバー (1950)	17.7	21.3	18.9	20%	7%	86	237	227	2.0	
3	アイダホ原子力工学研究所 (1949)	4.8	20.6	20.1	333%	322%	3	26	31	3.8	4.1
11	ロスアラモス/サンディア (1943)	17.7	24.4	24.0	38%	36%	101	476	563	4.8	5.0
1	ブルックヘブン (1950)	22.9	30.0	31.0	31%	36%	378	1444	1627	7.1	8.5
6	ビーバーバレー原発 (1957)	21.4	25.7	25.3	20%	18%	436	817	828	3.6	3.4
6	ドレスデン原発 (1960)	21.9	27.5	27.1	26%	24%	243	504	513	3.5	3.4
2	ヤンキーロウ原発 (1960)	27.0	28.7	28.8	6%	7%	161	244	255		
6	ビッグロックポイント原発 (1962)	19.7	20.4	20.4	4%	4%	39	78	88		
5	インディアンポイント原発 (1962)	28.3	30.1	30.7	6%	8%	912	1659	1803	1.8	2.4
4	ウエストバレー核施設 (1963)	25.3	30.6	28.8	21%	14%	228	350	331	2.5	1.6
8	フェルミ/デービスベス原発（高速増殖炉）(1963)	25.1	25.8	26.6	3%	6%	558	846	948		
6	フンボルトベイ原発 (1963)	21.5	25.4	24.7	18%	14%	77	212	235		
5	パスファインダー原発 (1963)	23.7	22.9	25.2	-3%	6%	72	125	136		
2	ハダムネック/マイルストーン原発 (1967-70)	22.5	25.6	26.8	14%	19%	146	304	342		2.3
11	ラクロス原発 (1967)	21.6	21.9	21.2	1%	-2%	197	301	301		
4	サンオノフレ原発 (1967)	23.0	26.5	25.5	15%	11%	680	3530	3885	5.8	4.4
15	ジンナ/ナインマイルポイント/フィッツパトリック原発 (1969)	28.2	27.3	28.6	-3%	1%	1426	1987	2108		
6	オイスタークリーク原発 (1969)	28.0	29.6	29.7	6%	6%	781	2254	2577	1.8	2.1
5	ポイントビーチ/ケワウニー原発 (1970)	25.6	27.3	26.1	7%	2%	196	364	374		
15	ロビンソン原発 (1970)	17.4	22.1	22.1	27%	27%	119	325	373	3.0	3.2
1	モンティセロ原発 (1970)	24.3	22.9	25.4	-6%	5%	62	109	132		
4	パリセーズ/クック原発 (1971-75)	21.9	25.1	24.5	15%	12%	199	386	394	1.9	
8	メインヤンキー原発 (1972)	23.9	27.3	24.8	14%	4%	262	427	429	1.9	
3	ピルグリム原発 (1972)	28.1	30.6	30.6	9%	9%	1315	1716	1721	2.5	
3	クオードシティズ原発 (1972)	24.8	24.8	24.6	-0%	-1%	202	294	309		
3	サリー原発 (1972)	23.2	25.9	29.4	12%	27%	62	185	238		2.5
5	ターキーポイント原発 (1972)	18.7	23.6	23.6	26%	26%	422	3391	3881	9.3	10.2
3	バーモントヤンキー原発 (1972)	22.5	24.4	27.9	8%	24%	66	119	140		1.8
3	ザイオン原発 (1972)	32.1	27.3	27.9	-15%	-13%	257	503	590		
10	ブラウンズフェリー原発 (1973)	17.5	23.8	21.9	36%	25%	109	368	376	4.1	3.0
2	フォートカルフーン原発 (1973)	18.2	32.9	17.3	80%	-5%	19	35	24	2.3	
5	オコニー原発 (1973)	16.3	22.7	25.5	39%	56%	88	339	435	4.1	6.3
7	プレイリーアイランド原発 (1973)	24.1	24.5	27.9	2%	16%	119	247	314		1.8
12	アーカンソー第一1&2原発 (1974)	14.4	17.9	20.0	24%	39%	51	138	185	1.8	3.1

2	カルバートクリフス原発 (1974)	23.9	28.3	26.8	18%	12%	87	329	326	2.1	
3	クーパーステーション原発 (1974)	24.9	27.8	21.6	12%	-13%	28	28	21		
10	デュアンアーノルド原発 (1974)	21.7	24.2	24.1	12%	11%	246	412	397		
14	ハッチ原発1&2 (1974)	12.0	16.2	18.2	35%	52%	29	78	93	1.8	2.7
7	ピーチボトム原発 (1974)	24.6	26.2	26.8	7%	9%	593	1643	1869	1.8	2.6
6	ランチョセコ原発 (1974)	20.8	25.3	26.5	21%	27%	211	827	1010	3.9	5.3
9	スリーマイルアイランド原発 (1974)	23.3	25.6	27.2	10%	17%	740	1183	1258	2.2	3.8
6	ブランズウィック原発 (1975)	18.0	19.5	21.1	8%	18%	54	145	189		
7	トロージャン原発 (1975)	23.8	24.0	25.1	1%	5%	183	456	532		
2	フォートセントブレイン原発 (1976)	21.7	19.7	23.2	-9%	7%	61	140	197		
3	サレム原発 (1976)	26.9	30.1	30.1	12%	12%	663	1338	1408	2.9	3.0
7	セントルシー原発 (1976)	16.0	23.3	24.8	46%	55%	37	479	649	5.6	7.6
7	ファーレイ原発 (1977)	16.1	17.4	20.8	8%	29%	37	84	105		1.8
4	クリスタルリバー原発 (1977)	16.6	23.3	23.8	40%	43%	21	223	333	3.5	4.5
10	ノースアンナ原発 (1978)	13.0	20.5	22.5	58%	73%	34	108	132	3.2	4.2
6	セコイヤ原発 (1980)	18.0	22.3	20.9	24%	16%	104	268	269	2.5	
6	マクガイア原発 (1981)	18.0	21.7	26.3	21%	46%	164	501	663	2.9	6.7
346	上記サイト集計	24.1	26.1	26.4	8%	10%	13769	33570	37220	10.2	12.4
	米国本土 (アラスカ、ハワイを除く)	24.4	24.9	24.5	2%	1%	91392	167803	178868		

　た結果を要約したものである (付録B参照)。各郡の大きさがかなり違うため、死亡率の推移が統計上の有意性を満たすために幾つかの郡を集約したが、時には三つか四つの郡のみでよかったところもあるし、もっと多くの郡を必要としたところもある。60カ所の原子炉施設の統計をとるにあたり平均して7から8の郡の集約が必要であった (半径50マイルから100マイル以内の郡をすべて包括するために、周辺の範囲を拡大した結果については後に検討する)。

　付録Bには地図と、原子炉から50マイル、及び100マイル以内にある隣合った「核施設のある」郡の乳癌死亡率の基本データが示されている。我々はNCI調査から除外されたDOEの三つの原子炉地域を追加した。我々が調査しているのは、乳癌のリスクに対する放射性ヨウ素やストロンチウムといった原子炉放出物による影響なので、運転中の原子炉を持たない5つのDOE核施設 (マウンド、ポーツマス、ペドゥカー、ファーノルド、ロッキーフラッツ) は除外した[*3]。これで表7-2で考察した原子炉施設は60カ所になっている。

[*3]　ロッキーフラッツ核施設は原子炉を持たないが、放射能汚染は悪名高い。前掲『ヒバクシャ・イン・USA』第3章などを参照。中国新聞2002年3月24日の記事「21世紀　核時代負の遺産　アメリカ編24」によると、現地の人の説明では「ロッキーフラッツでは、1952年の稼働から89年まで、ハンフォード核施設などから搬入された

表7-2は乳癌死亡率の変化の差異が、NCI調査（表6-1）より遥かに大きいことを示している。60の地域のうち、原子炉から50マイル以内の地域における死亡率が全国平均より低いのは5つだけであり、また標準偏差の1.8倍以下の増加率しかなく、統計学的に有意な増加がないのは17カ所だけである（この表では有意の変化と見る標準偏差の1.8倍以上のみを明示する）。これは「核施設のある」郡の狭い定義を用いているNCI（表6-1）の結論とは鋭い対照を見せている。NCI版「核施設のある」群を使用している表6-1では、経年を通じ1950～1954年に対して乳癌死亡率増加を示したのは、NCI調査全施設の約半分のみであり、しかも統計学的有意性のある変化は殆どなかったのである。総計で見ると346の「核施設のある」農村郡の乳癌発生率は、1950～54年の期間から1980～84年の期間までに8%、1950～54年の期間から1985～89年の期間までに10%増加しており、全国からの偏差は標準偏差の10倍以上に相当する。したがって、原子炉施設から50マイル以内にある主に農村的な346郡は、この間乳癌に関し、有意の死亡リスク増加地域を代表していると考えられる。

この346の「核施設のある」農村郡において乳癌の死亡リスクが高まった疫学的な異常状態を、再度的確に表現すれば次のようになる。即ち全国の郡の11%を占めるにすぎないこの346郡が、1950～54年の期間は全国の乳癌死亡数に占めるこれらの地域の死亡数割合は15%、さらに1985～89年の期間には、全国の乳癌死亡数の21%を占めていることである。

原子炉の風下に位置する郡を全体としてみた場合、乳癌発生の傾向が、合衆国全体のそれと比べて高いのは偶然ではあり得ない。このことは繰り返し強調しても、強調し過ぎることはない。全国との違いは標準偏差の10倍以上に相当し、この差が偶然である確率は無限に小さい。

これらの郡の乳癌発生率が高い傾向にあることは、この間、原子炉からの放出物に関係する有害な作用が、稼働中原子炉の風下周辺地域にとってますます重大なリスクになっていることを示唆するものである。しかしより遠方に住む人々に安全が保障されていると見なすこともできない。原発の周辺で

プルトニウムを加工して、主に水爆の起爆装置のプルトニウム・ピットを生産してきた。でも、今は2006年末を目標にすべての施設の解体、除染作業に取り組んでいる」とのことである。

http://www.chugoku-np.co.jp/abom/nuclear_age/us/020324.html

作られ、遠くまで輸送されるミルク、乳製品、肉、野菜を摂取する他に、このような原子炉からの放出物のリスク評価において考慮すべき要因がいくつか存在する。

3. 乳癌死亡率の傾向と降雨

マンガーノはまた、オークリッジ核施設の近くにあり、標高の高い20の郡、海抜1500フィート（457メートル）以上に住む白人の癌死亡率の傾向が、同様に近接している低地の20郡よりもはるかに高い、有意な増加を示していることも見出している。ここから推測できるのは、隣接する郡の住民が核分裂生成物を直接体内摂取してしまう場合、降雨量の多さもまた関係しているということである[14]。既に第五章で、ロッキー山脈とミシシッピー川の間に位置する雨量の少ない平地の諸州では、放射性降下物による被曝が最も少なく、従って乳癌死亡率も最低であることに注目してきた。

従って個々の原子炉から放出される核分裂生成物にもっと直接的に被曝した可能性のある、隣接した「核施設のある」郡をより適切に定義するには、原子炉近くの標高が高くて雨量の多い郡も含めるべきなのである。原子炉施設の下流にある郡の住民はまた、上流地域の住民よりも長期にわたって放射能を含む流水に直接被曝する危険が大きい。

不幸なことに、国内の民間原子炉の大半は、年間降雨量[*4]が30インチ（762ミリメートル）以上の州に建設されている。年間降雨量が15インチ（381ミリメートル）以下の州にある民間原発は5つ（パスファインダー、クーパーステーション、フォートカルホーン、フォート・セント・ブレイン、クオード・シティズ）だけである。付録Bで示されるが、原子炉周辺で乳癌死亡率の有意な増加をみせていないのは、これらの原子炉施設だけである。

4. 農村と都市における癌発生率の収斂について

それぞれの原子炉から50マイル以内にある346の「核施設のある」郡は、

[*4] 日本（国土面積当たりの原発設置数が世界一）は地震国であるとともに降雨量が多いことを想起されたい。

図7-1　1950～54年から85～89年までの原子炉から50マイル（80km）以内の346郡における乳癌死亡率の変化

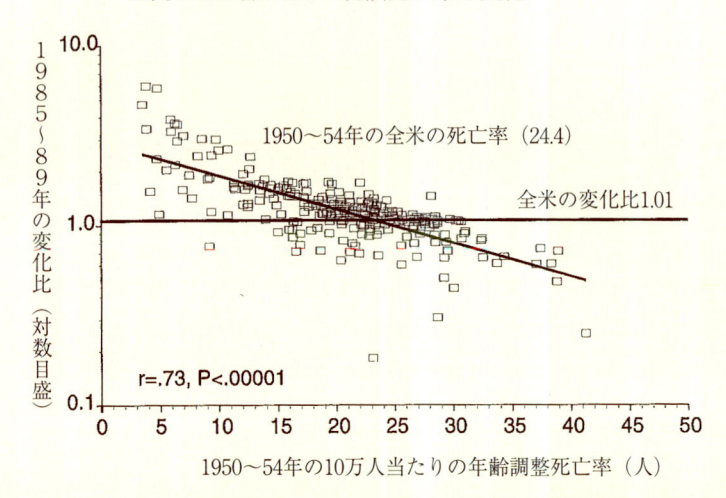

[図: 縦軸 1985～1989年の変化比（対数目盛）0.1～10.0、横軸 1950～54年の10万人当たりの年齢調整死亡率（人）0～50の散布図。1950～54年の全米の死亡率（24.4）、全米の変化比1.01、r=.73, P<.00001]

訳注　r：相関係数　P：危険率

癌死亡率が放射線に対する対数関数的線量反応関係を示し、農村と都市の癌死亡率が収斂してくるもう一つの事例である。

図7-1に、この収斂を図示した。ここでは、60ヵ所の原子炉施設から50マイル以内にある346の郡について、横軸に1950～1954年時点の乳癌死亡率を示し、縦軸に、1985～1989年にかけての乳癌死亡率の変化を示している。右の下半分を占めているのは、1950～54年の癌死亡率が平均より高く、増加率は平均より低い、主として都会化、工業化した郡である。右の上半分では、死亡率も増加率も平均より高い都会型の郡に当たるが例は殆どない。左の下半分でも、増加率が平均より低い農村郡は比較的少ない。346郡の相関係数である0.73[*5]という数値は、第五章で見てきた全農村郡で観察される死亡率の対数的増加を解析し得られる相関係数0.74に非常に近い。

都会と農村の癌発生率が年々収斂しているという全般的な傾向は、いつか両者の差が非常に小さくなるであろうことを意味している。スリーマイル島原発やチェルノブイリ原発のような事故がさらに生じる場合はいうまでもな

[*5]　図は負の相関であり、相関係数は－0.73

いが、さらに別の原発がつくられ、飲料水や食料の汚染の続くようなことが許されてしまうならば、すべての地域が最終的には、同じように高い癌死亡率に達するであろう。都市と農村の癌発生率の収斂という大きな変化が起こるに至った歴史的背景を理解することは非常に重要なことだが、それについては次の章で見てみることにしよう。

第八章 放射性降下物と乳癌

我々はここまで、年齢調整死亡率が入手可能となった最初の期間である1950〜54年に、広範な都市部の州や郡が国内最高の乳癌死亡率を記録していたことを学んできた。農村と都市の癌死亡率が収斂していることから、農村の郡の死亡率の増加速度は都市の郡の場合より早かったことが分かる。多くの例で、都市の比率がわずかに低下しているが、これは都市の乳癌発生率に有意な改善があったことを意味しない。都市の乳癌発生率は全国平均をかなり上回っているのである。

　大きな都市型の郡は近辺の農村郡と共に、都市生活からくるさまざまなストレスや環境中のあらゆる有害因子への多大な曝露に加え、近くの原子炉から出る放射性物質の影響を受け易い。都市と農村の違いは恐らく、核時代が始まるかなり前から存在したであろう。最も早期に見られた放射性降下物による生物学的影響は、地下水ではなく地表の貯水池に依存するニューヨークのような大都市に見られたことは後で触れよう。大都市はまた、産業による化学物質や大気汚染と共同した放射性降下物の影響に真っ先に曝されてきた地域である。

1. 大都市におけるミルクの消費

　大都市の中心部において、低線量放射線であるがゆえに逆に生物学的影響が大きくなることのもう一つの説明は、民間原発の近くに位置する酪農農家から届けられ、大都市地域で飲まれているミルクの中身と関係している。この関係は、前著『死にいたる虚構 (*Deadly Deceit*)』の第八章「乳幼児死亡率とミルク」に述べられているが、とりわけ原子炉が最も集中している北東部の大都市型郡の住民にぴったり当てはまる。

　恐ろしい例として、ペンシルバニア州ランカスター郡にある問題多きピーチボトム原発の事例を取り上げた。この地域は、国内ミルク生産の拠点の一つである。1987年4月30日、原子力規制委員会は「薬物の使用、及び勤務中の居眠り」のかどでピーチボトム原発の経営者を告訴し、原子炉を閉鎖した。この月、ランカスター郡産ミルクの最大消費地であるワシントンD.C.の乳幼児死亡率は、最高レベルである出生数1000人当たり死亡数35人に達し、

3カ月後には、出生1000人当たり10人と全国平均レベル[*1]まで急速に低下した。これは当然、アメリカの首都に住む母親が使っているミルクに放射性ヨウ素が入っていたことを意味している[(11)]。

2. 裕福な都市地域における過去のX線の過剰使用

大都市地域で電離放射線による乳癌の発症が促進させられているわけは、このこと以外にもある。ジョン・ゴフマン博士[*2]の意見は、最近にみられる乳癌の多発は、その多くが初期の頃に行なわれたX線撮影と蛍光透視検査の不必要な過剰照射に帰する、というものである。皮肉なことだが、それほど裕福でなかった農村郡では、恐らくこうした過剰照射を受けることができるほど、経済的余裕はなかったであろう。

この問題に関しては、ゴフマンの右に出る専門家はいないであろう。彼はローレンス・リバモア国立研究所で以前、生物医学研究部長を務め、新しい世代の民間原子炉から流出する放射線は将来生ずる癌多発の原因となるであろうと予測したために、1969年に解雇された人物である。彼は最近、今まで行なわれてきた核医学における放射線の利用には見過ごされてきた面があるとの信念を公にしている。彼のいう核医学における放射線利用には、結核の集団検診用の移動用X線装置の普及、結核治療における胸部への放射線頻回照射、乳幼児の甲状腺肥大への放射線照射なども含まれている。彼は、1950年にニューヨーク市民病院が、胸部X線検査のたびに最大線量100ラドの照射を行なったという事実を引用している。今日の乳房X線撮影では、感受性の強い乳房組織に対して0.4ラド以上は照射を行なっていない[(55)]。

[*1] 米国の乳幼児死亡率（5歳未満死亡率）は1000人当たり、1960年に30人、2001年に8人であった。
http://www.unicef.org/sowc03/tables/table1.html
先進国水準の10人以下から、放射能汚染によって1960年の水準に逆戻りしたことになる。

[*2] ジョン・ウィリアム・ゴフマン（1918〜2007年）については、ウィキペディア英語版の「John Gofman」を参照。邦訳に『原子力公害　人類の未来をおびやかすもの』アーサー・R・タンプリンと共著、徳田昌則監訳、東北大学G&T翻訳グループ訳、アグネ、1974年、『原発はなぜ、どこが危険か』アーサー・R・タンプリンと共著、小山内宏訳、ダイヤモンド社、1975年、『人間と放射線　医療用X線から原発まで』今中哲二ほか訳、社会思想社、1991年、がある。

ニューヨーク市には、1950年以前の、乳癌死亡率に関して最もよく整備された統計記録も残されている。これらの記録を検討する前に、1945年、まだきれいであった大気に最初の核分裂生成物が放出された頃の、早期の影響をいくつか振り返ることは価値がある。この年（1945年）は1950年に我々が乳癌死亡率データを入手できるようになった以前の時期である。低線量放射線に対する線量反応関係は対数関数的であることから、最大の障害は、我々の乳癌死亡率のデータベースがカバーしていない1945～50年に起こった可能性が高い*3。

3. 1945年における放射線の傷害性

　現在我々は、本書で既に明らかにしたように、1945年〔広島・長崎の年〕という年が、それ以後の疫学的異常との関係で言えば、歴史上最悪の年であったことを知っている。第二章で使った資料の要点を繰り返すならば、この年には［米国で］次のような出来事が起こっている。
1. 最近のエネルギー省（DOE）報告によれば、チェルノブイリ原発事故で放出された放射性物質に匹敵する莫大な放射性物質がハンフォードとオークリッジの核施設から放出され、アメリカ国民は1人当たり40億ピコキュリー以上の放射性ヨウ素に曝露した。
2. 最初の原子爆弾はロスアラモスで開発され、1945年7月19日にニューメキシコ（アラモゴード）で爆発した。
3. 1945年、ニューヨーク州における低出生体重児の頻度が上昇し始め、大気圏内核実験が中止された直後、最高値に達した。ニューヨーク市は戦後に見られた低出生体重児の増加を1945年から記録し始めた。このような記録を始めたのはニューヨーク市が最初である。
4. 乳癌発生率は1935年から1944年にかけて減少した後、1945年にコネチカット州で上昇を始め、上昇はそれ以来、続いている。

　かつて汚染されていなかった大気に、最初の人工の核分裂生成物が持ちこまれたことによる最も重大な影響は、放射性物質に最もじかに曝された郡に

＊3　対数関数的線量反応（上に凸の曲線）の場合、初期の立ち上がりが最も急であることに留意。

見られた年齢調整乳癌死亡率の異常増加である。例えば、最大の増加が見られたのは、1943年に最初のDOE原子炉施設、ハンフォード、オークリッジ、ロスアラモスが建設された郡である。表7-1は、その数年後に建てられたDOE原子炉施設のいくつか——アイダホ原子力工学研究所（INEL）、サンディア、サバンナリバー、ブルックヘブンを加えているが、これは、統計学的有意性に必要な十分な死亡数をもつ14郡を確保したためである。

表7-1で注目することは、これらの14郡に住む女性の集計年齢調整死亡率が、35年後には37％の増加を記録していたことである。核分裂生成物に早期に被曝した郡のなかでも、この増加は統計学的有意性が最も高いものである。

表5-1では、1950～54年以後、州全体としての乳癌死亡率増加が最高だった州としてノースカロライナとニューメキシコを挙げた。これらの州の約30％という乳癌死亡率の増加も、DOE原子炉が設置されている14郡の記録には及ばない。

4. 乳癌とロスアラモス

ノースカロライナ州はオークリッジとサバンナリバーから出た放出放射能に同じように被曝した農村郡の州と考えることができる。しかし、ニューメキシコにおける乳癌死亡率の増加は、当初我々を当惑させた。ニューメキシコには民間原子炉がないからである。国立癌研究所は調査対象としてのDOE核施設の中に、サンディアとロスアラモスの研究所を含んでいなかった。両研究所が大量の放射性廃棄物[56]を生み出し、その施設内埋設の記録があったにも拘わらずである。

NCI（国立癌研究所）がロスアラモス核研究所（LANL）から生じた放射線を問題でないとしている一方で、地域住民は長い間にわたって懸念を抱いてきた。「サンタフェ核の安全を憂慮する市民の会」のスーザン・ヒルシュバーグからの連絡はLANLの公式文書からの引用を援用しながら、その恐怖感を次のように述べている。

　　ロスアラモス研究所は、1944～61年の間にバヨ渓谷で行なわれた一

連の核爆発実験を通じて大気中に大量の放射能を故意に放出した。250回以上の核爆発が行なわれたが、そのどれもが 100～1000 キュリーのランタン 140 とストロンチウム 90 を大気中に放出した。バヨ渓谷の核実験は特に 1950 年以前において、ロスアラモス郡における放射性降下物への大量被曝の原因になっていることで知られている。1949 年の研究所保健部の文書は、「以前はこれら（バヨ渓谷）の実験の結果として、殆どゼロか、もしくは取るに足らない程度の放射能が周辺の地域に降下したように思われていた」と素っ気ない記述をしている。しかし、ごく最近の観察は、これが真実ではないことを明らかにしている。1950 年代に行なわれた試験爆発の少なくとも一回は、何万キュリーものトリチウムが大気中に放出された。そのほかにも廃棄物処分場から、そして、毎日の LANL の操業によって、大量のトリチウムが放出された……。LANL は数千キュリーのトリチウムを 1980 年代に入ってもまだ大気中に放出し続けた。LANL では 1974 年だけでも 38000 キュリーを越えるトリチウムが放出されている。

ニューメキシコ北西地域にあるロスアラモス／サンディア核施設複合体から 50 マイル以内に隣接する 11 の郡の集落を地図に書き入れる過程で次のことが直ちに明らかになった。即ち、1950～54 年以降全期間のこれら 11郡の集計死亡率は、統計的に有意の 36％増（P＜.001）だった。しかし、ニューメキシコ南東地域の隣接し合う 10 農村郡は、1950～54 年から 1980～84 年にかけて、これ以上の増加率である 72％という集計年齢調整死亡率の増加を記録している。この増加率は、1950～54 年の 10 万人当たり死亡 12.1 人および 1980～84 年の 20.9 人（P＜.001）という数値から算出したものである。北西方向に並んだこれら一続きの郡は、この間死亡率が減少し続けている第三の農村郡が介在することで分断された形になっている。

5. 1945 年におけるアラモゴードでのトリニティ原子爆弾の爆発

南東部の郡が、1945 年 7 月 19 日の最初のトリニティ核爆発実験によるまったく予想外の影響を受け、それがよく記録されていることに我々はまもな

図8-1　ニューメキシコ州における乳癌死亡率

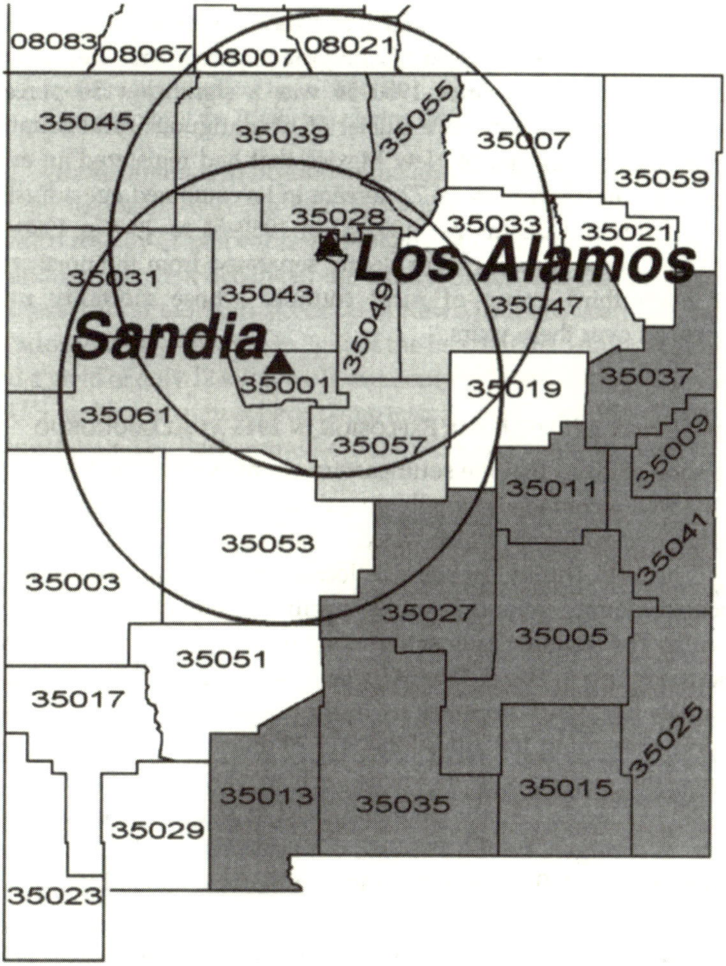

　このニューメキシコ州の地図では郡は三つのグループに分けられている。北西部の陰影をつけた郡はサンディアおよびロスアラモス研究所からおよそ50マイル（80km）以内の距離に位置している。同じく陰影をつけた南西部の郡は1945年の最初のトリニティ核実験の影響を直接受けた郡を含んでいる。この二つの地域は表8-1に示された1950〜54年のニューメキシコ州の年齢調整死亡率の異常な増加に寄与している。二つの円はそれぞれロスアラモスとサンディア研究所から50マイル以内の地域を示す。トリニティ実験場はソコロ郡（35053）の右下の隅にあたり、リンカーン郡（35027）のちょうど西に位置している。

訳注　トリニティとは、広島・長崎に先立つ1945年7月のアラモゴード核実験のこと。プルトニウム原爆の実験が行なわれた。

第八章　放射性降下物と乳癌　　169

く気がついた。

　1945年のトリニティ実験場はオテロ郡アラモゴードから30マイルほど北へ行ったソコロ郡の南東の角にあった。この実験により生じた放射性の雲は、予想をはるかにしのぐ規模になり、『トリニティの日』[57]の記述によると、「雲は北東方向に時速10マイルの速度で漂流し、この地域に、長さ100マイル、幅30マイルにわたる核分裂生成物の軌跡を残したのである。数時間のうちに、リンカーン郡のコヨーテ、カリゾゾ、アンチョなどの町では1時間当たり35から100レントゲンの放射能を示した。(レントゲンの単位はラドの単位とほぼ同等であり放射線の強度の測定単位である。400レントゲンまたは、400ラドの放射線は広島の被爆者を即死させるに十分な量であった)」*4。

　北東へと漂流して行った放射性の雲はニューメキシコの州境で止まるはずなどなかった。核爆発の核分裂生成物に人類が最初に遭遇したことが分かったのは、1945年の秋、ニューヨークのロチェスターにあるイーストマン・コダック研究所でX線フィルムがだめになった時であった。同様に、インディアナ州のイーストマン・コダック社用に作られた黄ボール紙の中に、放射性セリウムが確認された。この黄ボール紙には、ワバッシュ川とアイオワ川から摂取した水が使われていた。コダックの放射線専門家はついに原因をつきとめたのである。

　　　フィルム上に表われた小さな白い点は、7月にニューメキシコで起こった原子爆発の痕跡であった。爆発により生じた中性子の衝撃は、土中にある安定したセリウム140を放射性セリウム141に変えていた……

　　　実験場に近づくほど、原子放射線は既にさまざまな異変を起こしその存在を表わしていた。……トリニティの直ぐ近くにいるヘレフォード種牛の毛は抜けていた……[57]

　トリニティ爆発直後の直接的な影響を示唆するさらに不吉な徴候は、

*4　400ラドは、被曝した者の50%が30日ないし60日以内に死亡する半数致死線量400レム（4シーベルト）にほぼ等しい。広島原爆では1km地点の被爆者の約半数が死亡、その時の被曝線量は約400ラドと考えられている（『原爆放射線の人体影響1992』）。

1944年から1945年にかけてニューメキシコ州の白人乳幼児の死亡率が、同時期の合衆国平均の4％下降という数値に比べると、11％も上昇しているという事実だった。ニューメキシコ州が乳癌死亡率のピークを記録したのは、この実験から35年もたってからのことだった。これは、トリニティ実験の爆発力がわずか12キロトン[*5]でしかなかった事実に照らし合わせると、さらに重要性を帯びてくる。12キロトンなどという規模は、1951～62年の期間中に合衆国とソ連の大気圏内核実験の、自然資源保護協議会（NRDC）が推計したおよそ58万キロトン[(30)]と比べればまったく小さな放出に過ぎないと言える。

　トリニティ爆発の影響は、表8-1を見れば一目瞭然であろう。ここでは、ニューメキシコ州南東の角にある10郡のうち9郡までが、1950～54年と1980～84年に乳癌死亡率を、平均で72％増加させている。この同じ期間にロスアラモス、サンディア、そしてトリニティからの放出物による被害を免れた11の郡では、死亡率が平均16％も減少している。この11郡のグループにおける乳癌死亡率は、1950～54年から1985～89年までに、全体として25％の顕著な減少を持続させており、このことは農村郡における乳癌死亡率の増加が、殺虫剤と除草剤では説明できないことをあらためて示唆している。

　かくして、これ以外にもっともらしい説明がない中で、ニューメキシコ南東部の汚染されていない農村地帯の乳癌死亡率が、1950～54年から1980～84年に最大の増加を記録したのは、40年前に起こった出来事の結果であることは明らかである。このことが正しいとすると、1951年から始まったネバダ核実験場における100回か、それ以上の大気圏内核実験による影響について疑問をもって当然であろう。図2-12は、ネバダの地上大気圏内核実験の放射性雲の跡を追跡しており、その被害がどれほど広範なものであったかを示している。

　この指摘は、まさに核時代の誕生から50年を経た現在の我々の目を覚まさせるものであり、核爆弾の製造と実験から生ずる低線量放射線による晩発性の健康被害を警告しているのである。

　これらの結果はまた、乳癌の放射線に対する線量反応関係が対数関数的で

[*5]　広島・長崎の原爆が15～20キロトンであるから、それとさほど変わらない。これはTNT火薬換算の爆発力であるが、一般に原爆はキロトン、水爆はメガトンで測る。

あることを示している。この反応は、当初は発癌物質に曝露することが少なかった汚染のない農村地帯において最大である一方、他のすべての地域は逆の関係でもあったことである。線量反応関係が対数的な性質をもっていることから、最大の放射線誘発性の免疫障害は、最も初期の核実験によって生じていた可能性がある。後に行なわれた水爆実験により、主に降雨という形で世界中の大気を汚染した大量の放出物と比べて、これらの実験による核爆発の規模は低かったにも拘わらずである。

　ここから得られる二次的な結論は、核兵器の製造と核実験からのさらなる被曝がない中、民間原発からの放出放射能に被曝し続けたために、アメリカの農村と都会の癌死亡率の間に起こった収斂の歴史的な背景が、ますます覆い隠されてしまう可能性があるということだ。現在、民間の原子炉からの放出放射能の影響が最も小さいニューメキシコ州は、人工の核分裂生成物被曝による晩発性の健康被害がいかに執拗に持続するかを示している。明らかに初期の放射線による被曝が作り出したニューメキシコの乳癌死亡率が下降し始めたのは、最近の5年間になってからのことである。近年において死亡率の最大の低下が起こったのは、トリニティ爆発の風下地域である。とは言え、最近集計された死亡率は、死亡率が非常に低かった1950〜54年のもともとの数値を47％も上回ったままである。表5-1で見たように、このことは山岳地域にあるすべての州に当てはまる。これらの州における死亡率は、ネバダにおける核実験の放出物により、最初に悪影響を受けた州であるにも拘わらず、民間原子炉からの放出物がなかったため、低下し始めている。これは希望の光である。

　ニューメキシコのこうしたケースから言えることは、乳癌が最も増加している郡の背景要因について十分に理解するためには、地域特性的な多数の環境因子について詳しい知識が必要とされることである。

6. ニューヨーク大都市圏における乳癌死亡率

　乳癌死亡数が国内最高なのはニューヨーク大都市圏である。白人女性の人口が全米の3.9％を占めるこの地域で、乳癌死亡数は全米の5.4％を占める。この地域が国内では、最悪の乳癌問題があることから、我々はここを詳細な

表8-1 1950～89年のニューメキシコ州における白人女性の乳癌死亡率

年齢調整死亡率は女性10万人当たりの死亡数

連邦情報処理規格コード	郡	州	年齢調整死亡率 1950-54年	年齢調整死亡率 80-84年	年齢調整死亡率 85-89年	%で示した変化比 80-84/50-54	%で示した変化比 85-89/50-54	死亡数 1950-54年	死亡数 80-84年	死亡数 85-89年
サンディアおよびロスアラモスから50マイル（80km）以内の郡										
35001	ベルナリーヨ	NM	22.3	25.6	26.7	15%	20%	62	285	342
35028	ロスアラモス	NM	63.1	49.9	18.9	-21%	-70%	2	21	10
35031	マッキンレー	NM	4.5	30.3	12.3	575%	175%	1	12	6
35039	リオアリバ	NM	7.3	17.3	21.9	136%	200%	3	11	16
35043	サンドバル	NM	0.0	24.7	24.2			0	20	30
35045	サンホアン	NM	10.3	18.1	23.0	76%	123%	3	24	36
35047	サンミゲル	NM	12.3	20.7	23.4	68%	90%	6	12	18
35049	サンタフェ	NM	26.9	24.2	24.2	-10%	-10%	18	53	68
35055	タオス	NM	7.4	9.8	11.7	32%	59%	2	5	8
35057	トランス	NM	13.2	14.9	17.1	13%	29%	2	3	4
35061	バレンシア	NM	4.6	25.4	16.4	457%	259%	2	30	25
	上記11郡の集計		17.7	24.4	24.0	38%	36%	101	476	563
1945年のトリニティ核実験で被曝した郡										
35005	チャベス	NM	14.9	23.0	23.3	55%	57%	10	39	45
35009	カリー	NM	4.7	19.8	19.5	319%	311%	2	21	25
35011	デバカ	NM	13.3	27.7	18.3	109%	38%	1	3	2
35013	ドナアナ	NM	13.0	20.4	20.0	57%	53%	9	44	57
35015	エディ	NM	18.8	13.9	14.9	-26%	-21%	13	26	29
35025	レア	NM	8.2	17.2	17.5	110%	113%	5	30	28
35027	リンカーン	NM	0.0	23.0	6.9			0	8	4
35035	オテロ	NM	13.0	29.2	15.0	124%	15%	3	28	18
35037	クアイ	NM	22.3	28.0	4.7	26%	-79%	6	11	2
35041	ローズベルト	NM	2.7	24.7	21.3	798%	674%	1	13	10
	上記10郡の集計		12.1	20.9	17.9	72%	47%	50	223	220
ニューメキシコ州のその他の郡										
35003	カトロン	NM	20.2	0.0	15.6	-100%	-23%	1	0	2
35007	コルファックス	NM	23.4	12.4	14.1	-47%	-40%	8	6	9
35017	グラント	NM	19.4	19.4	16.3	-0%	-16%	8	17	17
35019	ガダルーペ	NM	9.2	6.3	3.1	-32%	-66%	1	1	1
35021	ハーディング	NM	67.6	0.0	51.4	-100%	-24%	4	0	1
35023	ヒダルゴ	NM	0.0	16.4	44.5			0	4	7
35029	ルナ	NM	36.5	22.4	19.9	-39%	-45%	6	15	12
35033	モラ	NM	5.8	17.7	0.0	204%	-100%	1	2	0
35051	シエラ	NM	18.9	20.4	16.3	8%	-14%	4	11	5
35053	ソコロ	NM	22.8	14.2	19.1	-37%	-16%	4	5	7
35059	ユニオン	NM	25.7	33.2	4.0	29%	-85%	4	6	1
	上記11郡の集計		21.4	18.0	16.1	-16%	-25%	41	67	62
	ニューメキシコ州の集計		16.3	22.7	21.3	39%	31%	192	766	845
	全米の集計		24.4	24.9	24.6	2%	1%	91392	167803	178868

NM：ニューメキシコ

第八章　放射性降下物と乳癌

疫学調査のために選んだ。

まず表8-2から見てみよう。この表では、ニューヨーク都市圏を構成する8郡について統合された年齢調整乳癌死亡率が、1950年からの変化を追って要約されている。(NCIの癌データファイルからは、ニューヨーク市の5郡に関する更なる分析は入手できない)。

統合された乳癌死亡率は、全国平均をはるかに上回っていることが分かる。実際問題として、1950～1954年期間と対比した死亡率が35年間で若干、減少しているにも拘わらず、1985～89年期間の10万人対比の集計死

表8-2 1950～89年のニューヨーク州大都市部の郡の白人女性乳癌死亡率

年齢調整死亡率は女性10万人当たりの死亡数

郡	州	年齢調整死亡率			変化比		死亡数		
		1950-54年	80-84年	85-89年	80-84/1950-54	85-89/1950-54	1950-54年	80-84年	85-89年
ニューヨーク市	NY	31.8	29.4	28.3	0.92	0.89	6817	6102	5755
ウェストチェスター	NY	30.7	30.7	32.0	1.00	1.04	586	943	1011
ナッソウ	NY	34.8	33.0	32.8	0.95	0.94	646	1522	1541
サフォーク	NY	23.2	31.3	32.4	1.35	1.40	232	1140	1285
集計		31.6	30.2	29.8	0.96	0.95	8281	9707	9592
全米集計		24.4	24.9	24.6	1.02	1.01	91392	167803	178868

NY:ニューヨーク州

亡数の29.8人という数字は、都市密集地域としては国内最高であることからすれば、このような改善も意味が薄い。この数値は標準偏差の15倍に相当することから、このことが偶然で起きる確率は計算できないくらい小さい。

このことは、原子炉の放出放射能に曝されている人口密集都市地域に関しては、その期間に乳癌死亡率に及ぼされた影響の程度は、死亡率の有意の増加によってではなく、全国平均をどの程度上回り続けているかによって判断できる、ということを意味している。

主としてニューヨーク市にみられる、死亡率減少の理由は、実際、1945～70年に生じた放射線誘発性の生物学的影響の大半を説明するものである(図8-2、8-3、参照)。データは1940年以来続いている、ニューヨーク市、ニューヨーク州の乳癌死亡率の推移を基礎にしている。

1962年にウエストチェスターのインディアンポイント原発が稼働すると、

ウエストチェスターの乳癌死亡率は、ニューヨーク市が水の供給源の大部分をクロトン水道施設から移すまでは、ニューヨーク市と同じ歩みをしてきた。その後は両地域は、眼をみはるような分岐を示した[58]。

図8-2では、ニューヨーク市における乳癌死亡率の一年毎の推移が急激な上昇を見せているのがわかる。1943年に男女を含む人口10万人当たりの乳癌死亡数（年齢調整なし）がわずか16人という低水準から始まって、1960年代の早い時期に最初のピークである21人まで増加している。同じ17年間、同じニューヨーク州のニューヨーク市以外では、人口10万人当たり、死亡率が18人から16人へと大きく減少している（ニューヨーク州の乳癌死亡率は男性と女性を含んでいる。男性の乳癌死亡数は女性の乳癌死亡数の約1％に過ぎないため、図8-2から8-5は主として女性の乳癌を表わしていると見てよい）。

この期間は、他の市では地下水が飲料水として使用されていたが、ニューヨーク市では地下水を使用する以前であり、1945～1962年の大気圏内核実験フォールアウトによる汚染地上水を飲料水として使用していたのである。1962年以後、最初のインディアンポイント原発の始動と共に、ニューヨー

図8-2　1940～90年のニューヨーク市とニューヨーク州のその他の地域における乳癌死亡率

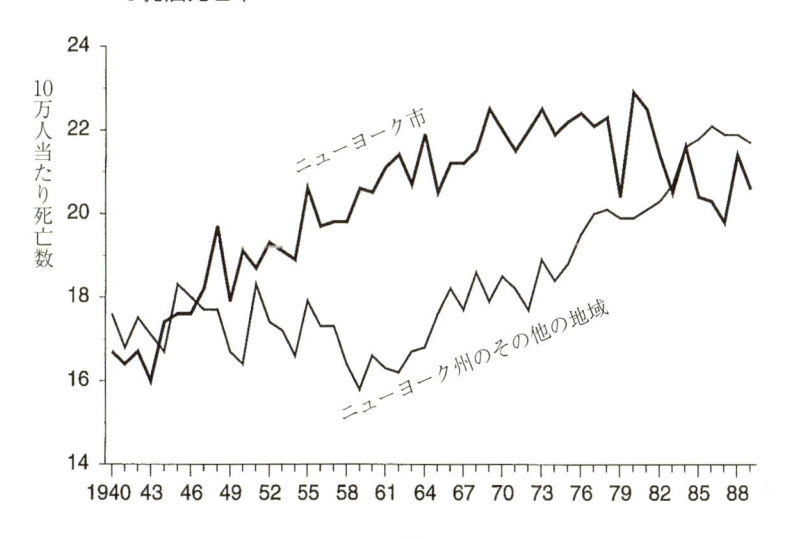

第八章　放射性降下物と乳癌

市、及び州のその他地域の死亡率が相前後して増加した。この推移には 1970 年以降に突然の変化が起こるが、その点は図 8-3 において最も明瞭に示されている。

7. ウエストチェスターにおける乳癌

　図 8-3 では、近年になって現われてきた大きな変化を劇的に示すため、1960 年以後のニューヨーク市とウエストチェスター郡の乳癌死亡率の推移を対比した。この変化は、1962 年と 1973 〜 76 年にウエストチェスター郡でインディアンポイント原発が始動されたことと関係している。クロトン貯水池に近いインディアンポイント原発が始動されると間もなく、ウエストチェスター郡の乳癌死亡率は上昇した。1960 年代後半にクロトン飲料水を共用していたことから、ニューヨーク市も同じことが起こった。数十年にわたる改善努力の後、1969 年ごろにニューヨーク市は必要とする水の大部分の水源を、クロトン貯水池から 100 マイル以上離れたキャッツキル山とデラウエア川の上流の新たな二つの水源に移すことができた。市に水を運ぶ大型パイプラインが建設され、1967 年には巨大な水道施設が完成した[51]。

　したがって、ニューヨーク市の通常の水の 90％は、1970 年以降、新しい遠くの水源地から送られ、10％は依然としてインディアンポイント原発北東の 5 マイル風下にあるクロトン貯水池から得ていた。ニューヨーク市の死亡率は、1970 年代の早期に上昇が止まり、実際に下降し始めた。しかし、1970 年代の初め、インディアンポイント原発に新しく二つの巨大な原子炉が始動し始め、ウエストチェスターの死亡率はニューヨーク市を超えるところまで急速に上昇したのである。

　付録 C は、1989 年 NCI に提出された報告によるものだが、インディアンポイント原発の 1 号機と 2 号機が 1985 年と 1986 年に 14 兆ピコキュリー以上の放射性ヨウ素とストロンチウムを大気中に放出したことを示している（NRC 報告が、1979 年スリーマイル島原子炉事故による放出量に相当する、としたこの莫大な放出は後に 2 兆ピコキュリーに下方修正されたが、それでもまだ大変な放出である）。

　我々はこの点について、1992 年 9 月 1 日に「危険な状態の水源地」とい

う記事を書いたニューヨークの『ビレッジ・ボイス（*Village Voice*）』誌の記者に知らせた。この記事はニューヨーク市の環境担当者がこの放出について何も知らず、クロトン水道の放射能測定をする方法を持ち合わせていなかったことを明らかにしている[59]。

コネチカット州のロングアイランド海峡（ロングアイランドからわずか1マイル）にあるマイルストーン原発は、図8-4に示すように1970年代の早期に気体及び液体での核分裂生成物を大量に放出している。付録Cのデータは、1970年代以降、マイルストーン原発の1号機から32.6兆ピコキュリーの放射性ヨウ素とストロンチウムを放出させたことを示している。その結果、1975年にはこの原発から最も近い測定所の北西5マイルの地点で、ミルク中から高い放射線量（1ℓ当たり26ピコキュリー）が検出された。これらの数値は、超大国による大気圏内核実験が行なわれた最後の年である1962年にコネチカットで報告された前回のピークの23ピコキュリーを上回っている[11]。

インディアンポイント原発から大気中に放出された放射性物質は、確実に50マイル圏内にあるナッソウ郡にも影響を与えることができた。しかし、こ

図8-3　1960～89年のニューヨーク市とウェストチェスター郡の乳癌死亡率
（3年毎の移動平均）

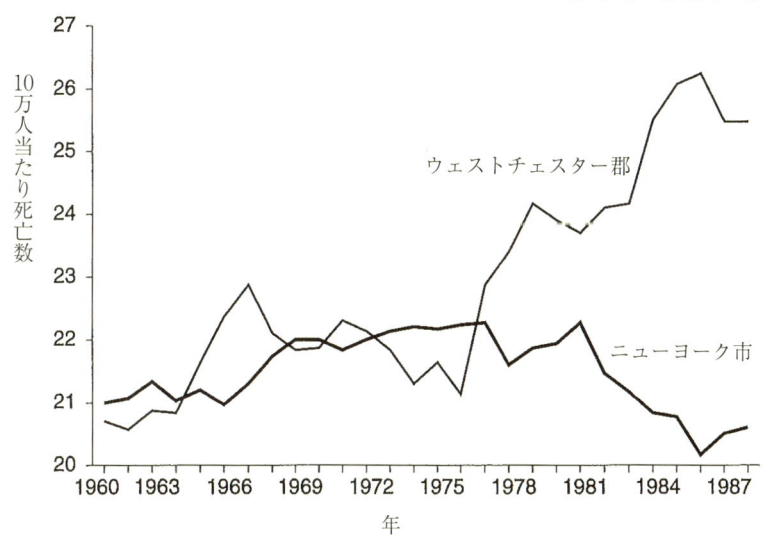

れをはるかに越える影響を受けたのは、マイルストーン原発から放出された大量の気体及び液体の核分裂生成物に曝されたロングアイランドの方であった（図8-5参照）。付録Cのデータによれば、1970年代以来、インディアンポイントとマイルストーンの両原発から出た大気中の放出放射能は、50キュリーに達している。これは、コネチカット、ウエストチェスター郡、それにロングアイランドの680万の住民が1人当たり、国の平均164万ピコキュリーの5倍近い760万ピコキュリーの放射線に被曝していることになる（100万人当たり1.64キュリーに相当する）。

　これらは、ロングアイランドサウンド湾一帯を高濃度の放射能水にするに十分な、信じられないほどの莫大な量であり、1979年のスリーマイル島原発事故で報告された放出量をはるかに超えていた。これらの数値は、1970年代以後のウエストチェスター（図8-3）、ロングアイランド（図8-5）、それにすぐ後で見ることになるコネチカットにおける乳癌死亡率の鋭い上昇の説明に大いに役立っている。

図8-4　1970～87年にマイルストーン原発から放出された大気中のヨウ素131と液体の核分裂生成物

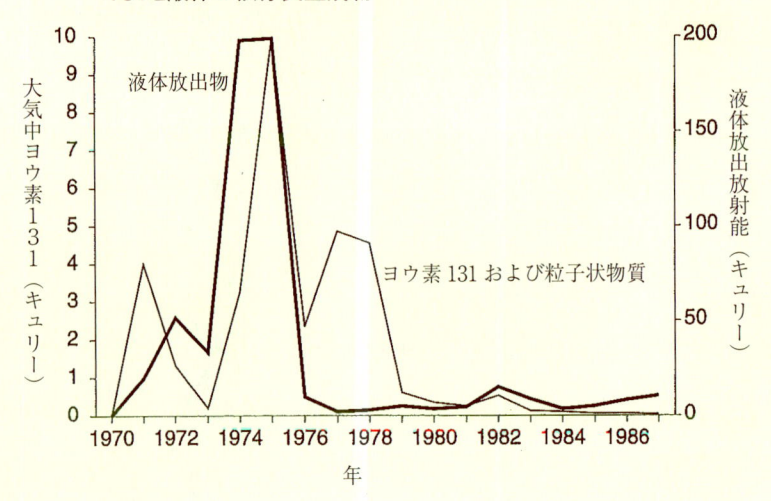

図8-5　1960〜87年のナッソウ郡とサフォーク郡の乳癌死亡率
（3年毎の移動平均）

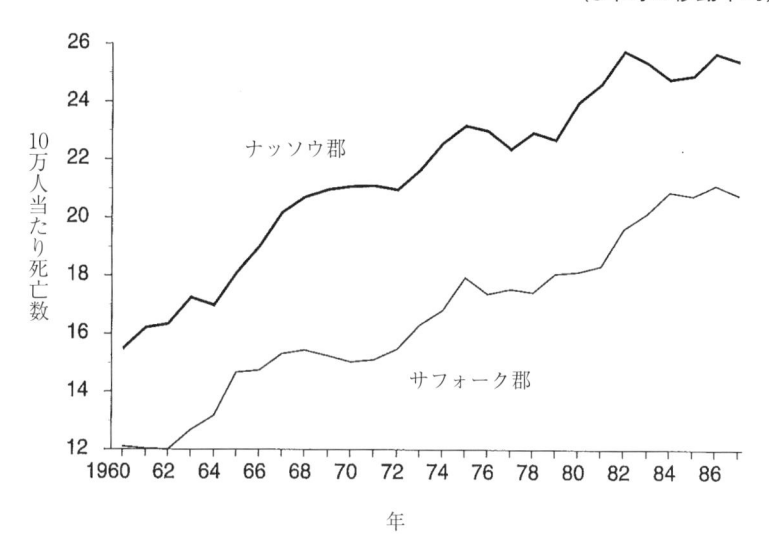

8. ブルックヘブンとサフォーク郡の乳癌

　図8-2から図8-5までの内容を裏づけるデータは、ロングアイランドにある乳癌生存者連盟「ワン・イン・ナイン」の要請に応えて、1993年に「放射線と公衆衛生プロジェクト」のメンバーが集めたものである。我々は、ロングアイランドにおける乳癌の高率発症に対する役所の説明に失望した「ワン・イン・ナイン」のメンバーから科学アドバイザーの任務を依頼された。彼らをとりわけ憤慨させたのは、国立癌研究所が当初行なった説明であった。この問題に環境的要因は関係しておらず、癌の高率発症はこの地域に「裕福なユダヤ人女性」が多いためと説明されていた。

　ウエストアイスリップに住む乳癌既往者ローレイン・ペイスの指導のもとで、「ワン・イン・ナイン」の女性たちは戸別訪問調査を行なった。すると、最近、家族の中に乳癌になったか、乳癌で死亡した者がいる家庭が殆ど一軒おきの割合で存在する地域——そこはブルーカラー（肉体労働者）でもユダヤ人でもない地域がいくつかあったのである。彼女らが色つき地図（死亡は

赤、発病は黄）にまとめたこの結果は、何本かの国内テレビ番組で報道された。このことは、ニューヨーク州腫瘍登録に、ロングアイランド全地域の年齢調整乳癌発生率をはじめて公表させるという結果をもたらしたのである。

　我々はこのデータを1993年の秋にアデルフィ大学で行なわれた集会で見せられた。データの数値を図表にし終わると、同僚のスターングラス博士は乳癌発生率が最も高い地域は国立ブルックヘブン研究所（BNL）の15マイル以内に集中していることを即座に発見した。博士の推測は、これらの高率の発生は1950年代と1960年代にBNLから放出された放射性物質の晩発性の影響が現われたためというものであった。博士はこのことを、1972年に発表した論文で、1960年代[54]のロングアイランドにおける乳幼児死亡率の異常な増加と関連させて述べている。

　この後、我々はこの疑問に主要な新聞が注意を払うよう努力したがうまくいかなかった。しかし、1994年3月、たまたま報告されたBNLの実験原子炉からの放射能漏れに動かされたロングアイランド大学公共サービス大学院が、これまでのBNLの放出放射能が、ロングアイランドにおける乳癌多発の原因であるとの証拠を集めて報告を準備して欲しいと我々に要請してきて、事態は変わった。[22]

　この報告が簡潔に示したことは、1950年代と1960年代に記録されたBNL放出の放射性ストロンチウムが、乳癌発生率が郡の平均をはるかに超えるBNL周辺の町々の飲料水の中に、その痕跡が発見できるほどに十分に多かったことである。我々は報告の中で、原子炉が作り出した高いレベルのトリチウムが過去にBNL周辺の家々で検出されてきたこと、また、1994年3月の放射性物質の放出事故についての『ニューヨーク・タイムズ』の記事が、「汚染された地下水が南の方向に流れていった」と述べていることについても触れた。こうすれば、BNLの南西にあるブルックヘブンの町が、なぜ、ロングアイランド州で唯一最高の乳癌発生率を記録しているのか、その説明がつくかもしれないと考えたのである。

　この報告は、ロングアイランド大学公共サービス大学院が1994年12月に公にしたが[22]、"BNL関係の科学者たち"の憤激を買い、大学の校内集会で事件について討論したいという申し入れをされるというおまけまでついてきた。この集会では、BNL放射線安全局の副局長であるスウ・デイビス博士

は、我々の調査を「立証されておらず、裏付けもなく、首尾一貫しておらず、混乱を招く」と決めつけた。彼女は、我々の方法論を「科学的に欠陥があり、恣意的に選んだ証拠で成り立っている」としたブルックヘブンの二十数人の工学者、物理学者、医師といった「多数の著名な科学者」の意見を引用した。

彼女は、ブルックヘブン国立研究所（BNL）が環境保護庁（EPA）により、有害産業廃棄物除去基金［スーパーファンド基金］の有害廃棄物投棄場として定められたことがある点は認めたものの、そのことが原因となった可能性のある周辺地域の健康問題の責任は否定し、「癌の原因は解明されておらず、単純でもない」と述べた。しかし、可能性のある環境的原因の調査をどう進めるかについては何の提言もしなかった。また、飲料水中の放射能測定値が入手できない理由も説明しなかった。

国立癌研究所は地域の飲料水の放射能を検査する準備はまったくしなかったが、1994年の末、ロングアイランドにおける乳癌多発をめぐる騒ぎのためその原因を突き止める5カ年に及ぶ調査の開始を余儀なくされたのである。調査の結果は、恐らく来世紀になる前には明らかにされず、有害廃棄物という緊急問題に対処するに十分な時間をブルックヘブンに与えてしまうことになるであろう。

9. 放射性廃棄物による魚への危険

1995年8月、BNLはこの対処の一歩を踏み出し、BNLの排水システムを11月初頭から分水処理の方法で改善する許可をニューヨーク州環境保護局から与えられた。この処理法には、「1日当たり、余剰の水を100万ガロンまでペコニック川に流す」ことも含まれていた。排水される水には、半世紀近くにわたり蓄積されてきた放射性廃棄物や重金属廃棄物が含まれていてもよいことになっていたが、BNLによれば放射能レベルは「連邦と州の飲料水基準のものより低い」と記述されているだけで特定されていない。

この危険な処理法が動きだす2週間前の1995年10月の半ばに「フィッシュ・アンリミテッド」と呼ばれる非営利・娯楽目的の釣りクラブの会長であるウイリアム・スミスから、この排水システム改善許可の合法性に異議申し立てをするうえで「支援をして欲しい」との申し入れがあった。提案された

排水計画がペコニック川の河口で漁を営んでいる人、レジャーで釣りに来ている人たちへの影響、そしてロングアイランド東端地域の経済に重要な意味をもつ周辺の水についての影響の研究はこれまで行なわれていなかった。スターングラス博士と私は早速、翌週に予定されているサフォーク郡最高裁判所での審理に向けて、BNLの放射性物質放流が健康に与える影響について宣誓口述書を準備した。

　数日のうちにスミス会長は、東端地域でこの問題に利害関係のある主要な事業家および地元政治家の十分な支持を得ることに成功した。すなわちBNLに排水の提案を「再考」させ、ペコニック川にいかなる追加的な大規模放出を行なう場合も、事前に地元の同意を得ることを宣言させるためであった。BNLは、過去に高い放射能レベルのトリチウムを含む100万ガロンの廃液を放流したことを認めはしたが、それらのトリチウムレベルは州および連邦の安全基準内であると言い張った。例えば、原因不明の「褐色の潮流」の来襲により、東端の湾の美味で名高い帆立貝が全滅した1985年には、BNL付近のペコニック川のトリチウム濃度はアルバニーで観測された基準値の100倍もあったと、ニューヨーク州保健局が報告している[60]。

　スミス会長が特に衝撃を受けていたのは、我々が引用したAECの調査部分、即ち、許容レベルのトリチウムに被曝した若い魚には、免疫不全が速やかに進行するという点であった[61]。

　放射能汚染への反対世論を起こす上で、人間への危害よりも魚に危害があるという方がどうやら重要らしいということを、私は皮肉に感じた。我々はこのあとすぐに、漁を楽しんだり営んだりしている別のグループから、潜水艦基地グロトンから、放射性汚泥をフィッシャーズ島に近いロングアイランド湾へ投棄することに反対する供述書作成を頼まれた。

　サウスホールド町、ロングアイランド湾ロブスター漁業組合、北岸港湾組合、「憂慮するモントーク市民の会」などが加わる環境団体のフィッシャーズ島管理委員会が、米海軍を相手取って裁判を起こしていた。これは、大西洋岸で最も優良な漁場の一つであるフィッシャーズ島のすぐ傍のロングアイランド湾へ汚泥投棄の中止を求める闘いであった。

　ブルックヘブンと同様、コネチカット海岸のニューロンドンに近いグロトン潜水艦基地は、EPAの有害産業廃棄物除去基金［スーパーファンド基金］

の用地で、40年間にわたる原子力潜水艦の燃料補給と廃棄物処理によって生じた放射性廃棄物が蓄積していた。フィッシャーズ島管理委員会の訴訟は、ニューヨーク州選出のダマトとモイニハン両上院議員、パタキ州知事とならんで、民主、共和両党とともにロングアイランド選出議員の殆どすべての支援をとりつけていた。コネチカット州選出のドッドとリーバーマン両上院議員に支持を受ける海軍は、汚泥には危険な放射能があることを否定し、覆いをかける問題だらけの処理方法で、廃棄物は対処すると提案した。

1995年11月、ロングアイランドの連邦地方裁判所で、私は他の証人たちと一緒に、放射性廃棄物が人体と魚類の両方に与える影響についての証言を許可された。しかし3週間後、法廷は海軍側の勝訴判決を下し、その時点で既に汚泥の投棄は完了していたのである

10. 公衆向けテレビ[*6]を使った防衛戦

エネルギー省（DOE）の動きに懸念を示した市民を無視するエネルギー省核施設の役員たちの傲慢さは、以下に挙げた、BNLの軽率な提案に対する地元の反応に明らかである。1995年10月16日、地元の公衆向けテレビ局のプロデューサーであるリチャード・ローゼンタールは、この問題を討論するために、スミス会長と私、それからBNLの科学者たちの出席を依頼してきた。BNLの宣伝担当のモナ・ロウ女史は、BNLの科学者たちが「多忙で出席できない」と伝えてきた。しかし、放送が終わると、私の見解に反論するため、彼女はローゼンタールに「BNLの専門家を10月30日に放送局に連れて行く」と伝えてきた。ただし、「一対一のやりとりは望まない」と言うのである。

BNLの専門家——S・V・ムッソリーノ博士がなぜ、私を怖がっているかは簡単に分かる。すなわち彼は「二つの死亡率の間にある差異は、それが偶然に起こる確率が無限小であることを示さない限り、真に有意と見なすことはできない」という疫学の基本的な教えに対しての無知をさらけ出した。

例えばムッソリーノは、私たちが図8-3を視聴者に見せ、これが証拠であると「選んでみせたこと」を非難した。ところが図8-3は、ニューヨーク州

[*6] 地域共同体や独立団体の非商業的放送のためのケーブルテレビチャンネル。

保健局の報告にあるように、ニューヨーク市とウエストチェスターにおける1960年以後の乳癌死亡率の変化を追跡したものである。1960年に10万人当たり約21人の死亡率から始まったこの図は、1962年にインディアンポイント原発が始動した後、1960年代に両方の地域で死亡率が増えていることを示している。その後、1970年代に裕福なウエストチェスター郡の死亡率は鋭く上昇し、1980年代には28人死亡というピークに達した。その一方で、この地域ほど裕福でないニューヨーク市の死亡率は20人へと下降している。我々は、偶然では起こりえないこの疫学的な異常を、1970年代以後、市民の飲料水源がキャッツキル流域へと移った事実の反映として説明してきた。この流域はインディアンポイント原発の汚染を受ける可能性の高い地域にあるクロトン貯水池から遠く離れていた。

それについてムッソリーノは、信じられないことだがこう説明した。「二つの物体間の距離は観察者の物体からの距離が広がるほど縮まる」という原理と同じで、同じデータを死亡数ゼロからの長い縦軸のスケールをとれば、1980年代におけるウエストチェスターとニューヨーク市の死亡率の統計学上有意に見えた差異は消えるだろうと。推移が異なっていることの統計学上の有意性は少しも変わっていないにも拘わらずである。

次にムッソリーノは研究所から15マイル以内にある24の町に住む22万人に関する乳癌発生率の集計は、サフォーク郡の平均より相当に高いという我々が指摘した点に話を向けてきた。ここでもムッソリーノは、既に知られている地下水の流れる方向や卓越風の風向きなどと関連して、24の町の死亡率に共通するパターンは無かったと主張することで、我々の示した事実を無視した。45年間に及ぶBNLの放射性廃棄物によって飲料水が汚染されてきたことを自主的に地域調査することによってのみ、我々は、乳癌死亡率における地域差についての唯一信頼できる説明が可能である、と主張してきた。調査には赤ん坊の歯に沈着したストロンチウム90や、地元の薪の灰の中にあるセシウム137の測定を行なう必要があるが、こうした調査は、エネルギー省が税収から毎年BNLに割り当てている5億ドルのほんの一部で実施できると主張した。

こののち『イースト・ハンプトン・スター (*East Hampton Star*)』紙は、洪水のように押し寄せた通信記事を掲載した。そこには地元の飲料水の放射能

測定を怠ったことをBNLの役人に説明させる公的なタウンミーティングが準備されていること、さらには独自調査を行なうための十分な基金が作られるかもしれないことを伝えていた。NCIの長期調査が約束されたにも拘わらず、BNLが廃棄物処分に関し、公聴会を率先して開けないことは明らかであった。

11. 商業テレビを使ったブルックヘブンの内部告発

　本書が印刷にかけられようとしていた1996年1月に、一連の事件がおこった。それはブルックヘブン町の申し出が政府によって認められたことから始まったもので、ブルックヘブン研究所南側の飲料水の質が大いに懸念されるため、北シャーレイ地域で現在井戸水を使用しているすべての家庭に、無料で公共飲料水の配管設備をつけてほしいという提案が認可されたことである。シャーレイ町はブルックヘブン町、ベルポート町とメドフォード町の近くにあり、我々もニューヨーク州腫瘍登録の記録から、サフォーク郡中最高の乳癌発生率の一つの町であることを知っていたのである。始め約800世帯に拡大して計画されていたこの提案は、直ちにニューヨーク市をエリアにするWPIXテレビの夕方の一連のニュース番組で取り上げられた。この件を担当した調査記者のフランク・ウチアルドは、DOEの2人の内部告発者によって、ブルックヘブンが放射能を誤った方法で取り扱っていることを知ったのである。

　オークリッジの放射線専門家であるジョセフ・カーソンの証言を皮切りに、WPIXテレビは1月10日から17日まで毎晩、ブルックヘブンのニュースを放送した。カーソン氏は、1994年3月のBNLでのハイ・フラックス・ビーム火災につながった安全基準違反をDOEが隠蔽したことに関し、公式にDOEの再調査を行なった。次にウチアルド記者は、BNLの放射線専門家ケネス・ドブローエナスキーにインタヴューした。放射線の専門家であるドブローエナスキーは内部告発者として現われる前に、近隣の個人の井戸にまで流れてゆく地下水に放射性廃棄物と他の化学物質が放出され続けている様をビデオに撮影していた。このテープには、BNL職員の生命を危険にさらしていた行為、つまり故障したポンプが研究所の敷地一帯に放射性廃棄物を

流している映像も写されていた。ニューヨーク選出のダマト上院議員は、このビデオを見るや恐ろしさに身体を震わせ、「私が見たビデオには何千人という人々の健康と安全に危害を及ぼしかねない、安全手順における信じがたい逸脱が記録されている……」と述べて上院による調査を要求した。

ウチアルドはまた、1月16日夕方、BNLで行なわれた大衆集会の模様も放映した。そこにはシャーレイ町の、怒り、当惑した住民およそ600人が出席していた。住民は、ブルックヘブン国立研究所が、住民たちの家の井戸は完全に安全だと請け合いながら、なぜ同時にサフォーク郡に公共の水道配管を無料で接続しようと申し出ているのか理解できなかった。とにかくBNLは研究所の地下200フィート（61メートル）のところを、汚染した地下水が南の方向に流れているのを発見したばかりだったので、BNLや州と郡の環境・公衆衛生専門家が、この問題を集会で答えるには明らかに困難であった。今まで参加した中で、これほどまでに感情を顕わにした集会はなかった。私は、健康も不安だけれど雇用がなくなるのも辛いという、身動きのとれない状況にある聴衆を前にしたオークリッジの集会を思い起こした。しかし今回の集会に集まった100名以上の住人に、こうした苦しい矛盾は存在しなかった。もともと説明できない問題を説明しようとしたパネリストたちの努力が徒労に終わった後、住民たちは質問のために即座に列をなしたのである。最初のうちパネリストたちは、参加者の敵対的な雰囲気に対して信じられないほどの無神経ぶりを示した。例えば、郡の保健部門の局長であるマーフォウツ・ザキ医師は、ネズミを殺せるほどのレベルの水の汚染は、必ずしも人間に危険とは言えない、などと不必要に長々と説明をした。しかし彼の話は、「嘘つき！」、「お前らは俺たちの子どもを殺しているんだ！」という叫びでひっきりなしに妨げられた。妻を乳癌で亡くしたばかりの取り乱した1人が、パネル討論者たちを妻の殺人者として責めたてた時、なんと、BNLの広報責任者であるビル・ガンサーはザキ局長の説明に対して丁重に感謝の言葉を述べた。その後、3時間もの間町民は、生命と家庭の両方の損失はBNLに責任があるのではないか、という不安を怒りとともに口にした。この様子はすべて、WPIXテレビによってビデオに収められ、最終的には『ニューヨークタイムズ』の記者ジョン・ラザーの手で1996年1月28日付の『ロングアイランド・サンデー』増刊号に公平な記事として掲載された。

発言の番がきたとき私は、「自分はサフォーク郡の住民として、同時に、今無料で水道管設置を申し入れている研究所の南の町が、郡で最高の乳癌死亡率をもつことを確認した疫学者として参加している」と述べた。「これらの異常な死亡率は、地下水が南の方向に流れることで説明できるが、郡の乳癌死亡率は全体として国内最高で、その増加は1950年のBNLの操業開始に始まり、国の同時期における増加の40倍にもなる事実は続いていること」を話した。そして「このことは郡のすべての場所における放射能の自主的な測定の必要性を示唆しているのではないか？」と問いかけた。

　明らかに私の登場を予想していたBNL環境安全部長のロバート・カセイが聴衆の中から立ち上がり、ムッソリーノが視聴者参加型番組で我々の見解を否定するために使った大きな地図と表を広げて、次のように発言した。

　　　率直に言って私はグールド博士とスターングラス博士に賛成できない。しかし今夜、皆様からの信頼感があまり高くないこともわかっています。我々は提案された放射能テストを我々自身で実施するつもりはないが、将来においては、グールドとスターングラス両博士が準備する情報のインプットは歓迎したいと思う。

　これは驚くべき変化であった。私はもしかしてこれは、取り込み政策の第一歩ではないかと勘ぐった。女性の乳癌生存者グループのリーダーの何人かが、彼女らの戦闘性を弱めさせるために、公職の立場を提供されていることはよく知られているのである。

12. ブルックヘブンに対する集団訴訟の要求

　翌日、私はたくさんの電話を受けた。三本はニューヨーク州北部、ニュージャージーとコネチカットからであり、残りはロングアイランドからだった。すべて、ブルックヘブンの周辺に住み、家族の誰かがなんらかのタイプの癌で苦しんでいる人からだった。WPIXのニュース放送を見て、彼らは家族の癌がブルックヘブンの放出放射能による被曝によるのではないかと疑っていた。彼らは二つの質問をしてきた。第一は「ブルックヘブンを訴えることが

できるか」、第二は「そのような告訴の時、私が専門家として証人になってもらえるか」ということだった。ある電話はシャーレイの住民約100人を代表する法律事務所からで、できるだけ早く会いたいというものだった。私は何れにしても困難が伴っていることを分からせるために骨を折った。2500人の原告を立て、事故を起こしたスリーマイル島原発の事業者を訴えた集団訴訟は14年たった今も、まだ事実審理にも至っていないことを話した。300件もの事例で、原告が補償金の額を開示しないという条件で和解が成立していたが、それでも、『ニューヨークタイムズ』はニュースの価値があるとは認めなかった。しかし一方で、『ニューヨークタイムズ』は約27000人の原告がワシント州のハンフォード核兵器工場を経営する会社に対して集団訴訟を準備している事実を報道していた。それに続いて1992年にエネルギー省は、1940年代のハンフォードから大量の放射性ヨウ素が放出された後に多数の甲状腺癌が発生したことを認めた。そう、実際は数の問題なのである。十分な数の人間が集団訴訟に進んで参加すれば無視されないのである。

　私は、『ニューヨークタイムズ』もロングアイランドの『ニューズデイ』も最後にはウチアルドによる暴露をとり上げざるを得ないだろうし、大衆的に知れ渡ることによって、多くの原告が死ぬまで待つという合法的な戦略を打ち破る希望が持てると確信した。私は彼らに協力することに同意した。私は何千人もの集団訴訟の原告を集めることも、放射能測定をサポートする自主的な調査の費用を十分に増やすことも可能だと信じている。

13. ブルックヘブン国立研究所の二枚舌

　ウチアルド記者の1月18日夕方のニュース報道でさらに驚いたことは、ブルックヘブン国立研究所（BNL）に対する集団訴訟開始に光明が投げかけられたことである。それは、BNLの研究計画の指導に明らかに責任を共有するBNLトップ幹部と九つの大学に対する5000万ドルの訴訟が既に進行していることが明らかになったことである。ちなみにこの訴訟はBNLの廃棄物から放射性金属を除去する有力な方法の開発を怠っていたことに対する訴訟であった。

　ウチアルドは、実業家でトランステッチ開発会社社長のサンフォード・ロ

ーズという原告にインタビューした。彼はブルックヘブンの内部の事情に通じていたので、私はウチアルドを介して彼と会う段取りをつけた。ローズは次のようなことを教えてくれた。

ジョン・ラザーの報告にあるように「冷戦の終結とともに、ブルックヘブンと他の八つの国立研究所はその使命に疑問が抱かれるようになった……。核兵器備蓄の必要性が減るに従って、研究所はその重点を、雇用創出のための技術開発を求める産業界との連携に転換させた。連邦議会は国立研究所を約1000の研究開発協力協同組合（CREDASと呼ぶ）に加入させる「技術移転法」を可決した。それによって、有望視される科学的新発見を民間で促進・応用する場合に、起業基金を提供できるATT、IBM、ダウケミカル、グッドイヤー、プロクター・アンド・ギャンブルなどの企業に、研究所の科学者は彼らの専門技術を供与することになる。しかし国立研究所はそのような商業的開発には向いていないし、実際上、民間企業と一緒にそのような活動に参加するために税金を使うことは法律的にも制約がある。

BNL広報部のパンフレットにずっと記載されていることだが、1947年以来、何十億ドルも投資され、四つのノーベル物理学賞[*7]を与えられたブルックヘブンの基礎的な研究計画に、高名な科学技術事業家のローズは、特に関心を持った。1992年、彼は招かれてBNLの基礎的研究プログラムを商業的開発の観点から検討する機会を得た。

---

*7　ウィキペディア英語版のBrookhaven National Laboratoryによると、同研究所の研究者のノーベル賞は次の通りである。本書の原書の刊行時点（1996年）では物理学賞4件であるが、2008年現在でみると、物理学賞5件、化学賞1件である。
【ノーベル物理学賞】
1957年　楊振寧と李政道（中華民国）素粒子物理学における重要な発見に導いた、いわゆるパリティについての洞察的な研究（パリティ対称性の破れ）
1976年　サミュエル・ティン（丁肇中）（米国）ジェイプサイ中間子の発見
1980年　ジェイムズ・クローニンとヴァル・フィッチ（米国）中性K中間子崩壊におけるCP対称性の破れの発見
1988年　レオン・レーダーマン、メルヴィン・シュワーツ、ジャック・シュタインバーガー（米国）ニュートリノビーム法、およびミューニュートリノの発見によるレプトンの二重構造の実証
2002年　レイモンド・デーヴィス（米国）天体物理学特に宇宙ニュートリノの検出に関する先駆的貢献（このときの共同受賞者は東京大学の小柴昌俊）
【ノーベル化学賞】
2003年　ロデリック・マキノン（米国）細胞膜に存在するチャネルに関する発見（イオンチャネルの構造および機構の研究）

第八章　放射性降下物と乳癌

ローズはそこに商業的価値があまりないことを知って失望したが、彼はBNLの1人の研究者、A・J・フランシスが、汚染水から放射性重金属を除去する細菌の優良種を開発したことを知った。ローズはそのことを技術経営の専門家に答申した後、試験管レベルから商業化用の試験的プラント建設までの経費を見積もると、その起業の投下資本は恐らく2000万ドル必要と計算された。勿論、成功する保証はなかったが、ローズが以前話したように、ハイリスク・ハイリターンであることがベンチャー企業の本質だった。ローズはまた、この有益な廃棄物処理技術の商業化が、社会的に差し迫って必要なことを痛いほど知っていた。もしうまく行けば、彼自身にとっても収益率は文字どおり無限だし、合衆国政府は勿論、世界中のあらゆる集団がそれを必要としてくる。ローズは、当初の自分の動機が投資家としてのものであったことを明らかにしている。

　BNLは当初、ローズの関心を歓迎したように見えた。1992年の終わりまでに彼は満足できる契約の手はずを細かく計画し、新しい企業のための工場施設と人材を集め始めた。ところが、理由は彼にも今もって分からないのだが、次の年の初めに、BNLの最高幹部が「今までの経過は意味がなくなった。昨年一年間苦労してやってきたが、仕事を契約して進行させることはできない」と言って突然、身を引いてしまった。その代わりに彼は別の契約の申し出を受けた。それはあらゆるリスクを考慮の上、名称が明らかにされない別の私的機関と利益を分け合うというものだった。すったもんだが2年続いた後、ローズはBNLがこの事業の開発に自分（ローズ）を成功させようとはしていないと知り、1995年に訴訟を始めた。

　ローズはまた、恐ろしいことに、BNLの役人が私立探偵を使ってローズの過去30年間の仕事仲間に近づき、税務調査をするといって脅迫して、ローズが寄託金と偽証したと申告させようとしていたことを知った。ローズは特にBNLがローズの経済的資産に難癖をつけるため、何年も以前に亡くなっている彼の両親の遺言書まで公聴会に持ち出したことに激怒した。

　ローズは反撃する決心をした。ローズは、BNL職員が過去に土建業者が利益の多い契約をとれるよう便宜を図った著名な地方政治家に違法な寄付をしたことの証拠を発見した。ローズはこのことから、彼が投資をすることに賛

成した仕事は、BNLの高官に私的で特別な便宜を図ろうとしていた誰か別の人間に取って代わられたのではないかと疑った。ローズはBNLの不道徳で違法な癒着構造を、大衆の目から組織的に隠蔽された別の問題と合わせて文書化した。ローズは単独でブルックヘブンを閉鎖に追い込む計画の第一歩として、WPIXテレビのフランク・ウチアルド記者にエネルギー省（DOE）の2人の内部告発者に目を向けさせた。ローズはBNLの過去の汚職に関する詳細な記録を集め、それをダマト上院議員とフォーブス下院議員の手に渡し、BNLは連邦議会の調査から逃れる可能性がまったくないと説得した。

私は彼の長い話を中断させて、彼が身体的な脅迫を受けたかどうかを質問した。彼は少し楽しそうに、彼の何人かの友人と仕事仲間たちが、カレン・シルクウッド[*8]の映画のビデオを彼に送ってきたが、訴訟の進行は何をもってしても止めることはできないと決心していたと答えた。

そこで私は、ブルックヘブン研究所の息の根を止めてしまえば、彼が高く評価している放射性廃棄物処理の遂行を窮地に陥れはしないかと尋ねた。彼はブルックヘブンそのものが、研究所で働く少数の良心的な科学者たちが持っている、自分たちの発見の有益な可能性を全面的に実現させたいという願いに対して障害になっているのだと答えた。多くの科学者が高額の報酬に囚われ、官僚的体質へと堕落し、核技術を維持することだけに奉仕させられてきたという。放射性核種の医学的利用など、その他のどれもが、他の機関でもできるお飾りの研究だった。例えばBNLは、太陽光発電の研究に少額を割り当てたが、その研究とは、無害の太陽光や地熱エネルギーがいかに人の健康によくないかを示すためのものであった。

彼はBNL最高責任者のものの考え方を説明するために、次のように話を続けた。ロバート・オッペンハイマー博士の指導と、他に例を見ない世界最高の物理学者の集結によって完成したマンハッタン計画[*9]の成功は、さまざまな国立の核研究所で核兵器の製造に献身した彼らの後継者に不相応な名声のオーラを与えた。（私は元内務長官のスチュアート・ユードル[*10]が最近、オッペン

[*8] シルクウッドについては、前掲第4章の訳注（121頁）を参照。

[*9] マンハッタン計画（1942～45年）とは言うまでもなく原爆開発計画のことである。その存在は当時の米連邦議会と米国民に対しては隠されていた。

[*10] ユードル（1920年生まれ）の邦訳に次のものがある。『八月の神話：原子力と冷戦がアメリカにもたらした悲劇』スチュワート・L・ユードル、紅葉誠一訳、時事通信

ハイマーに代わってロスアラモス研究所所長になったノリス・ブラドリーを「ネバダ実験場からの放射性降下物にはまったく危険がないと否定しながら、彼自身の身内を危険地帯から密かに転居させた」という理由で告訴したことを思い出した)。

この約半世紀の間、BNL の最高幹部たちは、すべて国家の安全のためという隠れ蓑のもとで自由に決裁できる基金を持ち、また核技術の発展のためには外部からの干渉なしに基金を使用できる権力を持っていた。彼らが約束した生物工学的プロセスの商業利用をローズに許したくなかったのは、BNL の研究計画を大衆の視線に不必要に晒すことになるからだろうと、ローズはうすうす感じていた。

私は今までローズに会ったことはなかったが、なぜか彼の言葉に奇妙に親しみを覚えた。それは、1966 年に私は『技術エリート (*Technical Elite*)』[3]という著書を出したが、その中身が似たようなものだったからである。つまり戦後のアメリカで、科学が企業に取り入れられ成功した理由はベンチャー投資が得やすかったからであった。本を書いた後、私は自分の心の中からのアドバイスに従い、自分の経済的自立を保証するため、自分自身の会社を作り、わずかではあったがベンチャー資本の援助金を得た。

私はサンフォード・ローズの中に同じ精神を見た。私は自分の著書の中で次のように書いている。サミュエル・モース、アレクサンダー・ベル、トーマス・エジソン[*11]のような男たちは一風変わったアメリカの現象を体現しており、アメリカの大経済学者ソースティン・ヴェブレンは、彼らを「大実業家」(captain of industry) と呼び、彼らを最初に理解した人間である。「大実業家」とは、科学者と技術者の専門性と、ヴェブレンの言う「金銭的利得」から必然的に生まれる企業資金を結び付けることができる人間である[*12]。そ

社、1995 年。

[*11] サミュエル・モース (1791 〜 1872) は米国の画家、発明家。モールス電信機を発明。日本では「モールス信号」という片仮名表記が定着しているが、人名を「モース」と表記するのが自然であろう。アレクサンダー・グラハム・ベル (1847 〜 1942) はスコットランド出身の米国の発明家、アメリカ科学振興協会 (AAAS) の創設者。トーマス・エジソン (1847 〜 1931) は米国の発明家、ゼネラル・エレクトリックの創設者。

[*12] ソースティン・ヴェブレン (1857 〜 1929) は、19 世紀末から 20 世紀初頭のアメリカの経済社会学者。当時アメリカに勃興していた大企業の実態を研究し、生産に携わる「産業」(Industry) と最大利潤を追求する「企業」(Business) の対立する二つの側面を指摘した。そして「企業」の動機は「金銭的利得」にあることを述べ、「産業」

のような科学技術を使う企業はどんな場合にも内部に対立を伴うが、「大実業家」だけが解決できた。なぜなら、「金銭的利得」はまた、独占、投機、収賄、官僚化のような社会的に非生産的な活動に向かいやすい傾向があるからである。それらはローズに言わせればすべて、今のブルックヘブンに存在している。

　私はローズに、なぜ彼の訴訟対象に9大学をいれたのか尋ねた。そして、実際彼ら（9大学）はローズが何を暴露したかの詳細については何も知らなかった筈だと話した。彼は「ブルックヘブン相手の訴訟は長期化することになり、彼自身の資産をたちまちに枯渇させてしまうだろう。しかし、コロンビア、コーネル、ハーバード、ジョンズ・ホプキンス、マサチューセッツ工科大学（MIT）、プリンストン、ロチェスター、ペンシルバニア、イエールの9大学は彼の主張を支える十分な寄付基金を持っている」と答えた。大学はブルックヘブンで実際に何が進行しているのか知りもせず、長びく訴訟からは遠ざかっていたいと望んでいると彼は確信していた。

　彼の説明によれば、1946年にニューヨーク州の教育綱領が制定され、9大学連合（AUI）だけにブルックヘブンの研究計画、つまり元々は原子力委員会の財源、現在はエネルギー省の財源による計画の遂行が許可されたのである。各大学は見せ掛けの役を実際に演じ、見返りに莫大な研究、開発資金と施設利用の利便を得た。9大学からの教授たちは憲章の条件を満たす評議員として協力していたが、しかし教授たちも各自の母校も研究計画の選択に当たっては、意見することを禁じられていた。

　ローズは各大学の学長と24人の教授会評議員に宛てた、今書いたばかりの手紙を見せてくれた。彼らは1946年の綱領によって、生じた損失に対しては政府から免責を約束されているが、ブルックヘブンの研究計画の「指導」に法的な責任を負っている人たちである。ローズは、自分がこの手紙にしたためた下記の申し立てを知って恐れを抱くに違いないと確信していた。

　AUI／BNLは国民の何十億ドルもの税金を使ったが、何十年かの後に、両者が主張できる科学的な成果は極めてささやかなものに過ぎない。その反面、彼らの道義的に歪んだ施策は最も悲惨な遺産を残してしまった。

　1　何千トンもの危険な廃棄物が長年、彼らの敷地に投棄された。埋めら

を侵食してゆくものと見た。『有閑階級の理論』（1899）、『企業の理論』（1905）。

第八章　放射性降下物と乳癌　　193

れ、消失した廃棄物の大部分は永久に環境の中に浸出し続けている。
2 何十年にもわたる廃棄物貯蔵の記録は保存されていない。
3 致命的な影響の可能性を住民に警告せずに飲料水を汚染している。
4 人口密集地域を通る放射性廃棄物の輸送によって大衆の信頼を裏切っている。市民の生命と財産を守る努力の中でニューヨークの市と州と、サフォーク郡は放射性廃棄物の市内通過を停止させるため AUI を告訴した。「AUI／BNL は破局を迎えかねない社会のリスクを引き起こしつつある」という独立した専門家 A.D. Little & Co.（法律事務所）の事実確認を無視して、AUI は保健上の各種規則に違反し、また公共の安全をまったく無視して今日まで、人口密集地域を通過して大量の放射性物質輸送を続けている。
5 この敷地を清浄化するためには納税者の 5 億ドルが吸い上げられ、2020 年までかかる。
6 AUI／BNL は、従業員が連邦政府の文書を意図的に歪めて伝えたり、偽ることを許し、あるいは科学者が個人的利益のために開発を頓挫させる共謀を許すような経営上の風習を持っている。
7 幹部職員に地方政治家に対する何千ドルもの贈賄をする権限を与えている。
8 従業員が研究所の人員や設備を個人的利益のために使って、研究所の外で自分の会社を経営するのを黙認している。

手紙を読んで私はローズに、サフォーク郡が 1950 年以後、乳癌死亡率が国内最大の増加を記録しただけでなく、同じ問題が最も古い 7 カ所の国立研究所がある 14 郡の中にも存在すること、そのようなことを彼の衝撃的な告発に、疫学的証拠とともに補足できることを伝えた。

私が 1996 年 1 月の終わりにこれらの文章を書いた時、将来、原告になり得る何百人もの市民と弁護士が「フィッシュ・アンリミテッド」のビル・スミスに、ハンフォード核施設周辺の 27000 人の原告がやったと同じ集団訴訟をブルックヘブン国立研究所に対して準備できるかどうか電話をかけてくるのを毎日のように聞いていた。時期尚早だが、私は原告になる人たちが多数現われるだろうと思っている。

すなわち、サフォーク郡だけでなく、可能性としては原子炉の周辺の郡な

ら何処にでも起こり得るという憂慮すべき点を、正当に見ることが今日的問題なのである。ロングアイランドが特別なのは、私がこの本を書き始めた時には望めなかったレベルにまで、危険に対する大衆の認識が突然に高まったことである。ロングアイランドの政治家たちは乳癌の患者ばかりでなく事業家、法律家、地主、漁民などによって高められた問題意識を最早無視することはできない。二つの政党が膨張した連邦予算の支出を削減する方法を探している中、ブルックヘブンと他の国立の核研究所は自分たちが一番、削減を受け易いと感じていただろう。最後には放射能汚染による資産価値減少の脅威とともに、役人たちは本書に挙げた証拠の重要性とその疫学的有意性を否定することがだんだん困難になるだろう。

14. 乳癌とコネチカットの原子炉

　コネチカット州における乳癌の増加は近隣のロングアイランドに匹敵するほどであるが、コネチカットの大衆の自覚はロングアイランドより遅れている。ロングアイランドのような乳癌患者による世帯ごとの調査は行なわれたことがない。それで1995年4月30日にコネチカット婦人有権者同盟から、ハダムネック原発の近くで開かれる集会で「コネチカットにおける原子炉の放出放射能による健康への影響」について私の見解を聞かせて欲しいという招待を受けた時は大変うれしかった。

　同盟は、敷地内のプールの水中に（一時的ということで）30年近くも貯蔵されている使用済核燃料の処理について市民の議論を活発にするため、基金を与えられていた。半減期の短い強い放射能は、その核分裂生成物がある程度減衰するまで、常に冷却水を必要とする。私は原子炉の運転が続いて、使用済み燃料棒が絶えず増えている限り、処理の問題に取り組むことはできないことを指摘した。公開討論会に出席したノースイースト・ユーティリティ社及び、原子力規制委員会の代表と、事は緊急を要するという点で一致できたことは嬉しかった。私はまた、マイルストーンとハダムネック両原発の健康への悪影響、特に乳癌の死亡率と発症率を至急調査する必要性を強調した。コネチカット州は、国内で最初かつ最良の腫瘍登録が発祥した地であり、それらのデータを十分に活用できるのである。

図8-6　1950～54年、1980～84年、1985～89年の白人女性年齢調整乳癌死亡率（7つのエネルギー省原子炉サイト、コネチカット州のミドルセックス郡、ニューロンドン郡）

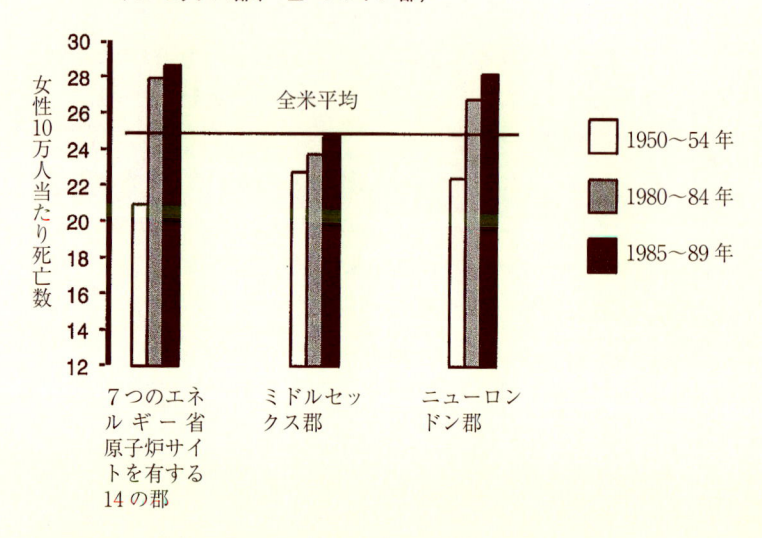

聴衆からの質問は乳癌の発生がなぜ、若い女性に増えているのかということに集中した。コネチカット州腫瘍登録の記録によれば、成人女性の乳癌が3倍に増加（図2-1参照）したのは、それまで汚染されていなかった大気中に放射性降下物が放出された始めた1945年からであると知って、彼らは驚いた。乳癌は毎年、確実に増加したが、二度目の急上昇は1970年代のハダムネックとマイルストーン両原発の原子炉稼働と同時に起こっている。

私はさらに図2-2（本書第2章）を広げて、核時代が始まって以後に生まれた50歳以下の女性に乳癌と診断される者が多くなってきていることを話した。聴衆がショックを受けたのは図8-6だった。私は国立癌研究所の乳癌死亡率データを使って、ハダムネックとマイルストーン両原発が設置されているミドルセックス郡とニューロンドン郡の乳癌死亡率増加の変化率がどれほど高いかを示した[*13]。1950～54年から1980年代までの二つの州の合計し

---

*13　図8-6ではミドルセックス郡の10万人当たり死亡率は3期間とも全米平均（24.6）以下となっているが、本書付録Bの275頁の表からわかるように変化率で見た場合、全米平均の変化率が2％（80-84／50-54）及び1％（85-89/50-54）であるのに対し、それぞれ4％及び9％の変化を示している。2郡を合わせた場合は、14％及び19％となっている。

た年齢調整乳癌死亡率の増加は、1970年代以後の放出放射能の影響を反映したものであり、それは国内最古のDOE原子炉による異常な増加の記録に匹敵していた。

15. 最高の乳癌死亡率を持つ都会型の郡

ブルックヘブン国立研究所、インディアンポイント、ハダムネック、それにマイルストーン各原発が人口の密集する都市部のサフォーク郡、ウエストチェスター郡、ミドルセックス郡、ニューロンドン郡に設置されたのは、不幸なことだが核分裂生成物の摂取による生物学的影響への理解が欠けていたためと思われる。これら四つの郡だけではない。48の大きな都市部の郡が原子炉のある地域の周辺に位置し、国内最高の乳癌死亡率を示している。

表8-3に我々は、同じ時期の全米の死亡率を標準偏差の2倍以上も上回る48の郡の、1985～89年の年齢調整乳癌死亡率を挙げておいた。これらは殆ど都市部の大きな郡であり、すべて原子炉のある地域から100マイル以内に位置し、大部分が原子炉の最も集中している北東地域の州にあった。

表8-3からはこれらの都市部の郡が全米の率と比べて異常に高い乳癌死亡率を持っていることがよく分かる。集計するとこれらは今日、10万人当たり死亡数は28.7人であり、これは全米の24.6人よりはるかに高い。死亡数42306を基礎にすると、偶然の確率は1兆分の1より小さい。さらに48郡のうち28郡の死亡率が最高値に達したのは、DDTが最も広く使用され、あるいは核実験による放射性降下物が最高に多かった年ではなく、原子炉がスリーマイル島原発、チェルノブイリ原発などの巨大な放出事故を起こし、また、付録Cに示されたようにオイスター・クリーク、ナインマイル・ポイント、インディアンポイント、マイルストーン、それにピルグリムなどの原子力発電所からの大きな放出があった後の、1985年から89年であった。

16. 五大湖の近くにおける乳癌の高発生率

我々はニューヨーク市内などの都市部の大きな郡が、大気圏内核実験の最初の影響を受け、飲料水の汚染を経験した最初の郡だったことを見てきた。

表8-3　1985～89年統計的有意の死亡率を示した都市部主要48郡の白人女性乳癌死亡率

郡	州	年齢調整死亡率 1950-54年	80-84年	85-89年	変化比 80-84/1950-54	85-89/1950-54	死亡数 1950-54年	80-84年	85-89年
ニューイングランド地域									
ミドルセックス	MA	29.2	28.9	29.8	0.99	1.02	1000	1393	1463
エセックス	MA	29.3	27.9	27.7	0.96	0.95	532	690	721
バーンステーブル	MA	42.1	28.8	31.4	0.68	0.75	72	215	271
ロッキンガム	NH	25.9	22.7	31.3	0.88	1.21	58	132	199
グラフトン	NH	29.0	34.4	34.6	1.19	1.20	41	72	76
フェアフィールド	CT	28.1	27.4	27.7	0.98	0.99	425	768	805
中部大西洋地域									
オルバニー	NY	32.0	28.6	33.8	0.89	1.06	245	297	391
エリー	NY	31.8	29.1	32.0	0.92	1.01	793	1020	1095
ハドソン	NJ	28.8	27.8	30.3	0.96	1.05	508	523	526
モンマウス	NJ	29.7	32.5	31.9	1.10	1.07	213	542	579
モリス	NJ	28.6	31.3	28.4	1.10	1.00	146	388	378
フィラデルフィア	PA	29.4	30.4	30.0	1.03	1.02	1518	1331	1328
スケネクタディ	NY	30.5	27.4	31.9	0.90	1.05	134	163	196
デラウェア	PA	28.5	32.2	31.7	1.13	1.11	313	624	631
モンゴメリー	PA	25.8	28.0	28.1	1.09	1.09	283	667	718
アレゲニー	PA	25.2	27.9	27.5	1.11	1.09	977	1476	1485
ニューヨーク	NY	31.8	29.4	28.3	0.92	0.89	6817	6102	5755
グラウチェスター	NJ	25.4	25.1	31.4	0.99	1.24	62	139	189
バーゲン	NJ	32.0	32.9	31.0	1.03	0.97	514	1035	1019
カムデン	NJ	27.6	28.3	28.8	1.03	1.05	224	399	422
エセックス	NJ	31.8	31.2	32.3	0.98	1.02	792	693	696
東北中央部地域									
デュページ	IL	31.7	28.7	29.9	0.91	0.94	141	495	575
レーク	IN	23.7	25.9	29.9	1.09	1.26	166	309	365
フランクリン	OH	26.5	28.1	28.2	1.06	1.06	352	621	665
ヒューロン	OH	12.9	23.1	35.7	1.79	2.76	17	43	64
クック	IL	29.3	28.4	28.5	0.97	0.97	3399	3963	3916
アレン	OH	25.4	22.2	32.3	0.87	1.27	63	77	113
クヤホガ	OH	28.4	29.4	30.2	1.03	1.06	1034	1385	1420
ハミルトン	OH	30.0	29.7	29.5	0.99	0.98	615	759	803
オークランド	MI	25.2	27.9	27.7	1.11	1.10	228	800	877
ウェイン	MI	28.6	28.0	27.8	0.98	0.97	1461	1406	1359
ミルウォーキー	WI	32.0	28.3	28.2	0.88	0.88	781	916	905
マコンブ	WI	23.1	26.6	28.9	1.15	1.25	85	520	647
西北中央部地域									
ランカスター	NE	23.7	24.2	30.5	1.02	1.29	90	138	185
セントルイスシティ	MO	27.5	25.5	28.8	0.93	1.05	631	357	329
ニコレット	MN	13.3	23.1	44.8	1.73	3.37	8	21	33
南部大西洋地域									

ジェームズシティ	VA	22.1	26.3	29.8	1.19	1.35	53	174	222
オハイオ	WV	30.2	27.2	33.7	0.90	1.12	65	70	82
フェアファックス	VA	24.9	28.4	27.7	1.14	1.11	154	631	705
クレイトン	GA	15.5	26.5	33.0	1.71	2.12	6	73	106
ニューキャッスル	DE	22.7	28.8	29.6	1.27	1.31	126	315	355
ボルティモアシティ	MD	28.6	26.9	30.5	0.94	1.07	608	446	480
南東中央部地域									
ジェファーソン	KY	24.8	26.9	27.8	1.09	1.12	295	565	576
太平洋地域									
サンフランシスコ	CA	28.2	30.5	27.9	1.08	0.99	658	566	529
サンマテオ	CA	26.0	25.8	27.9	0.99	1.07	166	458	510
サンディエゴ	CA	25.5	28.8	26.6	1.13	1.05	392	1501	1613
コントラコスタ	CA	27.2	27.5	28.2	1.01	1.04	141	515	580
ロサンゼルス	CA	27.4	27.1	27.0	0.99	0.99	3546	5264	5349
48郡の集計		29.1	28.4	28.7	0.98	0.99	30948	41057	42306

MA：マサチューセッツ　NH：ニューハンプシャー　CT：コネティカット　NY：ニューヨーク　NJ：ニュージャージー　PA：ペンシルバニア　IL：イリノイ　IN：インディアナ　OH：オハイオ　MI：ミシガン　WI：ウィスコンシン　NE：ネブラスカ　MO：ミズーリ　MN：ミネソタ　VA：バージニア　WV：ウェストバージニア　GA：ジョージア　DE：デラウェア　MD：メリーランド　KY：ケンタッキー　CA：カリフォルニア

　これは国内最大の地表水面積をもつ五大湖の場合も同じだった。20世紀になって以来、五大湖はアメリカ産業の中心地域から出される化学廃棄物の貯蔵庫の役を果たしてきた。1970年代の初めから全米とカナダの36の原子力発電所が放射性廃水を五大湖に放流してきたのである。

　レイチェル・カーソンはストロンチウム90と産業化学物質を、発癌を誘導する「邪悪な相棒」と特徴づけたが、グリーンピース[*14]は五大湖がその特徴を確かめる理想的な実験室と考えでもしたように、五大湖に接するウィスコンシンからニューヨークまでのアメリカ81郡について、現在の乳癌死亡率の集計を我々に依頼してきた。表8-4に挙げた81の湖に接した郡は、1985〜89年の死亡数15397人を基礎にすると、総計では10万人当たり死亡27.8人となり、異常に高い近年の乳癌死亡率を持つことが分かった。同じ時期の全米の率24.6人とかなり大きな差があるが、これが偶然である確率は無限に小さい。

　表8-4に示されるように、湖に接した郡の死亡率は1950〜54年には異常

*14　日本人はグリーンピースと聞くと鯨ばかり連想するが、グリーンピースは創設以来、反核兵器・反原発を主要課題の一つとしている。『被曝国アメリカ　放射線災害の恐るべき実態』ハーヴィ・ワッサーマン他、茂木正子訳、早川書房、1983年、もグリーンピースの活動の成果である。

表8-4　五大湖周辺アメリカ側81郡の1950～89年白人女性乳癌死亡率

年齢調整死亡率は女性10万人当たり死亡数

連邦情報処理規格コード	郡	州	年齢調整死亡率 1950-54年	80-84年	85-89年	%で示した変化比 80-84/1950-54	85-89/1950-54	死亡数 1950-54年	80-84年	85-89年
17031	クック	IL	29.3	28.4	28.5	-3%	-3%	3399	3963	3916
17097	レーク	IL	37.4	26.0	27.6	-30%	-26%	162	274	339
18089	レーク	IN	23.7	25.9	29.9	9%	26%	166	309	365
18091	ラポルテ	IN	28.9	26.9	24.2	-7%	-16%	57	90	89
18127	ポーター	IN	25.5	22.9	22.7	-10%	-11%	25	67	82
26001	アルコナ	MI	38.1	26.4	17.7	-31%	-54%	6	13	9
26003	アルガー	MI	0.0	25.7	24.0			0	9	6
26005	アレガン	MI	22.4	27.6	22.2	23%	-1%	30	65	53
26007	アルペナ	MI	30.2	26.3	12.2	-13%	-60%	16	26	16
26009	アントリム	MI	19.4	20.8	20.4	7%	5%	6	12	14
26011	アレナック	MI	26.7	27.1	14.1	2%	-47%	7	16	9
26013	バラガ	MI	10.8	23.5	12.7	118%	18%	2	8	5
26017	ベイ	MI	27.2	25.7	26.0	-5%	-4%	61	91	104
26019	ベンジー	MI	43.5	25.6	13.5	-41%	-69%	10	12	9
26021	ベリエン	MI	24.1	22.9	24.3	-5%	1%	72	110	125
26029	シャルルボア	MI	22.8	28.8	19.8	27%	-13%	11	20	15
26031	シュボイガン	MI	15.3	21.5	17.5	41%	15%	6	18	18
26033	チッペワ	MI	18.5	18.3	24.5	-1%	32%	12	17	21
26041	デルタ	MI	20.9	30.8	32.8	48%	57%	18	39	43
26047	エメット	MI	26.9	13.1	17.7	-51%	-34%	14	14	16
26053	ゴジベック	MI	16.6	23.5	14.4	42%	-13%	12	24	16
26055	グランドトラバース	MI	23.1	24.2	17.2	4%	-26%	22	46	41
26061	ハウトン	MI	29.3	14.7	17.8	-50%	-39%	33	20	31
26063	ヒューロン	MI	25.6	21.5	21.4	-16%	-16%	21	28	33
26069	イオスコ	MI	28.2	33.2	28.9	18%	2%	8	32	30
26083	ケウィーナウ	MI	41.7	56.5	4.1	35%	-90%	4	5	1
26089	リーラナウ	MI	18.8	26.0	17.9	39%	-5%	4	12	10
26095	ルース	MI	4.9	21.6	14.1	342%	189%	1	4	2
26097	マッキナック	MI	24.4	30.4	25.5	25%	5%	5	10	13
26099	マコンブ	MI	23.1	26.6	28.9	15%	25%	85	520	647
26101	ミニスティー	MI	31.0	28.2	16.9	-9%	-46%	17	24	19
26103	マルクエット	MI	25.9	26.7	16.7	3%	-36%	32	53	38
26105	メーソン	MI	22.0	21.7	23.0	-1%	5%	12	24	29
26109	メノミニー	MI	30.2	25.6	30.5	-15%	1%	20	24	32
26115	モンロー	MI	23.0	23.0	30.6	-0%	33%	41	86	120
26121	ムスキゴン	MI	22.5	27.5	25.7	22%	15%	61	134	120
26127	オセアナ	MI	15.9	22.4	14.5	41%	-9%	8	16	12
26131	オントナゴン	MI	22.8	15.3	20.9	-33%	-8%	5	6	8
26139	オッタワ	MI	30.9	23.8	23.4	-23%	-24%	58	104	123
26141	プレスクアイル	MI	24.0	13.8	22.9	-42%	-5%	7	9	13
26147	セントクレア	MI	29.0	27.0	23.2	-7%	-20%	71	110	107

26151	サニラック	MI	30.9	16.6	27.7	-46%	-11%	27	26	40
26153	スクールグラフト	MI	8.0	16.2	17.2	103%	115%	2	7	7
26157	トゥスコラ	MI	15.0	26.7	21.1	78%	40%	14	44	38
26159	バンブレン	MI	22.8	22.3	23.7	-2%	4%	28	47	51
26163	ウェイン	MI	28.6	28.0	27.8	-2%	-3%	1461	1406	1359
27031	クック	MN	17.3	18.2	26.6	5%	54%	1	3	3
27075	レーク	MN	18.9	16.4	12.1	-13%	-36%	4	8	8
27137	セントルイス	MN	21.5	26.7	28.8	24%	34%	125	216	230
36011	カユーガ	NY	25.0	17.8	26.0	-29%	4%	58	49	76
36013	チョウトクア	NY	23.8	31.3	30.1	31%	26%	108	171	169
36029	エリー	NY	31.8	29.1	32.0	-8%	0%	793	1020	1095
36045	ジェファーソン	NY	24.1	27.4	23.3	13%	-3%	69	80	74
36055	モンロー	NY	30.4	30.1	30.6	-1%	1%	481	680	687
36063	ナイアガラ	NY	25.1	30.6	26.6	22%	6%	124	227	211
36073	オーリンズ	NY	26.8	22.0	24.5	-18%	-9%	25	30	35
36075	オスウェゴ	NY	25.6	23.9	28.9	-7%	13%	59	79	95
36117	ウエイン	NY	27.4	24.2	29.7	-11%	8%	53	67	81
39007	アシュタブラ	OH	22.8	25.3	27.1	11%	19%	52	85	107
39035	クヤホガ	OH	28.4	29.4	30.2	3%	6%	1034	1385	1420
39043	エリー	OH	27.9	25.8	24.9	-8%	-11%	42	59	67
39085	レーク	OH	27.4	27.6	25.5	0%	-7%	55	172	176
39093	ロレイン	OH	24.1	26.4	27.0	9%	12%	88	199	214
39095	ルーカス	OH	27.0	29.0	27.9	7%	3%	297	395	412
39123	オッタワ	OH	25.5	18.7	19.6	-27%	-23%	21	31	32
39143	サンダスキー	OH	23.1	18.0	24.5	-22%	6%	33	33	51
42049	エリー	PA	25.6	31.1	26.2	21%	2%	146	270	251
55003	アシュランド	WI	26.5	36.0	28.6	36%	8%	14	23	17
55007	ベイフィールド	WI	22.5	32.2	23.6	43%	5%	8	20	11
55009	ブラウン	WI	24.3	23.3	25.9	-4%	7%	60	118	146
55029	ドア	WI	28.6	14.7	14.4	-49%	-50%	16	20	19
55031	ダグラス	WI	17.7	22.3	32.0	26%	81%	23	38	55
55051	アイアン	WI	17.6	35.7	27.9	103%	58%	4	10	6
55059	ケノシャ	WI	27.1	26.6	29.2	-2%	8%	56	103	116
55061	ケワウニー	WI	26.2	23.3	27.1	-11%	3%	12	19	19
55071	マニトウォック	WI	28.4	33.0	28.4	16%	-0%	51	94	83
55075	マリネット	WI	23.5	16.9	23.8	-28%	1%	23	30	40
55079	ミルウォーキー	WI	32.0	28.3	28.2	-12%	-12%	781	916	905
55089	オザウキー	WI	26.1	25.4	31.3	-3%	20%	17	49	70
55101	ラシーヌ	WI	29.2	24.1	18.9	-17%	-35%	89	121	106
55117	シェボイガン	WI	25.3	26.7	26.4	5%	4%	62	103	107
	上記81郡集計		28.3	27.6	27.8	-3%	-2%	11025	14917	15397
	全米集計		24.4	24.9	24.6	2%	1%	91392	167803	178868

IL：イリノイ　IN：インディアナ　MI：ミシガン　MN：ミネソタ　NY：ニューヨーク　OH：オハイオ　PA：ペンシルバニア　WI：ウィスコンシン

第八章　放射性降下物と乳癌

に高かったので、ニューヨークの例に見るように1950〜54年以後の2〜3％の軽度の下降は改善の徴候ではなく寧ろ、高度に汚染した地域の反応であり、今日、「ペトカウ効果」として知られる対数関数的線量反応曲線の水平部分に当たる。1950〜54年に五大湖に接した郡には、ニューヨーク市の場合と同じように、乳癌の原因となるすべての環境要因に平均以上に曝された三つの事情がある。即ち、長年の化学汚染、大気圏内核実験の最初の放射性雲による直接の曝露、それと初期におけるX線検査の過剰照射である。

　五大湖諸州には付録Bの地図で見られるように、全部で15の原子炉施設がある。そのどの原発の場合も、原子炉周辺の農村郡が1950〜54年以後、乳癌の死亡率増大の有意の偏差を記録した証拠がある。原子炉から100マイル以内の郡のすべてで、集計した死亡率が全国の率より有意に高いのである。

17. ミネソタの原子炉の近くでの乳癌死亡率

　1994年5月に我々はミネソタ州[*15]の市民グループから、プレイリー島原発近辺における乳癌死亡率に関する分析の要請を受けた。我々はミネソタにあるモンティセロとプレイリー島両原発に近い12の郡で乳癌死亡率が有意に増加しているのを見出し、この結果はプレイリー島原発の高レベル放射性廃棄物の乾式貯蔵庫に関する州議会の公聴会で紹介された。1995年5月にミネソタ州の保健省は、我々の指摘を非難する声明を出した。しかし、その際に使用された数字は、1950年以後毎年の郡の年齢調整乳癌死亡率の数字を含んでいるため、かえって我々の確認をすべての点にわたって裏付けることとなった。

　原子力規制委員会は、モンティセロ原発が1972年から1975年にかけて11キュリー以上の放射性ヨウ素とストロンチウムを放出していたことを報告した。プレイリー島原発で言えば、1979年10月2日に配管が破裂して、二次系蒸気発生器のループから記録的な多量の放出を引き起こし、建屋の排気孔を通じて環境中に大量に放出された。これに引き続いて5本の蒸気発生器細管の深刻な放射能漏れが起こっているが、これは1992年9月になってようやく報告された。

[*15] ミネソタ州はカナダとスペリオル湖に接する。五大湖諸州の一つである。

国立癌研究所から得たデータ（表5-1）についての我々の分析は、ミネソタ州では白人女性の1985～89年の乳癌死亡率が、1950～54年から8％下降していることを示した。ミネソタ州保健局のデータは、人口の基準の年として1950年ではなく1970年を使用しているが、最初の期間は人口10万人当たり死者28.8人、最後の期間が死者27.5人を示し、5％の下降となっており、国立癌研究所データの下降値と有意の差はない。

　モンティセロとプレイリー島両原発は、240頁の地図［付録B］から分かるように、ミネソタとウィスコンシンの両州にある12の隣接した農村郡に近接している。これらの12の農村郡は州の下降傾向と反対に、1950～54年の10万人当たり24.2人から1985～89年の27.1人へと、乳癌の集計死亡率が12％という急上昇を記録していた。

　ミネソタ州の保健省は、二つの原発から50マイル以内にある10の農村郡を調べた。これらの10郡は死亡率で7％、1950～54年の10万人当たり26.5人から1985～89年の28.5人への上昇を記録した。保健省と国立癌研究所の両方のデータは、州の下降と、それとは反対に1970年代に始まった原子炉放出放射能の最大で直接の影響を受けた農村郡における上昇との間の有意の違いを示している。

　モンティセロ原発とプレイリー島原発は、他の多くの原発と同じように、農村郡の中か、またはその近くに位置している。それらの農村郡は死者数が少ししかないので、1950～54年と1985～89年の年齢調整乳癌死亡率について、隣接するいくつかの郡と合計することによって、全米の約1％程度の上昇と同等の上昇が、初めて統計学的に有意であることを示すことができる。我々が示唆した二つの原発の周辺にあり、原子炉放出放射能から悪影響を受けた可能性の最も高いと思われる12の郡は、ミネソタ州のフイト、シャーバン、ベントン、ミーカー、マックロード、グドゥヒュー、ワブシャにダコタ、それにウィスコンシン州のピアス、セント・クロワ、ダン、そしてペピンなどと思われる。

　郡をいくつか合計することによって我々は死亡者の数を増やし、8％減少だったミネソタ全体の乳癌死亡率に対し12％増という数値の有意性を高めた。この差は標準偏差の4倍に等しく、偶然の可能性はまったくない。

　ミネソタ保健局のデータは原発の操業後の期間も同じように乳癌死亡率

の有意の上昇があったことを示している。図 8-7 で我々は、保健局が使った 1950 〜 92 年の全期間ではなく、毎年の変動をならすために、5 年刻みの平均を操業前の 1950 〜 70 年の期間に一致する傾向線とともに図示した。

図 8-7 で我々は、ミネソタ州と、放射能放出を始めた後の原発に近い農村の 10 郡で 1985 〜 89 年に観察された鋭い上昇の動きを強調した。この図では実際に、原子炉の操業前には州と 10 郡の双方の乳癌死亡率が殆ど並行して下降しており、1950 年代のネバダで最大の大気圏内核実験が行なわれた時期に続く 5 〜 10 年の期間を除いて、郡の死亡率は州の率より低かったことが分かる。

1970 年代の早い時期にモンティセロ原発が操業を始めた後の 5 〜 10 年に、それまで長く続いた下降が終わって、1980 年代に見られる上昇の傾向が取って代わった。この傾向は「核施設のある」郡においてより顕著だ。矢印は最後の上昇前に三つの上昇と下降を示しているが、保健省はそれについて何も説明していない。

最初の上昇は 1950 〜 55 年の期間に見られ、1945 年に開始された核実験の 5 〜 10 年遅れの影響を表わしている。コネチカット州では、この年がそれまでの乳癌の発生の下降傾向が終わり、2.5 倍の増加を示す長い期間へと転じた年であることを既に示した。ピークの二番目は 1960 〜 65 年で、1950 年代の半ばから 1963 年まで続いた大きな大気圏内水爆実験の晩発的影響の反映である。三番目のピークは 1960 年代の半ばに行なわれ、70 年代の初めに終わった平和目的の地表近くでの「プラウシェア」地下核実験[*16] を反映した 1970 〜 75 年の時期である。

最後の上昇は 1982 年頃に始まり、これは NRC(原子力規制委員会) が 1972 年から 75 年に報告したモンティセロ原発からの 11 キュリーに及ぶ大放出の 5 年〜 10 年後の時期である。これらの放射能放出は 1979 年のスリーマイル島原発事故で報告された数字と殆ど同じである。死亡率のピークに達したのはプレイリー島原発での蒸気発生管細管破裂事故から、これも 5 〜 10 年後の時期である。

実際に保健省の報告は「核施設のある」郡における乳癌死亡率の 20% の上

[*16] 米国でもソ連でも、平和目的（土木工事目的）と称する核実験が行なわれた。もちろん放射能汚染は通常の核実験と変わらなかった。

図8-7 ミネソタ州と農村部10郡の比較で見た1952〜90年乳癌死亡率
(5年毎の移動平均)

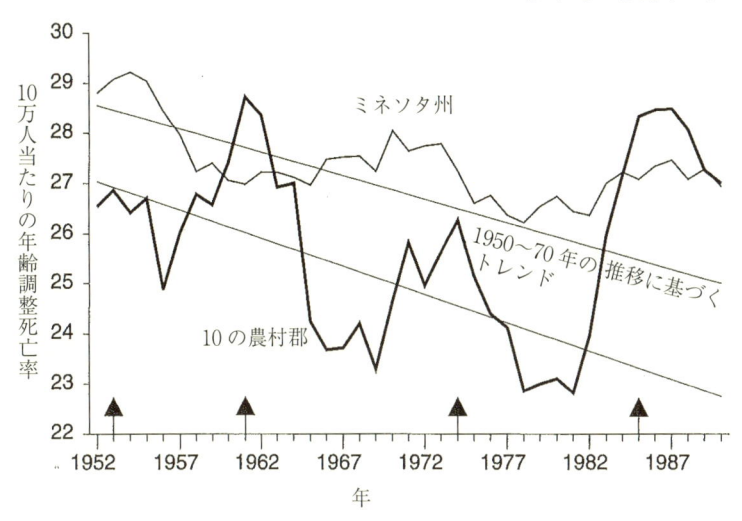

昇が、原子炉操業直前の1965〜69年から1985〜89年までの間に起こっていることを示している。この間、州全体としての死亡率は変化していなかった。この報告書に用いられた方法は、我々の調査を否定し、真実を大衆から隠蔽することが意図されていたが、ミネソタ保健局のデータは、我々が国立癌研究所のデータから得た結論を否定しているどころか、「核施設に近接した地域における最近の乳癌死亡率上昇の原因として、現在許容量とされる核分裂生成物の放出量が最も軽視されている」という結論を完全に裏付けるものとなった。

18. 原子炉から100マイル以内にある「核施設のある」郡

我々は「原子炉の周辺」の定義の拡大、即ちマンガーノが「オークリッジ核施設の100マイル以内の発癌率」という著明な研究で最初に使用した際の定義を採用した結果について考えてみる。付録Bにある地図に示されたように、我々は各原子炉の周りに半径100マイルの円を描き、その中にあるすべての郡の年齢調整乳癌死亡率を三つの期間別に計算した。半径が重なる部分

第八章 放射性降下物と乳癌　205

表8-5 原子力施設（60カ所）100マイル（160km）以内乳癌死亡率

女性10万人当たりの死亡数

施設	郡の数	年齢調整死亡率 1950-54年	年齢調整死亡率 85-89年	変化比	死亡数 1950-54年	死亡数 85-89年	100平方マイル当たりの死亡数 1950-54年	100平方マイル当たりの死亡数 85-89年
五大湖諸州								
1 モンティセロ／プレイリーアイランド原発	46	26.9	23.9	0.89	1626	2503	2.59	3.98
2 ケワウニー／ポイントビーチ原発	26	29.9	26.5	0.89	1403	2014	2.23	3.21
3 ラクロス原発	33	24.5	22.8	0.93	619	922	0.99	1.47
4 ビッグポイントロック原発	22	23.3	18.6	0.80	168	304	0.27	0.48
5 パリセーズ／クック原発	46	27.7	27.1	0.98	5443	8065	8.66	12.84
6 ザイオン原発	33	28.5	27.5	0.96	6149	8966	9.79	14.27
7 ドレスデン原発	44	28.4	27.2	0.96	6320	7684	10.06	12.23
8 フェルミ／デービスベス原発	45	26.7	27.2	1.02	4679	7249	7.45	11.54
9 ビーバーバレー原発	53	24	26.7	1.11	4666	8074	7.43	12.85
10 ウェストバレー処分場	26	28.6	28.8	1.01	2315	3324	3.68	5.29
11 ジンナ／フィッツパトリック／ナインマイルポイント原発	25	28.5	28.8	1.01	2690	3870	4.28	6.16
北東部諸州								
12 メインヤンキー原発	14	24.5	24.7	1.01	589	954	0.94	1.52
13 バーモントヤンキー／ヤンキーロウ原発	45	28	28.2	1.01	7020	10753	11.17	17.11
14 ピルグリム原発	21	27.8	28.7	1.03	3253	7530	5.18	11.98
15 インディアンポイント／マイルストーン／ハダムネック原発／ブルックヘブン研究所	49	30.1	28.8	0.96	15064	22124	23.98	35.21
16 オイスタークリーク／サレム原発	54	29.6	28.8	0.97	15938	24323	25.37	38.71
17 スリーマイルアイランド／ピーチボトム原発	56	23.9	27.2	1.14	1333	11010	2.12	17.52
南部諸州								
18 カルバートクリフス原発	53	25.1	26.3	1.05	2007	3036	3.19	4.83
19 ノースアンナ原発	60	24.3	25.2	1.04	1409	3235	2.24	5.15
20 サリー原発	46	21.6	25.6	1.19	733	2229	1.17	3.55
21 マクガイア原発	62	17.8	23.7	1.33	1033	3548	1.64	5.65
22 ブランズウィック原発	19	17.2	21.6	1.26	173	610	0.28	0.97
23 オークリッジ核施設	71	15.8	20.4	1.29	578	1652	0.92	2.63
24 セコイヤ原発	66	18	21.3	1.18	699	2101	1.11	3.34
25 サバンナリバー核施設	53	18.2	21.3	1.17	329	912	0.52	1.45
26 ロビンソン原発	44	17.3	24	1.39	535	2086	0.85	3.32
27 オコニー原発	66	17.5	22.5	1.29	591	2060	0.94	3.28
28 ハッチ原発	58	16.3	19.7	1.21	207	564	0.33	0.90
29 ブラウンズフェリー原発	49	18.4	21.1	1.15	658	1656	1.05	2.64
30 ファーレイ原発	55	17.3	20.3	1.17	349	978	0.56	1.56

31	クリスタルリバー原発	27	18.9	22.5	1.19	560	3833	0.89	6.10
32	セントルシー／ターキーポイント原発	18	18.3	23.3	1.27	531	5135	0.85	8.17
33	アーカンソー1号原発	42	15.9	20.5	1.29	336	1034	0.53	1.65
ミシシッピ川以西の諸州									
34	フンボルトベイ原発	7	20.9	24.8	1.19	97	299	0.15	0.48
35	ランチョセコ原発	26	24.2	25.8	1.07	1717	5097	2.73	8.11
36	サンオノフレ原発	5	26.6	26.4	0.99	4418	9930	7.03	15.80
37	トロージャン原発	18	23.7	23.9	1.01	964	1953	1.53	3.11
38	ハンフォード核施設	17	19.6	23.1	1.18	169	417	0.27	0.66
39	アイダホ原子力工学研究所	16	14.2	19.8	1.39	50	162	0.08	0.26
40	サンディア／ロスアラモス国立研究所	15	17.8	23.8	1.34	111	578	0.18	0.92
41	デュアンアーノルド原発	43	24.9	22.8	0.92	970	1303	1.54	2.07
42	クーパー原発	56	23.4	22.8	0.97	1118	1591	1.78	2.53
43	フォートカルフーン原発	50	25.3	22.8	0.90	881	1172	1.40	1.87
44	クオードシティズ原発	41	24.4	24	0.98	1294	1865	2.06	2.97
45	パスファインダー原発	46	23.3	23.1	0.99	484	709	0.77	1.13
46	フォートセントブレイン原発	24	25.2	22.7	0.90	643	671	1.02	1.07

にある郡のダブリを除くと、円周内には1319の郡があり、1985～89年の乳癌死亡数の69%がこれらの郡で発生したことが分かる。

　我々はこの作業の結果をまず表8-5に要約し、その中で我々の調査した60の各原子炉から半径100マイル以内にあるすべての郡の乳癌死亡率を計算した。主としてミシシッピ河の東側に約400の重複郡があったので、表8-6で我々はそれらを除外し、各地域の環境的な特徴の違いを明らかにするために、残った1319の「核施設のある」郡を国勢調査の地域別に整理した。

　表8-6によって示された最も重要な事実は、国が事実上、二つの部分に分かれたことである。第一の部分は調査した60の原子炉100マイル以内にあり、集計の年齢調整乳癌死亡率が女性10人万当たり死亡25.8人となる1319の「核施設のある」郡から構成されている。第二の部分はこれとはまったく反対に、主としてロッキー山脈とミシシッピ川の間にあり、原子炉の放出放射能による被曝からは遠く離れた地域で、全部で10万人当たり死亡22.1人となる残りの1734の「核施設のない」郡である。このことは女性10万人当たりの死亡数は、現在「核施設のある」郡が、「核施設のない」群よりおおよそ4人多いことを示している。各地域の非常に多い死亡数をもとにしているので、この有意差は非常に大きい。

　この一つの事実が、国立癌研究所の1990年調査の「核施設に近いことが

第八章　放射性降下物と乳癌　　207

表8-6 「核施設のある」郡と核施設のない郡の1950～89年白人女性乳癌死亡率
年齢調整死亡率は女性10万人当たり死亡数

地域（郡の数）	年齢調整死亡率			%で示した変化比		死亡数		
	1950-54年	80-84年	85-89年	80-84/1950-54	85-89/1950-54	1950-54年	80-84年	85-89年
核施設のある郡								
東北中央部（227）	26.6	26.7	26.3	0%	-1%	14790	22199	22876
ニューイングランド／中部大西洋（188）	28.4	28.2	28.2	-1%	-1%	31041	45273	47071
南部大西洋／東南中央部（530）	19.9	23.1	23.2	16%	16%	7597	23023	26163
太平洋（70）	25.4	26.1	25.9	3%	2%	7296	16330	17532
その他（山岳、西北中央部、西南中央部）（306）	23.9	23.2	23.0	-3%	-4%	5543	9156	9867
核施設のある郡集計（1319）	26.0	26.0	25.8	0%	-1%	66267	115981	123509
核施設のない郡集計（1734）	21.0	22.7	22.1	8%	6%	25125	51822	55359
全郡集計（3053）	24.4	24.9	24.6	2%	1%	91392	167803	178868

訳注 「核施設のある」郡については、表6―1の訳注で説明。

癌死亡率に有意の影響があるという証拠はなかった」という主張の信用性を打ち破っている。1319の「核施設のある」郡と残りの1734の「核施設のない」郡の間にあるこれほど大きな差が偶然である確率は限りなくゼロに近く、あるいは標準偏差の1290倍に等しい！

　もう一つの驚くべき事実は、1734の農村部の「核施設のない」郡における1950～54年の年齢調整乳癌死亡率の集計が、国の1～2%より高く標準偏差の10倍に近い6～8%の増加を記録していることである。このことは、原子炉の周辺を100マイルとすることさえ、定義としては相対的であることを意味している。原子炉の場所から最も遠く離れた位置にあるそれらの農村郡でさえ、核実験と原子炉の両方から放出される少量の電離放射線の有害な影響を受けているのである。我々は1950～54年以後の汚染のない農村における癌死亡率の対数関数的線量反応を分析してこのことを見出しているとおりである。従って、各原子炉から継続して放出される電離放射線の影響を受けないでいられる地域は、国内にはないこと[*17]を知ったのである。

[*17] 国土面積当たりの原発設置数が世界一の日本には、そのことはなおさら当てはまるだろう。

最後に、1734の「核施設のない」郡は、図3-7と図3-8に示されるように、これらの地域は山岳地域と南西部中央地域に大体一致しており、民間原発の放出放射能による被曝が最低で、乳癌とエイズの死亡率が国内最低であることに留意しなければならない。これらの「核施設のない」郡はすべての乳癌死亡数の31%を占めているに過ぎず、すべての乳癌死亡数の3分の2近くを占める「核施設のある」郡が国の死亡率の傾向を左右している。「核施設のない」地域は汚染のない国に住むことの恩恵を我々に垣間見せてくれている。

　一つまたはそれ以上の原子炉への近さでそれぞれの郡を分析すると、ミシシッピー川の東側に原子炉が集中していることがどれほど「核施設のある」郡の乳癌死亡率の増加に関与しているかを、再度知ることができる。我々は表8-7で、国の郡をそれぞれが100マイル以内に位置する原子炉の数に従って九つのグループに分けた。100マイル以内に原子炉のない主として農村部にある1734の郡では、1950年以後、乳癌死亡率は女性10万人当たり死亡23人以下のレベルに停まっている。1980年代において、乳癌死亡率と100マイル以内にある原子炉数との間に有意で正の相関があったことが明らかである。

　例えば一つの原子炉から100マイル以内にある郡は690あり、これらの

表8-7　原子炉から100マイル（160km）以内で原子炉数に相関する
　　　　1950〜54年、1980〜84年および1985〜89年の乳癌死亡率

原子炉の数	郡の数	10万人当たり死亡数		
		1950-54年	80-84年	85-89年
0	1734	21.0	22.7	22.1
1	690	23.1	24.6	24.3
2	420	24.2	24.5	24.6
3	109	27.2	26.9	27.3
4	54	28.5	28.1	28.3
5	9	24.5	27.4	26.5
6	32	30.5	29.5	29.0
7	2	21.1	26.9	26.9
8	3	22.9	25.0	26.5
集計	3053	24.4	24.9	24.6
相関係数		0.43	0.69	0.78
有意差		有意でない	0.05 (危険率5%)	0.01 (危険率1%)

第八章　放射性降下物と乳癌

郡の1980年代の乳癌死亡率は10万人当たり死亡数24人を越えるほどである。100マイル以内に二つの原子炉のある郡は420で、10万人当たり死亡数は約25人という率である。最近の10万人当たり26人以上という死亡率は、100マイル以内に原子炉が四つまたはそれ以上ある郡の特徴となっている。100マイル以内に国内で最も問題の多い原子炉のうち8つが存在する郡が五つもある。これらの郡はコネチカット州のニューロンドンとトーランド、ニューヨーク州のジェネシー、それにペンシルバニア州のバックス、ノーザンプトンである。それらはスリーマイル島、ピーチ・ボトム、オイスター・クリーク、マイルストーン、ハダムネック、ブルックヘブン、インディアンポイント、そしてピルグリムのどの原子炉からも大体、100マイル以内に位置している。

表8-7で興味深いことは、それが乳癌と原子炉の放出放射能の間の対数関数的線量反応関係の別の見本を示していることである。我々は郡のグループの100マイル以内にある原子炉の数を原子炉の放出放射能による被曝の線量、あるいはその強さの尺度と考えることができる。表8-7では9グループの郡の乳癌死亡率を、原子炉数の対数値と相関させてみた（対数値にゼロはないので代わりに最低値を0.001とする。合衆国には原子炉の放出放射能にまったく接触しない郡のグループはないのである）。

我々は結果として三つの相関係数を表8-7の中に示した。三つの期間のすべてにおいて、乳癌死亡率と周辺にある原子炉数の対数値に、正の相関が示されたことは注目に値する。相関は1980年代になって初めて有意になるが、1950～54年にはDOEの7原子炉[*18]しか稼動していなかったので統計的には意味がない。

図8-8は、表8-7に示された9郡グループの原子炉の放出放射能に対する1985～89年の乳癌死亡率の、今は馴染みになった上に凸の線量反応関係を描いている。

我々が原子炉の放出放射能に極くわずかしか被曝しなかった郡から多く被曝した郡に目を転ずると、線量反応曲線は素早く立ち上がる。多くの原子

[*18] 最初の商業原発は1957年のシッピングポートであるから、この7つはもちろんすべて軍用原子炉である。1950～54年の期間には民間原発はなく、この期間の死亡率は原子炉数との関連はもたない。

図8-8　乳癌死亡率と100マイル(160km)以内原子炉数の相関

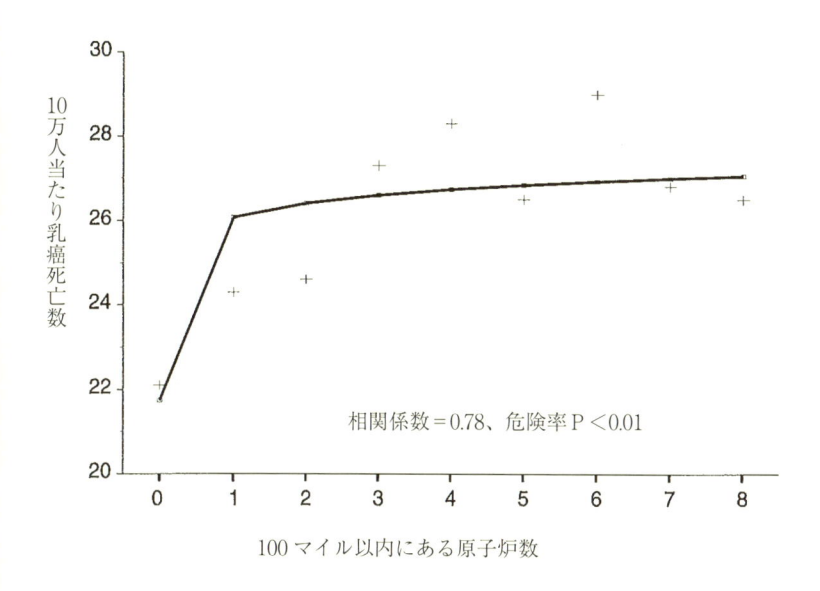

[グラフ: 縦軸「10万人当たり乳癌死亡数」20〜30、横軸「100マイル以内にある原子炉数」0〜8。相関係数＝0.78、危険率P＜0.01]

炉から文字通り集中被曝した郡のところでは線量反応曲線は水平になる。この形は、九つの国勢調査区域における乳癌死亡率が放射性ヨウ素とストロンチウムの1人当たりの放出量に対し対数関数的線量反応関係を描いた図3-9にいかによく似ているか注目して欲しい。

電離放射線に対する対数関数的線量反応関係は恐らく国立癌研究所に受け入れさせるのが最も困難な唯一の論点であろう。それは図8-9に示されるが、表8-5の中で1950〜1954年に、その年の全国平均死亡率10万人当たり24.1人よりも低い死亡率をもつ各地域においては、その死亡率の程度と、その後の死亡率の増加程度との間に高度に有意な負の相関（r＝−0.85, p<.001）があることである[*19]。

例えば、図8-9の左上の角にある最大の増加を記録した地域は、原子炉の周辺で、いかに純農村的であるかに注目して欲しい。即ち、ハンフォード（#38）、アイダホ原子力工学研究所（#39）、サンディア／ロスアラモス（#40）などの古いDOE軍用原子炉の周りにある農村郡に加えて、南部にあるロビ

[*19]　図8-9では、p<.0001と示されており、原文のp<.001が誤植の可能性がある。

第八章　放射性降下物と乳癌

ンソン (#26)、オコーニー (#27)、ハッチ (#28)、ブラウンス・フェリー (#29)、ファーレイ (#30) 各原発の周辺の郡などが当たる。右の端にあるのは初めから今日まで変わらぬ高死亡率を持ち、ほどほどの増加を示した五大湖近隣原子炉の周辺の、以下のような都会型の郡である。周辺の原発はモンティセロ／プレイリー島 (#1)、ケワウニー・ビーチ (#2)、ラクロス (#3) などに加えて、北東部にあるインディアンポイント複合施設 (#15)、オイスター・クリーク／サレム (#16)、スリーマイル島／ピーチボトム (#17) である。

　電離放射線の都会に対する影響が農村郡に対するのと対照的であることが図8-10に示されているが、その中で我々は地域の人口密度と現在の高死亡率の間に有意の正の相関があることと、図8-9と図8-10で両極に位置するのが同じ地域であることに注目したい。殺虫剤と除草剤が乳癌多発の主要な要因ならば、誰もがおおむね同じように汚染した果物や野菜やその他の食物を消費するのだから、我々は農村地帯が人口密度が低いために都会より乳癌死亡率が低いことを予期したりしないだろう。

19.「核施設のある」郡と「核施設のない」郡の間の死亡率比

　我々は、約60の原子炉の100マイル以内にある郡が核施設のない郡より女性10万人当たりで死亡数が約4人多いことを示してきた。我々はこの地域差のもつ巨大な意味をどのように言い表わすことができるだろうか。
　この差異は、およそ1億人のアメリカ女性の内毎年4000人が早すぎる乳癌死に追い込まれていることを意味している。乳癌の発生率と死亡率の比較では少なくとも一桁の差異がある。もしすべての郡が、核施設のない郡の特徴である低発生率であるとすれば、毎年、報告される乳癌の発生件数は約40000例少なくてすんだことになる。もしエイズのような免疫不全疾患や乳癌以外の癌なども、原子炉からの電離放射線に最も直接的に被曝した郡で増加していることを考えると、我々は今日のアメリカ人の健康の危機の本当の大きさを初めて垣間見ることになる。このような確たる知見がなぜ、こんなに長い間無視されたのか？　と我々は問い質さねばならない。
　一部の答は1995年8月2日の『ニューヨークタイムズ』の第一面に載

図8-9 原子炉から100マイル(160km)以内の郡の死亡率変化比

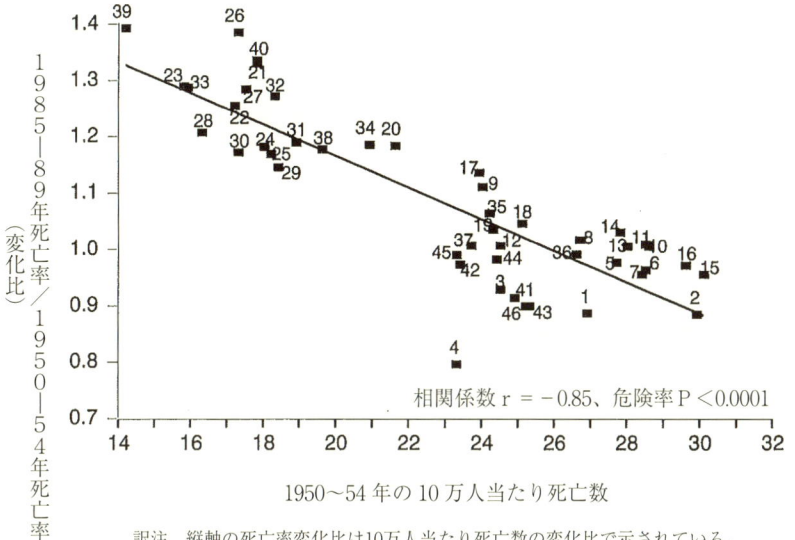

相関係数 r = −0.85、危険率 P＜0.0001

横軸：1950〜54年の10万人当たり死亡数
縦軸：1985〜89年死亡率／1950〜54年死亡率（変化比）

訳注　縦軸の死亡率変化比は10万人当たり死亡数の変化比で示されている。

図8-10 平方マイル当たりの死亡数と相関する原子炉から100マイル(160km)以内の乳癌死亡率

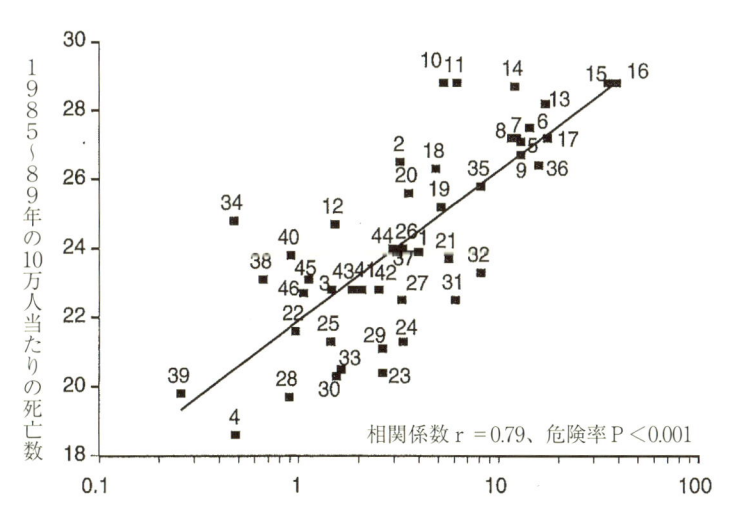

相関係数 r = 0.79、危険率 P＜0.001

横軸：平方マイル当たりの死亡数（対数目盛）
縦軸：1985〜89年の10万人当たりの死亡数

第八章　放射性降下物と乳癌　　213

った「平均寿命の急落にロシア人困惑（Plunging Life Expectancy Puzzles Russia）」と題した記事に見ることができる。それは次のように始まっている。

　既に他のどの先進国よりも低かったロシアの平均余命が今年になって再び落ち込み、科学者や公衆衛生の役人は引き続く急激な下降を説明できないと言っている。……ロシアは保健統計でそのような長期的逆行を歴史上、初めて経験する国になった。

そして最後に次のように言っている。

　「我々がここで直面しているのは災厄である」と、ロシア科学アカデミー会員で小児保健と環境の現状を研究してきたアレクサンドル・チュチャキン博士は語った。博士とその同僚らは「チェルノブイリ原発のような所だけでなく、廃棄物の投棄や国中の核実験場など、何十年にもわたる核についての無責任さが疾病や先天性奇形の多発の主要な要因である」との仮説を調べ始めたが、そうした関係の証明は決して容易ではない。

　「私たちが核施設周辺に起こった遺伝子障害を殆ど観察できていないことは驚きだった」と南カリフォルニア大学の生物計測・疫学部長で、人口への放射線の影響に関する専門家でもあるデビッド・ホール博士は言った。
　「このような関係については誰もが憶測する。しかし確かめるには長年の注意深い研究が必要だ」。

かくしてロシアとアメリカの疫学者たちは、世界保健機関が報告したベラルーシとウクライナにおける甲状腺癌のチェルノブイリ原発事故以後の増大を無視し、懸念の存在を認めず、遺伝子異常がしっかり姿を現わすのを何世代も待ち続けようとしていたのである。国立癌研究所も、次第に自明のことになりつつある真実を認めるのに同じようなためらいを見せている。
　「核施設のある」郡と「核施設のない」郡の死亡率の間にある大きな差異

を隠すために国立癌研究所が癌死亡率公式データを作為的に利用したことは、付録Dに示された事実によって明らかにされた。国立癌研究所の1995年前半に配布された機密の覚書によれば、国立癌研究所が我々の予備調査結果の信用を失墜させるために、表8-5と表8-6に要約されたものと類似した作業を行なっていたことである。この覚書の中で国立癌研究所は、原子炉から半径50マイル以内にあるすべての郡のうち全体の乳癌死亡率が10万人当たり死亡数27人に近い地域を「核施設のある」地域とし、死亡数が23.3人である他のすべての郡を比較対象として、国を事実上二分した。これは「核施設のある」郡と「核施設のない」郡の間で女性10万人当たり死亡数4人の差があることを示し、これを偶然の確率に換算すると標準偏差の200倍に等しくなり、この結果は我々自身の調査と殆ど変わりがない。

原子炉から半径50マイル以内か、あるいは100マイル以内かのどちらかに定義された「核施設のある」かなり都会型の郡は、1950年から1989年までの全死亡の大部分に関与している。合衆国の年齢調整癌死亡率の変化は全体として、主としてこれらの都会型の郡に左右され、そこでの死亡率はおそらく、農村郡より常に有意に高いものであった。国立癌研究所の覚書は、これら都会型の郡は1950～54年から1985～89年にかけて1～2％の軽い下降を示していたので、乳癌死亡率は時とともに改善したと主張していた。

都会地域は既に1950～54年までには初期の核実験と、1940年代からの大気汚染と化学物質の汚染により、非常に高い死亡率に達していた。死亡率推移にある有意とは言えない僅かな下降は、死亡率が既に対数関数的線量反応曲線の水平部分にあった実態を反映している。それ以上の汚染があっても発癌率は殆ど増加しない。これとは対照的に、相対的に汚染されていない農村郡では、彼らの飲料水中の核分裂生成物に対する線量反応関係は癌死亡率の大きな上昇となって表れた。

それゆえに、都市部であれ農村部の郡であれ、1950～54年から1985～89年までは乳癌死亡率にいかなる見るべき改善もあったと言うことはできないのである。

救いとなるのは、都市部の癌死亡率と農村部の癌死亡率はゆっくりと収斂しつつあるのに対し、原子炉の近くに住む女性と、原子炉から遠い農村郡に住む女性の死亡率になお大きな違いがあることだ。このことは、原子炉への

第八章　放射性降下物と乳癌　　215

近接度が、以下の条件のいずれかにあてはまれば、正しいと言える。
1 　第五章で論じたように、国立癌研究所が被曝郡の数を原子炉が設置されている 107 に限定した際、施設稼働後、これらの郡を集計した乳癌死亡率の上昇値が標準偏差の 9 倍に等しいこと。
2 　被曝郡の定義を拡大し、原子炉から 50 マイル以内の主に農村的な 346 の郡をいれると、観察された乳癌死亡率の上昇値はおよそ、標準偏差の 12 倍に等しくなったこと。
3 　最後に、被曝郡の定義を各原子炉から 50 〜 100 マイル以内の都会型郡を含めるところまで拡大すると、合衆国全体と比べた乳癌死亡率の傾向には有意の偏差が見られなくなるが、「核施設のある」郡と「核施設のない」郡の死亡率の違いはなお著しく大きいこと。農村の低い死亡率は電離放射線に対する線量反応曲線の対数関数的性格によって、急速に上昇している。大きな都会型郡の年齢調整死亡率の全般的傾向は、それが支配的影響を与えている全国の傾向とはそれほど変わらない。もし原子炉に近い農村郡がそれほどの有害な影響を受けていたなら、原子炉に近い都市部の郡もまた有害な影響を受けていたと推定することができる。

原子炉の放出放射能と合わせて、大気汚染や化学物質汚染のような環境要因や、都市生活のストレスのみが、人口の密集した都会地域における高い死亡率を説明することができる。表 8-5 の半径 100 マイルにわたる各地域は、面積が約 63000 平方マイルにわたっている。我々は、都会化した郡、特に三つの北東地域がこれまで長期にわたり、そして今もなお、100 平方マイル当たり最高の死者数とともにずばぬけた死亡率を記録している事実を示すため、表の中に 100 平方マイル当たりの死亡数を入れておいた。

北東地域の原子炉は人口が最も濃密な郡で囲まれており、それらの郡の年齢調整死亡率の平均は、現在 10 万人当たり死亡約 28 人に達している。国内最高の 10 万人当たり 32 人以上という率はニューヨーク首都圏の各郡に見られる。五大湖周辺の「核施設のある」郡は人口密度が少し低く、近年の乳癌死亡率は 10 万人当たり約 26 人である。

南部諸州にある「核施設のある」郡は主として農村郡であり、平均すると現在の死亡率は合衆国平均よりも今もなお低い。それらの郡でも乳癌死亡率は 1950 〜 54 年以後、約 20％ の大幅な増加（それ以前に比べて）を記録した。

図8-11　原子炉から100マイル(160km)以内のハイリスク郡

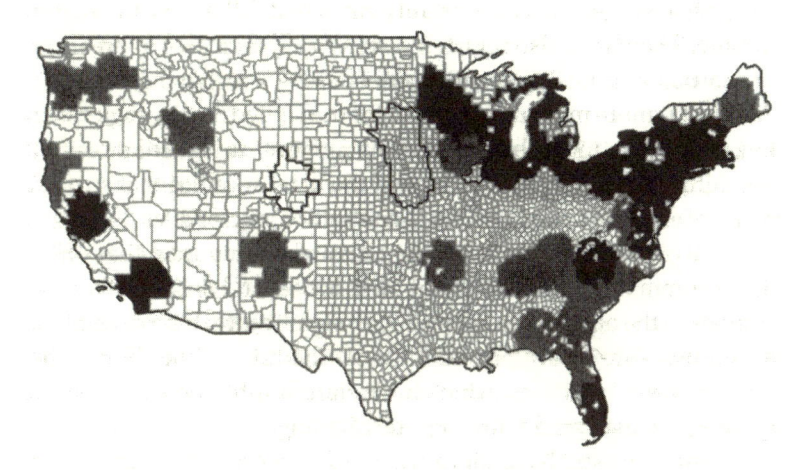

　この国の3000を超す郡のほぼ半数は100マイル以内に核施設を有しているため「核施設のある」郡と定義できる。1985～89年の全乳癌死亡数の三分の二以上はこれらの郡で生じており、集計された年齢調整乳癌死亡率は10万人当たり26となり、その他の郡の死亡率22と比較し有意に高値である。最も高いリスクの「核施設のある」郡は地図で黒く示しているが、多くは北東部にあり、10万人当たり死亡率は28である。その中には、原子炉が最高度に密集しているニューヨーク郊外の諸郡があり、その死亡率は10万人当たり32である。五大湖と太平洋沿岸諸州の「核施設のある」郡の集計死亡率も全米の死亡率24.6よりも有意に高い。南部諸州の「核施設のある」郡は、ハンフォードのエネルギー省管轄の原子炉とアイダホ州とニューメキシコ州の国立研究施設に沿っており、1950年以降全米全体より、有意の増加をしている。地図で灰色に示している。核施設のない郡は、全国基準値と差のない5つの原子炉に近接しているが、地図上では色をつけていない。多くはロッキー山脈とミシシッピ川の間に位置している。
　訳注　この図は『世界』2003年10月号にも引用されている。

　そしてそれは、合衆国全体でははるかにゆるやかな上昇であることと比較すると、近い将来「核施設のある」都市部の郡に追いつく動きを始めたことを示唆しているのである。このことはハンフォード、アイダホ原子力工学研究所（INEL）、サンディア・ロスアラモス原子炉を取り囲む農村郡にも当てはまる。
　図8-11に我々は、表8-5、8-6と8-7にあるデータのビジュアルな概観を提供する全国の郡地図を作成しておいた。「核施設のある」北東地域の各郡では、現在際立って高い死亡率を示しているが、それらの郡は濃い陰影で示

第八章　放射性降下物と乳癌　　217

してある。他方、死亡率の著しい上昇の見られる南部農村地帯の「核施設のある」群は薄い陰影をつけておいた。

　これらの郡はなお全国平均より低い死亡率にとどまっているものの、それらの郡を合わせた死亡率は1950～54年以降、合衆国全体の増加率が1％であるのに比して、16％もの著しい上昇を示している。「核施設のない」郡の最低の死亡率（10万人当たりの死亡数約22）はロッキー山脈とミシシッピー川の間にある雨量の少ない郡に見られる。これらの地域ではまた、エイズやその他、免疫不全の疾病でも最低の死亡率となっている。60カ所の原子炉のうち、少雨量地帯にある5つの原子炉だけが、隣接する郡の住民に対して癌の危険を与えておらず、従って前掲の図に画かれているが、陰影はついていない。

　この雨量の少ない地域にあるエネルギー省の三つの原子炉（INEL、サンディア、ロスアラモス）は、疫学的異常という点で抜きんでており、ここでもまた、第二次世界大戦以後、核分裂生成物の放出が癌の増加を大きく助長したという仮説を裏付けている。

　図8-11は本書の調査結果を効果的に要約している。それは、ラルフ・ネーダー[20]のパブリック・シチズン・グループが用意した図8-12に示されている地図に驚くほどよく似ている。その地図は、2000年までにはそれらの地域が国内で放射性物質の最大量の貯蔵所になるであろうことを示している。放射性廃棄物の大量に集中する地域が、住民の健康に最も深刻な影響のある地域と一致しているということは別に驚くに当たらないことなのである[62]。

＊20　ラルフ・ネーダー（1934年生まれ）は米国の弁護士、市民運動家。邦訳に『死を招く欠陥車　ユーザーのための対策』ネーダーほか、青井寛訳、講談社、1971年、『アメリカは燃えている』ネーダー、野村かつ子・今沢正躬訳、亜紀書房、1972年、『消費者と公害』ネーダー、青木公・伊藤正孝訳、朝日新聞社、1973年、などがある。

図8-12　2000年に予想される放射性物質の貯蔵サイト

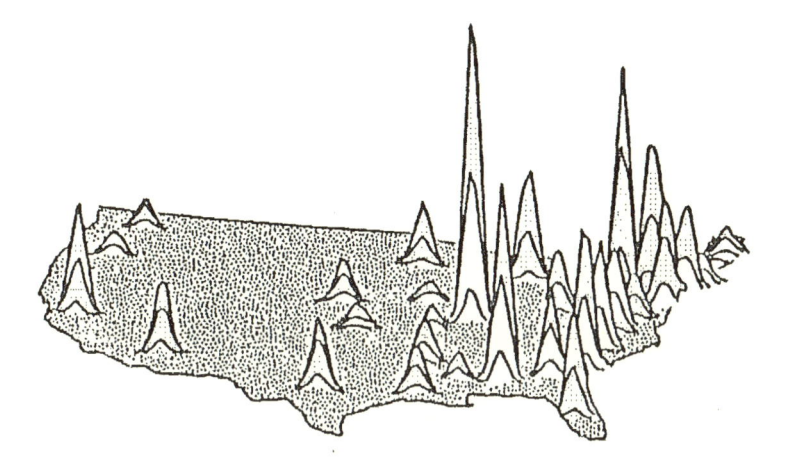

第九章　もう遅過ぎるだろうか

「核施設のある」郡において放射能汚染問題の原因の一翼を担いながら無視されてきたのは焼却炉である。これは歳月をかけて木材製品や紙製品の中に蓄積された半減期の長い核分裂生成物を大気中に再循環させる。ハーバード大学の2人の科学者、ベルトン・A・バロウズとトーマス・C・チャルマーズは最近、全世界から集めた薪の灰の放射能分析を行なった。彼らは、放出放射能は大部分が北半球で発生するので、北半球の薪の灰の放射能（カリウム40に対するセシウム137の比率で判断する）が南半球(63)のそれの10万倍あることを発見した*1。彼らは、「この世界規模での違いが核実験と卓越風からの放射性降下物によるものなのか、あるいは原子力発電所からの局地的な汚染によるものかは、今後の問題として残されている」と言っている。このことは、どの地域であれ焼却炉の周辺地域の放射能汚染が今も進行中であることを示唆している。

1. 生物種の消滅

　北半球の放射能レベルが南半球の10万倍も大きいという発見は、生物種が恐るべき早さで消滅しつつあること、特に遠く離れた赤道近くの熱帯雨林でそれが進んでいる事実を浮かび上がらせている。古生物学者は化石の記録から過去5億年の間に広範な五つの生物相が絶滅したと断じている。このことは、最近の一千年間に我々は人為的な「六番目の大量絶滅」(64)を経験しつつあることを意味している。

　人口の増加、それによって起こる狩猟と居住の様式の変化、最近の環境破壊などによってこれまで数千年の間に、毎年3万種もの割合で生物種が消滅してきたと見積もられている。その率は全生物種の95％近くが絶滅した2億5000万年前の二畳紀*2のそれに匹敵する。例えば、我々がなかなか行くこ

---

*1　カリウム40は代表的な自然放射能の一つであり、セシウム137は代表的な核分裂生成物（死の灰）の一つである。したがって、前者の分布は地球上ほぼ均一であり、後者の分布は核兵器や原発に応じて増える。

*2　白亜紀の終わり（6500万年前）には大量絶滅（おそらく小惑星の衝突が原因）が起こり、恐竜など生物種の70％が絶滅した。二畳紀の終わり（2億5000万年前）の大量絶滅では三葉虫など生物種の90％以上が絶滅した。ウィキペディアの「大量絶滅」を参照。これまでの大量絶滅は、原生代末、オルドビス紀末、デボン紀後期、二畳紀［ペルム紀］末、三畳紀末、白亜紀末の6回であり、現在（完新世）の大量絶滅は7回

とのできない高所に位置する遠隔の地域もふくめて、世界中から蛙の姿が見られなくなったことを考えてみよう。それは必ずしも産業がもたらす化学的汚染だけが原因とはいえない。ヨーロッパの植物学者たちは他の植物の生態(50)と共に、ドイツの「黒い森」の相当な範囲の消失に低線量放射線が有意に大きな役割を担っていることを明らかにした。

振り返って見れば、もし低線量放射線が人間の免疫反応に障害を与えるのなら、他のすべての生物もまた、有害な影響を受けるのは明らかのように思われる。確かに、この半世紀の間にはかなりの被害があったのである。

2. なお存在する未汚染地域

原子炉周辺の農村と都会における癌死亡率が次第に収斂しているにも拘わらず、環境汚染という点で比較的汚染されていないと見なすことのできる農村郡が米国になお2000近く残っているのは喜ばしいことである。それは希望のもてるきざしでもある。人間が作り出した現象としての乳癌の多発を止めることは、原子炉から遠く離れたいくつかの農村で偶然に見られるように、止めることができるのである。

「核施設のある」郡に住む女性への障害の大部分は、恐らく平均以上に産業化学物質や核実験の放射能に曝されたこと、さらには、今では検査ごとの被曝線量が大きく減っているが、かつてX線の過剰照射を受けたことなどによるものである。

しかし、原子炉からの放出放射能は、既に耐え難いレベルにある環境汚染をさらに悪化させ続けている。原子炉は他の環境要因と違って、一夜にして停止し、直ちに目に見える公衆衛生の改善をもたらすことができるのである。このことは悪名高いピーチボトム原発がNRC［原子力規制委員会］によって数カ月間、停止された1987年の短い期間にはっきり表われた。近くのボルチモアとワシントンD.Cではほとんど同時に乳幼児死亡率の改善が見られたのである。

1995年8月2日付『ニューヨークタイムズ』は、『国立癌研究所雑誌』の1995年8月号に掲載された研究にもとづいて「海外移住で乳癌のリスクが

目と考えられている。

第九章　もう遅過ぎるだろうか　223

変化する」と題する記事を掲載した。それは下記のように述べている。

　女性は新しい国に移ると、死のリスクは選んだ土地に住む女性の死のリスクに合わせて高まりもすれば低くもなる。その調査は「女性の乳癌のリスクの大部分は思春期か、成人初期に準備される」という考え方を否定している。それはまた、移住集団同士の比較のなかに、いまわしい悪性疾患を避けるために女性ははどのように生活を変えるべきか、科学者にとっての手がかりのあることを示唆している。

我々は、より汚染されていない地方への移住を奨励するより、国内の乳癌の環境上の原因を取り除く方がより賢明であるという意見に絶対に賛成である。

我々は国の原子炉がどこにあるかによって、事実上その国は、乳癌死亡率の高低に関連した地理上の違いを、明確に二つに区分できることを確認した。我々は、よりリスクの少ない「核施設のない」郡に対して、リスクの高い「核施設のある」郡を示すことができる。

我々が戦後における乳癌の多発の原因として低線量放射線の役割を強調するのは、それが唯一の原因であると信じているからではなく、最も見逃されてきた原因の中の一つとしてであり、有害な化学物質、核実験からの放射性降下物、裕福な都会や郊外の郡におけるＸ線の女性への過剰照射などの影響を一層悪化させるからである。

3. 政府をどう扱うか

戦後アメリカの核政策は、低線量放射線が致命的な健康被害をもたらすことを秘密裏に否定してきたが、このことを公然と批判した政治家のなかでも、ケネディーとジョンソン政権で内務長官をつとめたスチュアート・ユードルは、勇気と知性をもった、最も高い地位にあった政治家である。『八月の神話』と題した最近の本[*3]の中で、彼は不成功に終わったが、何人かの風下犠

[*3] ユードルは1920年生まれ。この著書は原書も邦訳も1995年に出版された。『八月の神話　原子力と冷戦がアメリカにもたらした悲劇』スチュワート・L・ユードル、

牲者の法的代理人をしている間、AEC［原子力委員会］の役人がネバダ核実験によって誘発された癌について嘘をついたことをどのように知ることができたかを語っている。彼はネバダ核実験を「ニュールンベルグ綱領侵害の歴史にふさわしい位置を占める出来事」と見なし、そして、AEC は嘘をついたと結論づけた。なぜなら AEC は核爆発が癌を引き起こすには数年かかることを知っており、さらに AEC は風下住民が何も知らないまま、医学実験の被験者になるよう振る舞ったからである[65]。

ネバダ風下住民の訴訟は成功しなかった。彼らの裁判は下級裁判所では勝訴したが、上訴裁判所は、合衆国政府には責任がないとの判断で AEC を支持する裁定を下した。その過程で原告側弁護士の１人が、以下のような単純な問いを含めて一連の質問を AEC 弁護団に送った。それは、「放射性降下物の降る恐れのある地域の周辺住民の安全と福祉、彼らの財産には誰が責任を負うのか」というものであった。それに対する AEC の答えは下記の通りである。

　　　放射能を有する降下物から家族と財産を守るのは家長と財産の所有者の責任である[29]。

こうして、急速に増えつつある乳癌の女性、そして、実際に風下住民である我々へのメッセージは、「自分のことは自分で守らねばならない」というものであった。

我々は連邦政府に対して、最近明らかにされた事実、即ち、自然環境放射線、医療用 X 線、原爆の直接放射線などから受けている外部被曝についての過去の知識が、大気中や食餌中に含まれる核分裂生成物の低線量慢性被曝の影響を過小評価させている事実を認めさせる方途を見つけ出さねばならない。

もし我々が政府にそのことを自覚させなければ、低出生体重児や他の免疫不全疾患の増加と共に全癌の発生は増加し、医療と福祉の費用上昇を制御できないものとし、どのような近代的な社会においてもその財政的安定性を崩壊させてしまうだろう。そしてこれこそが、アメリカ合衆国だけでなく英連邦、旧ソ連邦、フランスにも今まさに起こっていることなのである。

紅葉誠一訳、時事通信社、1995 年。

第九章　もう遅過ぎるだろうか　　225

現存する核兵器の脅威から国の安全を守るためには別の方法もあり、我々のエネルギー問題にもより害の少ない解決方法もあるのだから、核分裂生成物の環境への一切の放出を終わらせ、我々の将来を脅かしている病気と早期死亡の増加傾向を逆転させることは可能なはずだ。

　この章を閉じるにあたって、個人的な意見を述べておきたい。私は過去30年にわたって電離放射線の問題に対し善戦を続けてきた小さな集団の新参者である。私はアーネスト・スターングラス[*4]、ジョン・ゴフマン[*5]、ロザリー・バーテル[*6]、アリス・スチュアート[*7]の業績から大きな影響を受けた。私は活動を退職後に始めたので、原子力当局の科学者たちから侮蔑的な非難や解雇にさらされることはなかった。このような非難や解雇にあったジョン・ゴフマンは勇気を持って原子力当局の科学者を、重大な怠慢と無責任により、人道に対する罪を裁くニュールンベルグ裁判の被告候補であり、また今日低線量放射線の危険性が知られていることからすれば、彼らの罪は実験のレベルではなく、殺人の罪そのものであると批判した[(6)]。

　従って私は、国立原子力研究所の科学者について、多少バランスのとれた見方ができている。つまり彼らは原子力の平和利用の実現を促進していると思ってきたが、現在では、それが悪夢に転じている事実に抵抗しているのである。今日では、電力会社でさえ、自由競争の波にさらされ高額の原子炉の放棄を余儀なくされており、そのため原子炉サイトに存在する今後25万年の間、監視を続けなければならない危険な使用済み核燃料全体の処分を行なうことに市民の支持を求めているのである。

　私自身の原発産業に対する関心は1984年に遡る。その年、発表した論文「原子力の将来」[(66)]の中で私は、原子力工学の欠陥を過去30年間全国に広め

[*4]　スターングラス（1923年生まれ）の著書の邦訳に『死にすぎた赤ん坊　低レベル放射線の恐怖』スターングラス、肥田俊太郎訳、時事通信社、1978年、『赤ん坊をおそう放射能　ヒロシマからスリーマイルまで』スターングラス、反原発科学者連合訳、新泉社、1982年、がある。

[*5]　ゴフマンについては前掲訳注を参照。

[*6]　バーテル（1929年生まれ）の邦訳に『放射能毒性事典』バーテル、渕脇耕一訳、技術と人間、1987年、『戦争はいかに地球を破壊するか　最新兵器と生命の惑星』バーテル、中川慶子・稲岡美奈子・振津かつみ訳、緑風出版、2005年、がある。

[*7]　アリス・スチュアート（1906～2002）は英国の医学者。胎児への放射線の影響の研究などで知られる。ウィキペディア英語版の「Alice Stewart」などを参照。

てきたために、多くの徴候から次の15年間に不吉な一連の事故を目撃することは不可避だろうと指摘した。

私は自由市場経済の観点からは原子力産業が経済的に生き残ることはできないと見抜いていた。原子力産業は1950〜79年に連邦政府の膨大な助成金で生まれたのであるが、その間、次々に設計された原子炉の定格出力は、急速な拡大を正当化する運転経験もないまま、50倍にも引き上げられた。

原子力発電をもはや経済的に成りたち得る代替エネルギーと見なすことができないことは、ウォール街が原子力の株や債権に与えている低い評価からも見てとることが出来る。1984年に私は、多年にわたる高配当にも拘わらず、過去十年にわたって株価が上昇しなかったコモンウエルス・エディソンの例を引用した。1996年までには、ロングアイランド電力会社（LILKO）は、運の尽きたショーラム原発に40億ドルもの無駄な投資をすることにより「核の愚行」の最悪の例として引用されることになるだろう。

1984年に私は、もしショーラム原発の経費の全額が地方税として納税者が負担させられたら、「その結果起こる地方税の二重構造でロングアイランドは経済的荒廃の地となるだろう」と予言した。今日、ロングアイランド電力会社は、共和党知事が民営に留める約束をしていたにも拘わらず、公有化される脅威に直面している。

1984年以来、私は同僚とこの本に引用されている疫学的証拠を編集してきたが、それは、その致命的な健康被害の大きさが、核技術の経済的浪費など、影に隠されてしまうほどであることを示している。ロングアイランドは経済的浪費と健康への影響の両方を示す最悪のシナリオの例である。もしこの事実が事前に認められ、ブルックヘブン国立研究所が原子力技術でなく太陽光発電の促進を誘導していたなら、「ロングアイランドは風力やそのほかの太陽エネルギーとともに、天然ガスを電気に変えるコジェネレーション（熱併給発電）の競争力を示す全国最初の地域になり得る」という私の予想は証明されたであろう。私はまた、「太陽光発電の電池は、十年以内に高額な中央集中型発電システムと競争できると予期される」とも予想した。太陽光発電自動車の出現は間もなくこの予想の現実性を証明するであろう。

前述したバラ色の予測を可能にするのは時間の経過である。このような予測は既にチェルノブイリ惨事の前からあった。すなわちチェルノブイリ原発

災害は我々に、1979年のスリーマイル島原発の炉心溶融がアメリカ社会の同様の破滅を引き起こさずに済んだのは、説明不可能な偶然に過ぎなかったことを示したのであるが、チェルノブイリ以前からわかっていたことだったのである。

多くの産業関係者は同様の炉心溶融事故が、どの十年間にも起こる確率が50％である[67]と信じている。もし環境保護庁（EPA）がミルクと水の中にある放射能の監視を再開する気にならなければ、我々は何が起こっているのかを知るだけのためにも、国際的な監視に頼らざるを得ないだろう。

4. 時間との競争

前著『死にいたる虚構（*Deadly Deceit*）』と本書『内部の敵（*The Enemy within*）』の読者からは厳しく問い質されるかもしれない。端的に言えば、我々は低線量放射線との闘いは時間との闘いであると論じてきた。人工的につくられた核分裂生成物が大量に蓄積されてからでは、そうした闘いに勝ったところで何の意味があろうか、と。低線量放射線の健康に対する影響の問題と共に、化学物質と化石燃料による汚染、地球の温暖化、熱帯雨林の消失、急速に加速する無数の貴重な生物種の消滅など、同じように手に負えないほどの環境問題がある。たとえあらゆる環境破壊が低線量放射線によってさらに加速されていることを示し得たとしても、世界を支配する列強国に核の選択から進路を変えさせることを我々は望めるのだろうか。

また今日、世界が環境の劣化に加えて、同じように解決困難な社会的、経済的な問題に直面しているのも事実である。しかし低線量放射線を単に世界の複雑な問題の一つとしてではなく、第一級の害悪であるとみなしても、それは筋違いなことではない。

私は低線量放射線の問題を解決することが、究極的には汚染から解放された世界経済の合理的な再組織、即ち時代遅れの過去との革命的決別に到達すると信ずる理由を提示したい。チェルノブイリ級原発事故の再発は不可避であり、そうなれば現存するどんな政治体制も生き延びることはできないと私は信じているが、そういった事故発生の後、いつでもこのプロセスは始まるだろう。

私の信念は、チェルノブイリ原発事故が結局は、歴史の方向を変える上でヒロシマと必然的に対をなす分岐点の事件であったことを認めるところから出発している。アインシュタインは、原爆は人の考え方を除くあらゆるものを変えた、と言ったが、チェルノブイリは人々の考え方を変え始めた。これこそが事実であるが、1945年の広島を人類存続の究極的な脅威と見ることができず、それとまさに同じようにチェルノブイリをも読み違えた核保有国は今なおこれを否定しつづけている。

　ゴルバチョフのもとで旧ソ連の支配者たちは、1986年に人類の歴史上、最大の事故の影響を受けて初めてグラスノスチ［情報公開］やペレストロイカ［改革］といった啓発された政策を作りはじめた。だが、既に手後れであった。それはその後に起こった社会的混乱の波に押し流され、冷戦は効果的に終結したが、東ヨーロッパを巻き込み、ユーゴスラビアの解体に行き着いてしまった。西側の学者はこの期間をむしろ、自由市場経済の価値を見出すための理不尽だが必然的な前ぶれと見ている。本書の中で私はそのような見方ではなく、チェルノブイリが一瞬の大異変で、ソ連支配者の国民に対する巨大な欺瞞を暴露し、それが今も続く社会的混乱の波を引き起こした元と信じる根拠を述べた。

　我々は本書の中で、第二次世界大戦に勝利し、核爆弾のなかに無限の力の保障を見出した西側の列強が、現在、制御できない放射線起因の疾病の多発と医療費の上昇の両面で苦しめられていることを示してきた。すべての超大国は今日、1957年のウインズケール、1979年のスリーマイル島、1986年のチェルノブイリ規模の核事故が再発すれば、彼らの政治的正当性が厳しい挑戦に曝される可能性に直面している。

　事実、壊れやすい地球の環境が侵食されるのを容認している政府の無配慮は、第一次世界大戦の前夜における欧州諸国の首脳たちの政治的愚鈍さになぞらえることができる。各国首脳らが自分達の理解を超えた問題には対応できないでいるならば、ひいてはゴルバチョフやその他の旧ソ連の指導者たちと同じ運命に苛まれるであろうと、私は信じている。

　彼らが権力から取り除かれたことで政治的空白が生まれ、さまざまな特権グループがソ連国民の利益に敵対して最も野蛮な犯罪的な力を行使していることは事実である。西側の経済力と軍事力が、ロシアだけでなく東欧やその

他、世界のすべての地域で市民生活の安定と民主主義の秩序をやがては実現するものと、現在は信じられている。しかし、世界はやがてバラバラになり、これらの力があまりに過大評価され過ぎていたことが分かるのは、そう遠い日ではないであろう。

　過去の失政によって平均余命が10年も下降した旧ソ連邦でさえ、無政府状態に近い現状が無期限に続くとは私には思えない。高度に教育され、才能に富み、偉大なアンドレイ・サハロフに代表されるロシア国民が、今は重大な環境破壊の、いかなる幻想も許されない危機にあるとはいえ、永久に搾取されることを容認するなど、私には信じられない。恐らく、ほかの何処よりも早くロシア人民の英知は合理的に組織され、太陽エネルギーを資源とする民主的経済を創造するであろう。なぜなら、近代社会が生き残る道はこれ以外にはないからである。結局、ヨーロッパ人口の平均寿命が現在の半分であった中世のヨーロッパで、全人口の三分の一を殺した黒死病［ペスト］でさえ、市民生活の再生を止めることはできなかった。

　人類は、環境的愚行の果てに自らの富も権力をも速やかに失うであろう少数の人々の手で消滅させられることを許すほど愚かではない。これこそが、環境汚染に反対する闘争は負けることができないという私の信念の土台にあるものである。

付録

付録A　原子炉周辺の乳癌死亡率の計算

　原子炉の近くには年齢調整乳癌死亡率が長期にわたり著しく増加している郡の集団がある、という我々の所見は、原子炉から排出されている「何か」が、わが国の乳癌の全国的多発を助長していることを示している。この付録では、我々がどのように各原子炉に最も近いこれらの郡に焦点を絞ったか、パソコンを使える人たちが我々のデータを使って、どのように我々の評価を再現できるかを述べる。過去の核実験からの放射性降下物に被曝したことのあるこれらの郡の女性は、恐らく殆どが追加的な被曝の影響を受けている。また、この付録は、自分自身で研究しようとする人にも役立つかもしれない。

　原子炉や焼却炉のような特別な有害物質発生源の周辺で、問題のある地域を新しく発見したいと望む読者は誰でも、「放射線と公衆衛生プロジェクト」(RPHP)に連絡すればよい[*1]。複写の実費のみで、我々はどの州、どの地域に拘わらず、その郡の年齢調整乳癌死亡率を入れたフロッピーディスクを提供できる。選択された郡グループ全体の年齢調整死亡率のおおまかな近似値は、各郡の比率に、所定の期間における各郡の死亡数の多寡に基づいた、加重値を加味して得られる。いくつかの郡全体の年齢調整死亡率を手に入れる、もう少し精緻なやり方については以下に論じている。

　国立癌研究所は原子炉周辺の癌のリスクを調査したが、被曝郡についてはあまりにも狭い定義を選択していた。それについては、第四章で論じたように、ジョセフ・マンガーノが草分けとなったオークリッジ核施設調査で示し

[*1]　「放射線と公衆衛生プロジェクト」Radiation and Public Health Project (RPHP) は1995年にNPO法人資格を取得。ウェブサイトは次の通り
　　http://www.radiation.org/
　　最新刊の出版物に *Radioactive Baby Teeth: The Cancer Link*. Joseph Mangano. Radiation & Public Health Project. 2008. がある。

ているが、マンガーノはオークリッジから 100 マイル以内に有意の癌の増加を発見していた。我々は、卓越風や降雨パターンの変化など、考慮すべき別の要因があることも見つけ出した。

　我々は、各原子炉の風下にある郡を加えて、国立癌研究所の「被曝」郡の定義を拡大した。原子炉に近い郡は概して小さな農村の郡が多いので、全体として十分な死亡数を反映する死亡率であるためには、大きな人口を選ぶ必要がある。アメリカがもたらした乳癌死亡率に見るどんな偏差も、こうすることでその統計学的有意性を検定することができる。よって最初に、各原子炉から 50 マイル以内にある隣接した農村の 7 郡の平均を組み合わせた。その中で我々は殆ど常に、それらのグループ化した郡のその時々の年齢調整乳癌死亡率は、州や合衆国の全体としてゆるやかな変化に比べて 1950～54 年以来、統計学的に有意な増加であることを発見した。

　次に我々は「周辺」について、より広域な定義を適用した。我々は各原子炉から半径 100 マイル以内のすべての郡を全体として含んだ死亡率を計算した。そうすることで、それまで周辺の二つの定義から除外されていた、わが国の大きな都会型の郡の大部分を含めることができたのである。このことは我々が第二の重大な発見に到達するのを手助けしてくれた。それは、原子炉から 100 マイル以内の郡に住む女性は、それ以外に住む女性より有意に高い死亡率を持つということであった。

　ここで調査した 60 カ所の原子炉の各々に対して、我々は原子炉に最も近い隣り合ったいくつかの郡を加えることから始め、卓越風のきまった風向きである北および北東方向の隣り合った郡に加えた。特に危険と見られる地域を含むことができるように、そのような地形を有すると知られている他の郡を加えることに努めた。国の平均値からのどんな偏差も統計学的な有意性を持つよう、我々は十分な死亡数が含まれるまでこのような追加を続けた。

　試行錯誤の結果、ここで調査した 60 カ所の原子炉のうち 55 カ所で、我々は原子炉からおよそ 50 マイル以内にある主に農村部の 346 郡を抽出することに成功した。これらの郡全体の比率は 1950～54 年以来増加を示しており、その大きさは乳癌死亡率に観察される有意の増加部分は原子炉からの放出放射能が原因であるという確信を保証するのに十分であった。

　そのような試行錯誤は、卓越風と降雨パターン、川の上流と下流の様相、

近くの有害汚染源についての知識など、その地方の地形に通じている者の力を借りることによって最もうまく進んだのであった。これが、有意に高い乳癌死亡率を持つ別の問題の郡グループを見出すため、読者にこの付録Aと付録Bを使って欲しい理由なのである。

　読者がそうしたグループを提示してきた際には、本書で我々が推定死亡率を算出したように国立癌研究所のより大きなデータベースを使って真の年齢調整比率を算定するつもりである。

　このデータベースには、各年齢階級別の女性人数とともに、各郡、各期間別の5歳刻み、18段階の白人女性の乳癌死亡数が含まれている。「放射線と公衆衛生プロジェクト」の職員、ウイリアム・マクダネルはこのデータベースのためにパソコンのプログラムを書いてくれた。それによって我々は、州、地方、合衆国全体など、希望するどんな組み合わせの年齢調整死亡率も得られるようになった。このプログラムは、希望する50あるいはそれ以上の郡を合わせた年齢調整比率を数分のうちに作成する。プログラムは、各郡の年齢調整死亡率に郡の全死亡者数の加重値を与えるという単純な方法で、単に概算しただけであるが、それぞれの事例で実質的に郡の境界を取り除き、年齢調整死亡率の集計値を作り出す。(それでも、単純加重推定値は一般に、真の集計率からに2～3%以内の誤差でおさまる)。

　すべての州の保健局は年齢調整癌死亡率を独自に計算するための設備を持っている。そこで、「放射線と公衆衛生プロジェクト」は、本当に市民が活用できるよう、公的経費で得られるそうした算定を行なうために、援助を求めるどんな市民団体にも協力したい。

付録B　60の原子炉施設と周辺の郡のコンピュータ処理による地図

　我々はこの付録の中に、60カ所の原子炉施設ごとに、およそ50マイルと100マイル以内にある郡とそれらの乳癌死亡率状況を地図にして示し、原子炉近隣郡集団の死亡率が国の平均値より有意に高くなっていることを明らかにしたい。我々は統計学的に有意性の異なる二つのレベルを次のように、*P＜0.05 あるいはP＜0.01と**P＜0.001に区別する。しかし多くの場合、後者の表示は控えめな評価と考えられている。

　原子炉施設から50マイル以内にある主として農村部の郡の集団は、地図の上で陰影がつけてあるが、いくつかの例外は別にして1950～54年以後、全体として乳癌死亡率は長期の有意な上昇を記録している。我々はまた1980～1984年から1985～1989年までの死亡率の変化を示す数値を載せている。おおむね、民間原子炉に近い隣接した郡を組み合わせた集団の最近の時期の乳癌死亡率は、1950～54年から1980～84年までの期間と同じような統計学的に有意の増加があることを我々は見出した。これは原子炉からの放出放射能が、核実験降下物の晩発的影響と一緒になって影響を及ぼし続けていることを示唆しているようだ。最も古いエネルギー省（DOE）原子炉施設周辺の農村郡では、1980～1984年から1985～1989年にかけて死亡率の改善を記録しているが、このことは1980年代にこれらの原子炉の活動が縮小されたことの良い影響であることを示唆している。

「核施設のある」地域と「核施設のない」地域

　国内には、レイチェル・カーソンが癌を誘発する「ふたつの邪悪な相棒」と特徴づけた放射性ストロンチウムと産業用化学汚染物質の双方に最も曝露されてきた地域が三つある。五大湖周辺、北東部、南部である。図8-11で

明らかなように、ミシシッピー川以西の州と太平洋沿岸州以東の山岳地域諸州は、曝露の程度が最も低く、乳癌死亡率も最低の傾向を示している。我々は最高に汚染された地方を最初に示し、乳癌死亡率に有意の増加を示さなかった五つの原子炉地域を最後に示して60枚の地図を順番に並べた。

残念ながら、個々の原子炉施設について提供されている豊富な情報を十分検討することはできないが、それぞれについてほんの数行ずつ注釈を付けることはできる。ミネソタ州のモンティセロ／プレイリー島原発の地図と、これを説明するデータの詳しい検討から始めよう。それはミネソタ州保健局による厳密な再調査を受けたので、詳細に分析が行なわれることになった。それから他の五大湖諸州にあるミシシッピー川以東に分布する原子炉施設を検討し、続いてメイン州からフロリダ州を、それからミシシッピー川以西に移りたいと思う。

五大湖諸州

ニューヨーク、オハイオ、ミシガン、ミネソタ、ウィスコンシンの五大湖諸州には10数カ所の民間原発がある。カナダ領内に位置する20の原子炉とともに、これらの原子炉は大量の放射性核分裂生成物を湖に流し、そこに長期にわたって溶けている工業用化学物質による汚染と共同して影響を与えてきた。表8-4によれば、合衆国の81の郡が五大湖に接しており、現在の年齢調整乳癌死亡率は集計すると10万人当たり27.8人である。この率は国全体の死亡率10万人当たり24.6人よりかなり高く、その差が偶然の結果である確率は無限に小さい。死亡率が1950～1954年にも同様に高かったという事実は、核時代の早い時期に既に放射性降下物、汚染した地表水の使用、初期の高線量X線検査、それに有害化学物質の大気中への放出などが複合し、以前から高い発癌性をもっていたことを示唆している。

疫学者たちは、死亡率の地理的な違いは偶然の結果である確率が100分の5以下（危険率5％以下）である場合、意味をもつと見なしており、そしてこの「偶然の確率」（$P < 0.05$）は、それにかかわる死亡数に反比例して変化する。例えば五大湖に接している81の郡の乳癌死亡率（10万人当たり死亡数27.8人）は1985～89年の死亡数15397人を基礎にしている。この死亡数

は、非常に大きく、偶然である確率は無限に小さい。死亡率のうちのどれだけが放射性降下物により、どれだけが化学毒物によるかを正確に計算することは困難である。癌死亡率の上昇のうちのかなりの部分が人工核分裂生成物に起因することは、女性の居住地が原子炉に近ければ近いほど、乳癌で死ぬリスクは大きくなることを示すことによって、立証できるのである。

モンティセロ／プレイリー島原発

　北東部中央にある大部分の原子炉施設は工場からの廃液を、カナダの領内の原子炉と同じように、直接五大湖に放流した。しかし、モンティセロ／プレイリー島原発はかなり内陸に位置している[*1]。他の多くの原子炉と同じように、これらの原子炉も農村部あるいはその周辺に建てられており、これらの郡では死亡数が非常に少ないため、1950〜54年と比べて1980年代の年齢調整乳癌死亡率が平均を越えて上昇している場合、それらの増加はいくつかの隣接郡を加えてみて初めて統計学的に有意として示すことができる。これらの隣接する原子炉に近い12の郡を合わせると、原子炉からの放出放射能による健康への悪影響は明らかである。

　240頁の地図の中で、我々は二つの原子炉に最も近く、原子炉の放出放射能の悪影響を最も強く受けたと思われる郡のグループに薄く陰影をつけ、周りを濃い線で囲み、隣接する郡の境界を無視できるようにしている。この12の郡グループを総計した死亡率が、1950年以降の平均比率より大幅に大きいことを明らかにする。

　一般的に言って、もし郡グループが主として原子炉近くの農村部にあるならば、1950年以後から見られる死亡率の上昇は、おおむねその州や、原子炉から遠い郡や、国全体の死亡率の上昇をかなり上回るであろう。郡グループが主として大きな都会型の郡を含むものであるなら、その現在の死亡率は合衆国全体のそれをかなり上まわったものになるであろう。

　この地図と、他のすべての地図において原子炉の周りに、我々は半径50マイルと100マイルの円を描いておいた。農村部の郡の中で、最も直接に影響

[*1] 日本の原発は海岸に立地して海水で冷却するが、欧米の原発は内陸に立地して河川水で冷却するものも多い。

を受けたのは、原子炉の風下に位置した、大体半径50マイル以内の郡である。100マイル以内にはしばしば大きな都会型の郡が見られ、これらには少し濃い陰影をつけておいた。現在の死亡率が合衆国全体の率より大幅に高い郡は全米に48郡あり、そのすべてが一つ、あるいはそれ以上の原子炉から100マイル以内に位置している。

例えば、モンティセロ／プレイリー島の地図で、ニコレット郡（FIPS Code [連邦情報処理標準コード] 27103）が各原子炉からゆうに100マイル以内にあることに気づかれるだろう。この郡の年齢調整死亡率は異常に高く、女性10万人当たりの死亡数は44人であり、同じ時期におけるミネソタ州全体のレベルの約2倍である。（この異常さはまだ大衆の注意を惹いておらず、そして我々もこの特別に高い最近の死亡率の背景を知らない）。

地図の次頁には、原子炉に最も近い郡グループについて、それぞれの郡およびグループ全体の年齢調整乳癌死亡率と死亡数の変化を表にしている。また100マイル以内にあるすべての郡を総計した、同じ時期のデータも示した。州全体と合衆国全体の同じ時期のデータは死亡率、あるいは変化の程度の統計学的有意性を決定する基準となっている。

モンティセロ原発は1971年と1975年の間に、11キュリー以上の放射性ヨウ素とストロンチウムを放出したことを原子力規制委員会（NRC）が報告している。（付録C参照）。プレイリー島原発（加圧水型）は、1979年10月2日に配管の破裂事故を起こしたと報告されており、この事故で二次系蒸気発生器のループで記録的な大量放出が起こった。これが5本の蒸気発生器細管からの深刻な放射能漏れに至り、広範囲の環境汚染が引き起こされたことが報告されたのは、やっと1992年9月になってからのことだった。

国立癌研究所（NCI）による白人女性の癌死亡率データベース（1950年半ばの合衆国人口当時の白人と非白人の比率に調整済み）から入手したミネソタ州のデータを分析したところ、州の1985～1989年の白人女性乳癌死亡率が、年齢調整死亡率を入手できるようになった最初の期間の1950～54年に比べ、8％の下降を記録していることが明らかになった。他方我々は二つの原子炉に近い12の隣接した農村郡を集計した乳癌死亡率が、1950～54年の10万人当たり死亡数24.2人から1985～89年の死亡数27.1人へと12％も大幅に上昇したことを示した。

この情報は、プレイリー島核貯蔵庫反対同盟によって初めて1994年に発表され、ミネソタ州保健局を大いに悩ませた。そこで保健局は独自の調査を行ない、その結果は、「原発の近くには誰も住みたくないだろうが、しかし原発の近くに住むことの危険性は、ミネソタ州内の何処に住んでも変わりない」ことを示すものであったと『ミネアポリス・スター・トリビューン』紙は書いている。

　保健局は1950年でなく1970年の年齢調整死亡率を使用し、農村部の「核施設のある」郡を代表するものとしてミネソタ州内の10郡を選んだが、彼らのデータは、これらの郡と州の傾向との間に全体として有意の差異があることを示した。即ち州全体は5％も下降していたが10の農村郡は同じ時期に7％も上昇していたわけで、完全に我々の指摘の正しさを確証するものであった。

　モンティセロ／プレイリー島原発周辺の12の郡が、放射能の影響を他郡より受け易いことは、ミネソタ州全体の死亡率にまったく変化がなかったのに対して、12郡の乳癌死亡率は1980〜84年から1985〜89年の間に13％という大幅の上昇をしていることで重ねて証明されている。

　読者には続いて示される地図の中で、隣接する郡の乳癌死亡率が1980〜84年から1985〜89年の間に大きく上昇している場合のあることに注目して欲しい。これらの事実は、死亡率の継続した悪化が、原子炉からの持続する放射能放出による可能性があることを示している。

　例えば、南部地方の民間原発に近い農村郡の乳癌死亡率では1980〜84年から1985〜89年に急激な上昇が見られる。ノース・アンナ（10％）、マクガイア（21％）、オコニー（12％）、ファーレイ（29％）、ハッチ（12％）、そしてアーカンソー（12％）である。

　他方、アイダホ原子力工学研究所（INEL）（−11％）、ロスアラモス／サンディア（−2％）[*2]に見られるように何年か前に操業を停止した原子炉に近い農村郡で最近、死亡率の改善が見られることは、我々に勇気を与えてくれる。

　以下に続く地図と表は地域別に、最も高度に汚染した郡を最初に示し、乳癌死亡率の有意の上昇の見られない郡で終わるように並べられている。特定の原子炉施設を探したい時は、索引の中の「原子炉施設と周辺郡の地図」という見出しのところを参照して欲しい。

[*2]　いずれも国営の軍用原子炉である。

モンティセロ原発

初臨界は 1970 年 12 月 10 日。
ミネソタ州セントクラウドから南東 23 マイル（37km）に位置する。

プレイリーアイランド原発1号機、2号機

初臨界は 1974 年 12 月 21 日および 1974 年 12 月 17 日。
ミネソタ州ミネアポリスから南東 26 マイル（42km）に位置する。

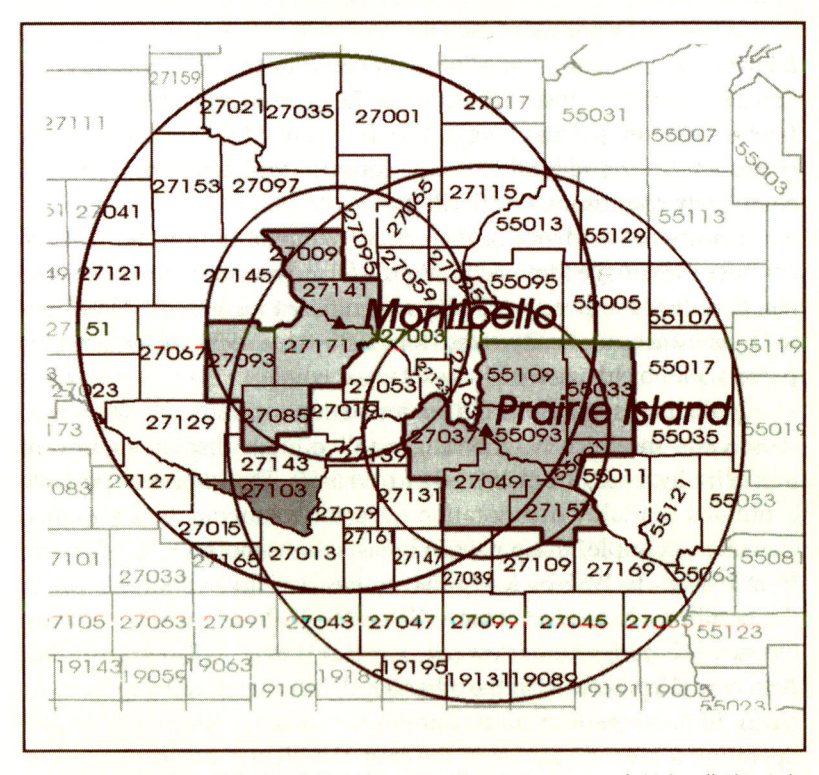

　これらの原子炉に最も近い農村地域の 12 の郡では、1950〜54 年以来、集計した年齢調整乳癌死亡率の増大を記録してきたが、それはミネソタ州およびウイスコンシン州の他の諸郡の同時期の変化よりも有意に大きい。最大の有意な増加は 1985〜89 年の期間に起こっていることに注目してほしい。

モンティセロ原発とプレイリーアイランド原発1号機、2号機
1950～89年の白人女性乳癌死亡率
モンティセロ原発とプレイリーアイランド原発から50マイル（80km）以内の郡

年齢調整死亡率は女性10万人当たりの死亡数

連邦情報処理規格コード	郡	州	年齢調整死亡率 1950-54年	80-84年	85-89年	%で示した変化比 80-84/1950-54	85-89/1950-54	死亡数 1950-54年	80-84年	85-89年
モンティセロ原発										
27171	ライト	MN	34.3	22.7	22.7	-34%	-34%	26	33	36
27141	シャーバーン	MN	22.1	36.2	22.2	64%	0%	6	27	22
27009	ベントン	MN	17.6	19.2	22.3	9%	26%	6	13	17
27093	ミーカー	MN	22.7	20.3	33.6	-11%	48%	12	16	20
27085	マクレオド	MN	17.7	19.8	30.4	12%	72%	12	20	37
	上記5郡の集計		24.3	22.9	25.4	-6%	5%	62	109	132
プレイリーアイランド原発										
27049	グッドヒュー	MN	22.8	23.4	30.2	3%	33%	24	36	52
27157	ワバシャ	MN	30.4	12.2	32.1	-60%	5%	15	12	17
27037	ダコタ	MN	23.2	26.5	30.0	14%	29%	27	115	159
55093	ピアス	WI	30.7	31.0	25.8	1%	-16%	17	27	25
55109	セントクロワ	WI	20.1	25.8	30.3	28%	51%	15	31	38
55033	ダン	WI	24.5	22.2	13.0	-9%	-47%	18	21	16
55091	ペピン	WI	17.7	19.1	24.9	8%	41%	3	5	7
	上記7郡の集計		24.1	24.5	27.9*	2%	16% *	119	247	314
上記12郡の集計			24.2	23.9	27.1*	-1%	12% *	181	356	446
原子炉から100マイル以内の残り46郡										
46郡の集計			26.9	23.8	23.9	-12%	-11%	1626	2338	2503
ミネソタ州全域			26.3	24.1	24.1	-8%	-8%	2165	3236	3431
ウイスコンシン州全域			26.9	25.7	24.3	-8%	-8%	2554	36991	4055
全米の集計			24.4	24.9	24.6	2%	1%	91392	167803	178868

* 危険率 P＜0.01
MN：ミネソタ州　WI：ウイスコンシン州

キワウニー原発

初臨界は1974年3月7日。
ウイスコンシン州グリーンベイから東南東27マイル（43km）に位置する。

ポイントビーチ原発1号機、2号機

初臨界は1970年11月2日および1972年5月30日。
ウイスコンシン州マニトウォックから北へ15マイル（24km）に位置する。

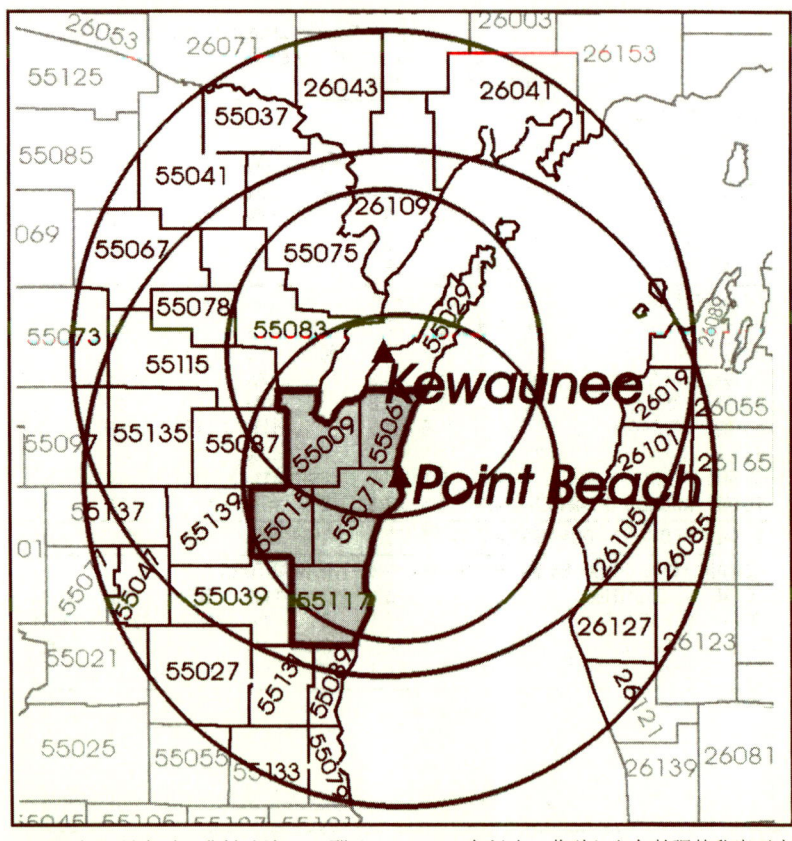

　原子炉に最も近い農村地域の5郡は1950〜54年以来、集計した年齢調整乳癌死亡率の増大を記録してきたが、それは原子炉から遠方の郡の急速な改善やウイスコンシン州の10％の改善と比べれば、有意に悪化した数値といえる。

キワウニー原発とポイントビーチ原発1号機、2号機
1950～89年の白人女性乳癌死亡率
キワウニー原発とポイントビーチ原発からそれぞれ50マイル（80km）と100マイル（160km）以内の郡

年齢調整死亡率は女性10万人当たりの死亡数

連邦情報処理規格コード	郡	州	年齢調整死亡率			%で示した変化比		死亡数		
			1950-54年	80-84年	85-89年	80-84/1950-54	85-89/1950-54	1950-54年	80-84年	85-89年
55015	カルメット	WI	22.2	36.1	19.7	63%	-11%	11	30	19
55061	キワウニー	WI	26.2	23.3	27.1	-11%	3%	12	19	19
55071	マニトウォック	WI	28.4	33.0	28.4	16%	-0%	51	94	83
55117	シェボイガン	WI	25.3	26.7	26.4	5%	4%	62	103	107
55009	ブラウン	WI	24.3	23.3	25.9	-4%	7%	60	118	146
	上記5郡の集計		25.6	27.3	26.1	6%	2% *	196	364	374
	26郡の集計		28.9	27.8	26.5	-4%	-8%	1403	2034	2014
	ウイスコンシン州全域		26.9	25.7	24.3	-4%	-10%	2554	3991	4055
	全米の集計		24.4	24.9	24.6	2%	1%	91392	167803	178868

* 危険率 $P < 0.05$
WI：ウイスコンシン州

ラクロス原発

初臨界 1967 年 7 月 11 日。
ウイスコンシン州ラクロスの南方 19 マイル（30km）に位置する。

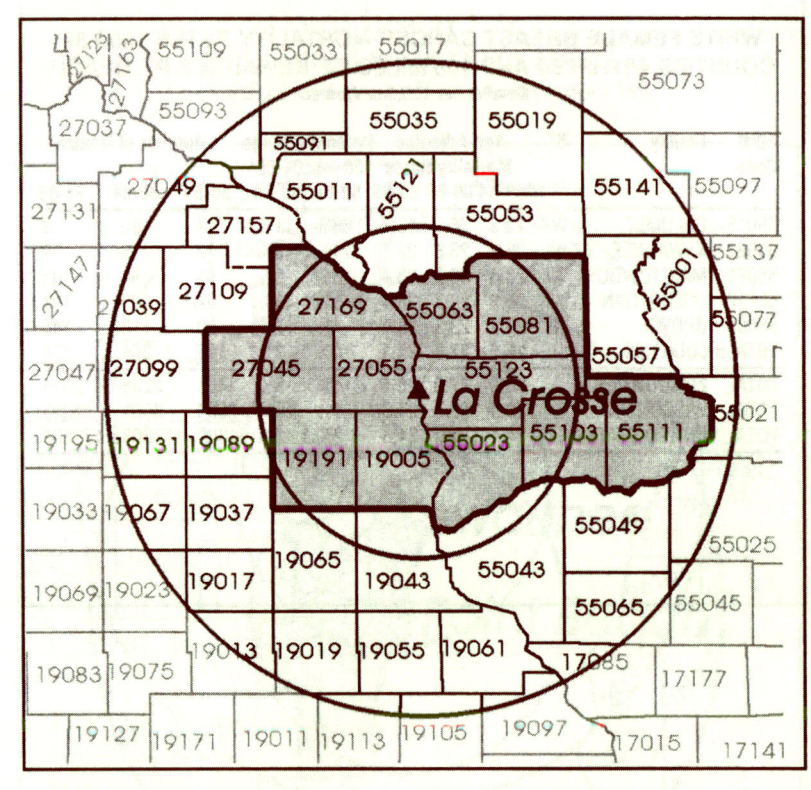

　　原子炉に最も近い諸郡の 1950〜54 年以降の年齢調整乳癌死亡率の推移は全米平均と変わらないが、原子炉から 100 マイル以内の周辺諸郡は同じではない。つまり原子炉に最も近い諸郡に 1980〜84 年までに見られた 2％上昇はウイスコンシン州全体の 4％減少と対比すれば偶然にこの差が生じる確率はわずか 0.05（5％）であり、原子炉の近くでなんらかの有意な追加的リスクがあることを示唆している。

　　訳注　原子炉に近接している11郡の2％増加は、その周辺100マイル以内33郡全体の−7％（7％改善）やウイスコンシン州の−4％（4％改善）と比較すれば、死亡率増加の特別なリスクのあることを意味している。

ラクロス原発
1950～89年の白人女性乳癌死亡率
ラクロス原発から50マイル（80km）と100マイル（160km）以内の郡

年齢調整死亡率は女性10万人当たりの死亡数

連邦情報処理規格コード	郡	州	年齢調整死亡率 1950-54年	80-84年	85-89年	%で示した変化比 80-84/1950-54	85-89/1950-54	死亡数 1950-54年	80-84年	85-89年
55123	バーノン	WI	16.9	17.5	15.2	4%	-10%	13	21	15
55063	ラクロス	WI	26.7	24.7	21.0	-7%	-21%	51	76	86
55081	モンロー	WI	21.4	18.8	16.9	-12%	-21%	19	30	25
55103	リッチランド	WI	19.4	21.5	25.4	11%	31%	10	16	19
55111	ソーク	WI	14.7	13.3	25.3	-10%	72%	17	30	45
55023	クロウフォード	WI	14.8	20.9	14.0	41%	-5%	6	13	12
19005	アラマキー	IA	23.9	17.5	26.9	-27%	13%	11	11	14
19191	ウインシーク	IA	22.3	22.3	26.3	-0%	18%	14	18	18
27055	ヒューストン	MN	17.6	21.5	17.7	23%	0%	8	13	11
27045	フィルモア	MN	19.4	23.7	31.7	23%	64%	16	28	23
27169	ウィノナ	MN	27.1	32.7	18.3	21%	-32%	32	45	33
	上記11郡の集計		21.6	21.9	21.2	2%	-2%	197	301	301
33郡の集計			24.5	22.8	22.8	-7%	-7%	619	890	922
ウイスコンシン州全域			26.9	25.7	24.3	-4%	-10%	2554	3991	4055
全米の集計			24.4	24.9	24.6	2%	1%	91392	167803	178868

WI：ウイスコンシン州　IA：アイオワ州　MN：ミネソタ州

ビッグロックポイント原発

初臨界 1962 年 9 月 27 日。
ミシガン州シャルルボアの北東 4 マイル（6.4km）に位置する。

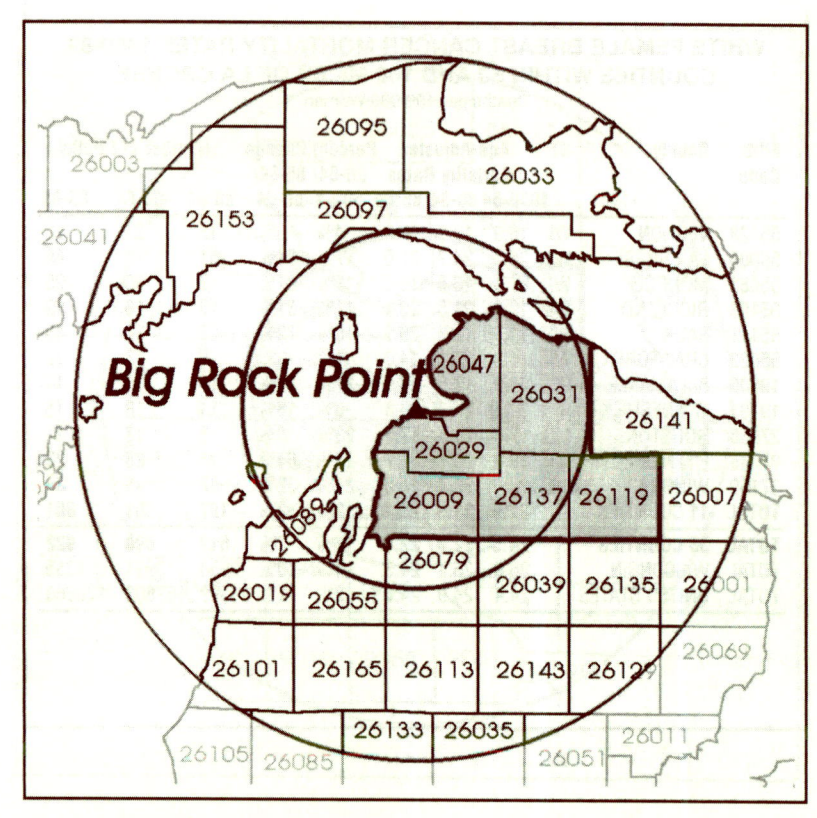

1996 年現在操業中の最も古い民間原子炉の 1 つであるビッグロックポイント原発は農村地域の 6 つの郡から 50 マイル以内にあり、100 マイル以内の主として農村地域のすべての郡で乳癌死亡率は 20％改善しているのに対して、これらの郡は 1950～54 年以来の年齢調整乳癌死亡率が有意の 3％上昇を示している。

訳注　米国で最も古い原発は1957年臨界のシッピングポートであるが、廃炉となっている。

ビッグロックポイント原発
1950～89年の白人女性乳癌死亡率
ビッグロックポイント原発から50マイル（80km）と100マイル（160km）以内の郡

年齢調整死亡率は女性10万人当たりの死亡数

連邦情報処理規格コード	郡	州	年齢調整死亡率			%で示した変化比		死亡数		
			1950-54年	80-84年	85-89年	80-84/1950-54	85-89/1950-54	1950-54年	80-84年	85-89年
26029	シャルルボア	MI	22.8	28.8	19.8	27%	-13%	11	20	15
26009	アントリム	MI	19.4	20.8	20.4	7%	5%	6	12	14
26031	シェボイガン	MI	15.3	21.5	17.5	41%	15%	6	18	18
26047	エメット	MI	26.9	13.1	17.7	-51%	-34%	14	14	16
26137	オトセゴ	MI	13.5	19.7	20.9	46%	56%	2	8	11
26119	モンモレンシー	MI	0.0	20.8	31.7			0	6	14
	上記6郡の集計		19.7	20.4	20.4	4%	3% *	39	78	88
22郡の集計			23.3	22.9	18.6	-2%	-20%	168	319	304
ミシガン州全域			26.0	26.2	25.4	1%	-2%	3932	6492	6723
全米の集計			24.4	24.9	24.6	2%	1%	91392	167803	178868

* 危険率 $P < 0.05$
MI：ミシガン州

パリセーズ原発

初臨界1971年5月24日。
ミシガン州サウスヘブンの南方5マイルに位置する。

ドナルド・C・クック原発1号機、2号機

初臨界1975年1月18日および1978年7月1日。
ミシガン州セントジョセフから南南西11マイル（18km）に位置する。

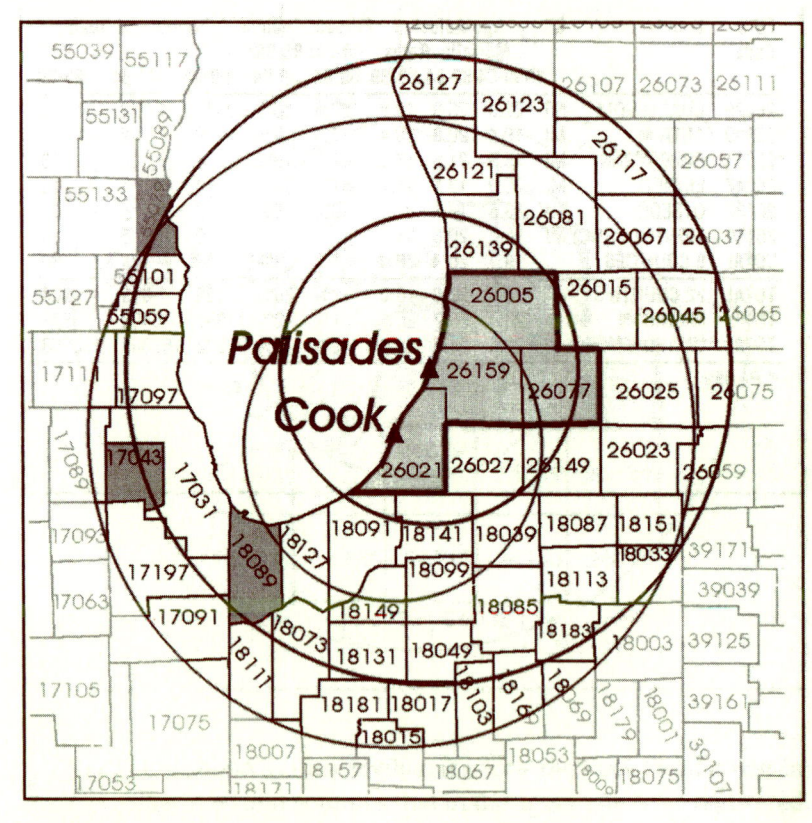

　2つの原子炉サイトに最も近い農村地域の4つの郡全体を集計した1950～54年以来の年齢調整乳癌死亡率は12％の増加であるが、それはミシガン州内で原子炉から遠い諸郡やミシガン州全体で見られる2％減少よりも有意に悪い数値である。原子炉から100マイル以内の46郡は10万人当たり27.1の死亡数を示しており、それは全米平均の10万人当たり24.6よりも有意に高い。

パリセーズ原発およびドナルド・C・クック原発1号機、2号機
1950～89年の白人女性乳癌死亡率
パリセーズ原発およびドナルド・C・クック原発から50マイル（80km）と100マイル（160km）以内の郡

年齢調整死亡率は女性10万人当たりの死亡数

連邦情報処理規格コード	郡	州	年齢調整死亡率			%で示した変化比		死亡数		
			1950-54年	80-84年	85-89年	80-84/1950-54	85-89/1950-54	1950-54年	80-84年	85-89年
26159	バンブレン	MI	22.8	22.3	23.7	-2%	4%	28	47	51
26005	アレガン	MI	22.4	27.6	22.2	23%	-1%	30	65	53
26077	カラマズー	MI	19.8	27.0	26.0	37%	31%	69	164	165
26021	ベリエン	MI	24.1	22.9	24.3	-5%	1%	72	110	125
	上記4郡の集計		21.9	25.1	24.5	15%	12% *	199	386	394
46郡の集計			27.7	27.0	27.1**	-3%	-2%	5443	7799	8065
ミシガン州全域			26.0	26.2	25.4	1%	-2%	3932	6492	6723
全米の集計			24.4	24.9	24.6	2%	1%	91392	167803	178868

* 危険率P＜0.01　** 危険率P＜0.001
MI：ミシガン州

ドレスデン原発1号機、2号機、3号機

初臨界 1959 年 10 月 15 日、1970 年 1 月 7 日、1971 年 1 月 31 日。
イリノイ州ジョリエットの南西 14 マイル（22km）に位置する。

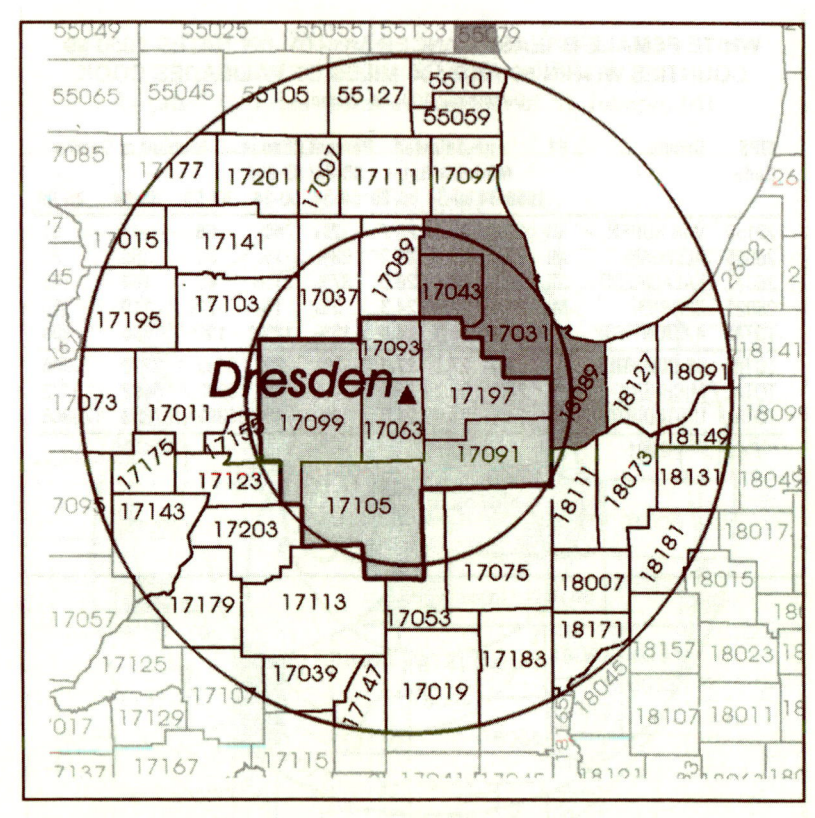

　　ドレスデン原発は米国で最も老朽化した民間原子炉の 1 つで、1970 年代からの放射性ヨウ素とストロンチウムの放出量が米国で最大となっており、およそ 96 兆ピコキュリーである（付録Cを見よ）。原子炉に最も近い 6 郡は 1950〜54 年には集計乳癌死亡率がイリノイ州および全米よりずっと低かったのに、運転開始以降異常な増加を記録した。最近の 6 郡の集計死亡率は、原発から 100 マイル以内の都市地域の大きな 43 郡とともに全米で最高の乳癌死亡率を示すものの一つであり、その都市地域には州都シカゴと周辺の諸郡も含まれる。

　訳注　1960年運転開始の 1 号機は1978年に廃炉となった。1970年運転開始の 2 号機は2029年に運転許可の期限となる。1971年運転開始の 3 号機は2031年に運転許可の期限となる。つまり「60年運転」が認可されているわけである。なおイリノイ州は言うまでもなくオバマ大統領の地元である。
　　http://en.wikipedia.org/wiki/Dresden_Nuclear_Power_Plant

ドレスデン原発1号機、2号機、3号機
1950～89年の白人女性乳癌死亡率
ドレスデン原発から50マイル（80km）と100マイル（160km）以内の郡

年齢調整死亡率は女性10万人当たりの死亡数

連邦情報処理規格コード	郡	州	年齢調整死亡率			%で示した変化比		死亡数		
			1950-54年	80-84年	85-89年	80-84/1950-54	85-89/1950-54	1950-54年	80-84年	85-89年
17063	グルンディ	IL	15.2	31.1	24.6	105%	62%	9	29	27
17093	ケンドール	IL	9.2	22.4	16.9	143%	83%	3	20	17
17091	カンカキー	IL	19.5	28.4	23.9	46%	23%	45	83	69
17099	ラサル	IL	27.6	29.3	28.6	6%	3%	85	132	125
17105	リビングストン	IL	21.1	31.2	30.7	48%	46%	25	47	44
17197	ウィル	IL	21.2	25.2	28.4	19%	34%	76	193	231
	上記6郡の集計		21.9	27.5	27.1**	26%**	24%**	243	504	513
	43郡の集計		28.4	27.5	27.2**	-3%	-4%	5368	7505	7670
	イリノイ州全域		26.6	26.8	26.2	1%	-2%	6320	8900	8981
	全米の集計		24.4	24.9	24.6	2%	1%	91392	167803	178868

** 危険率 $P < 0.001$
IL：イリノイ州

ザイオン原発1号機、2号機

初臨界　1973年6月19日および1973年12月24日。
イリノイ州ワウケガンの北方6マイルに位置する。

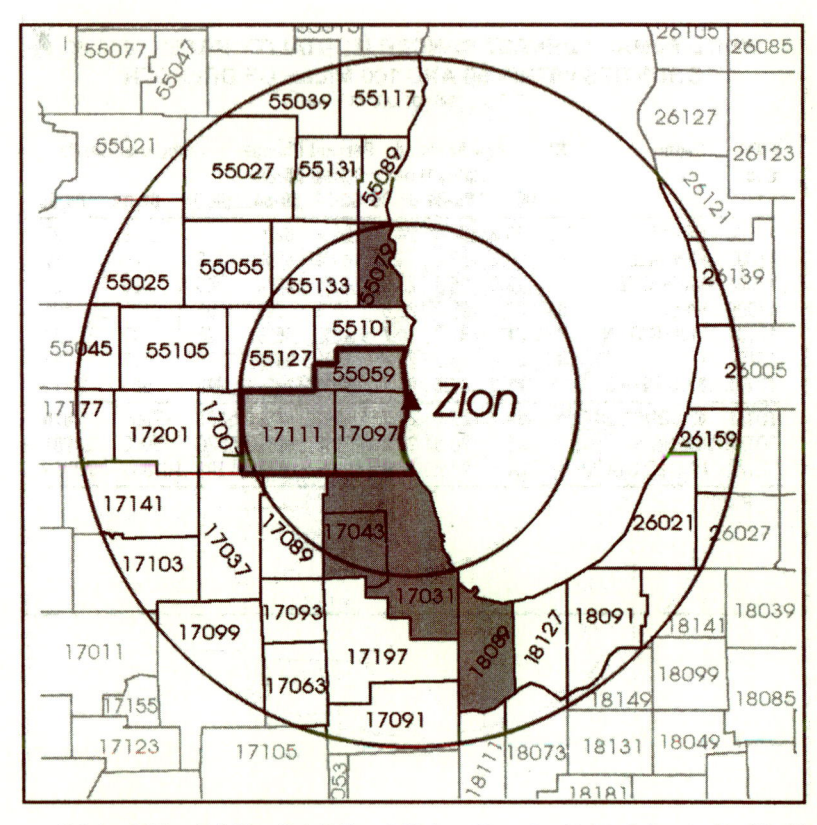

　ザイオン原発に最も近い都市地域の3郡は、100マイル以内にありミシガン湖に近い郡と同じように、全米平均の10万人当たり24.6人よりも有意に高い年齢調整乳癌死亡率を示している。

ザイオン原発1号機、2号機
1950～89年の白人女性乳癌死亡率
ザイオン原発から50マイル（80km）と100マイル（160km）以内の郡

年齢調整死亡率は女性10万人当たりの死亡数

連邦情報処理規格コード	郡	州	年齢調整死亡率 1950-54年	80-84年	85-89年	%で示した変化比 80-84/1950-54	85-89/1950-54	死亡数 1950-54年	80-84年	85-89年
17097	レーク	IL	37.4	26.0	27.6	-30%	-26%	162	274	339
17111	マックヘンリー	IL	24.4	30.8	28.9	26%	19%	39	126	135
55059	ケノーシャ	WI	27.1	26.6	29.2	-2%	8%	56	103	116
	上記3郡の集計		32.1	27.3	27.9**	-15%	-13%	257	503	590
33郡の集計			28.9	27.6	27.5**	-4%	-5%	6149	8661	8966
イリノイ州全域			26.6	26.8	26.2	1%	-2%	6320	8900	8981
ウイスコンシン州全域			26.9	25.7	24.3	-4%	-10%	2554	3991	4055
全米の集計			24.4	24.9	24.6	2%	1%	91392	167803	178868

** 危険率 $P < 0.001$
IL：イリノイ州　WI：ウイスコンシン州

付録B　60の原子炉施設と周辺の郡のコンピュータ処理による地図

デーヴィス・ベス原発

初臨界 1977 年 8 月 12 日。
オハイオ州トレドの東方 21 マイル（34km）に位置する。

フェルミ原発

初臨界 1985 年 6 月 21 日。
ミシガン州ラグナビーチに位置する。

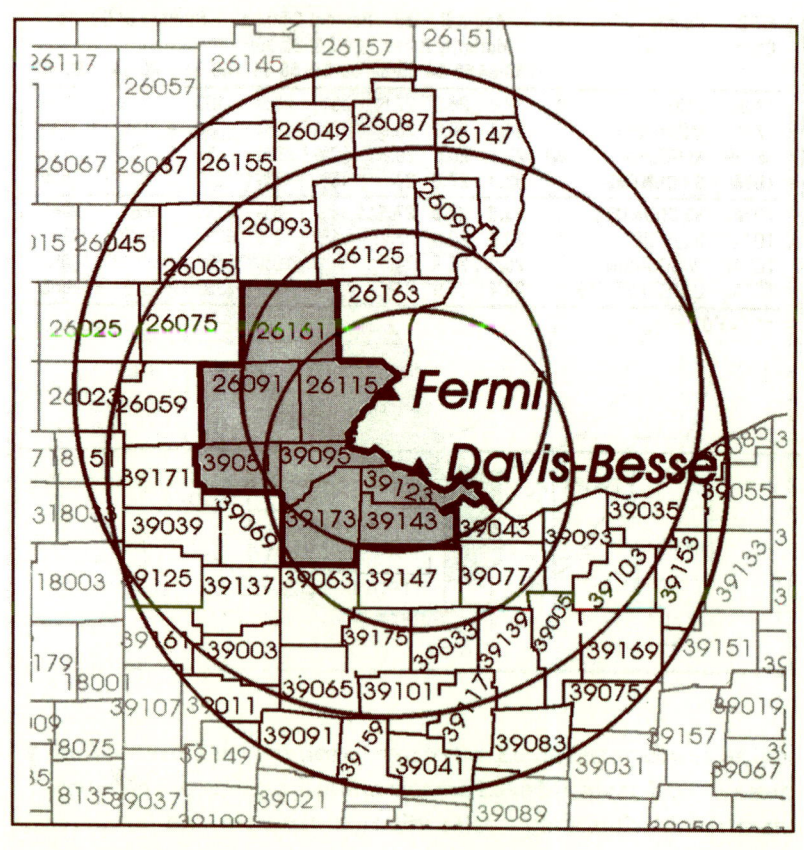

　これらの原子炉に近いミシガン州とオハイオ州の 7 郡は 1950～54 年以来の集計年齢調整死亡率の増大を記録してきたが、それは全米の増加率 1 ％よりも有意に大きい。近年の死亡率は 100 マイル以内にある 45 郡とともに、全米平均の 10 万人当たり 24.6 人よりも有意に高い。

デーヴィス・ベス原発とフェルミ原発
1950～89年の白人女性乳癌死亡率
デーヴィス・ベス原発／フェルミ原発から50マイル（80km）と100マイル（160km）以内の郡

年齢調整死亡率は女性10万人当たりの死亡数

連邦情報処理規格コード	郡	州	年齢調整死亡率 1950-54年	80-84年	85-89年	%で示した変化比 80-84/1950-54	85-89/1950-54	死亡数 1950-54年	80-84年	85-89年
39123	オッタワ	OH	25.5	18.7	19.6	-27%	-23%	21	31	32
39095	ルーカス	OH	27.0	29.0	27.9	7%	3%	297	395	412
39051	フルトン	OH	24.2	19.9	27.0	-18%	11%	20	25	32
39173	ウッド	OH	21.2	24.8	22.8	17%	8%	35	70	73
39143	サンダスキー	OH	23.1	18.0	24.5	-22%	6%	33	33	51
26115	モンロー	MI	23.0	23.0	30.6	-0%	33%	41	86	120
26091	リナウィー	MI	23.0	28.1	25.7	22%	11%	41	74	75
26161	ウォシュテナウ	MI	22.4	25.8	26.2	15%	17%	70	132	153
	上記8郡の集計		25.1	25.8	26.6**	3%	6%	558	846	948
45郡の集計			26.7	27.0	27.2**	1%	2%	4769	6914	7249
全米の集計			24.4	24.9	24.6	2%	1%	91392	167803	178868

** 危険率 $P < 0.001$
OH：オハイオ州　MI：ミシガン州

ビーバーバレー原発

初臨界 1976 年 5 月 10 日。
ペンシルバニア州シッピングポートに位置する。

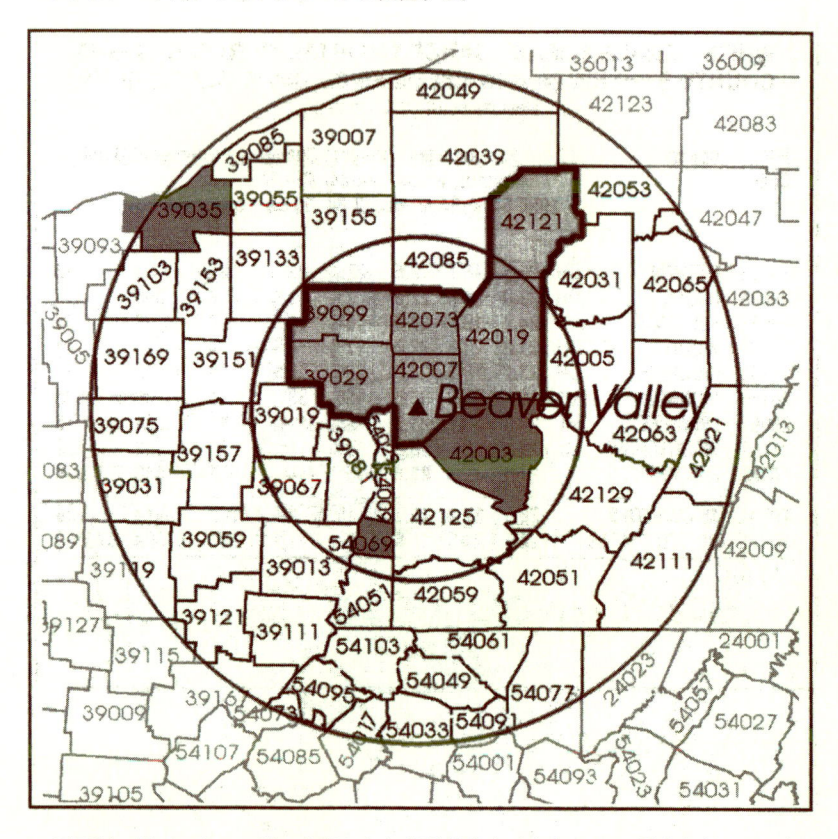

原子炉の風下にある 6 郡の集計した年齢調整乳癌死亡率は 18％増を記録しており、同じ時期の全米平均は 1％増であった。100 マイル以内の 53 郡の集計した死亡率は全米平均の 10 万人当たり 24.6 人より有意に高い。

ビーバーバレー原発
1950～89年の白人女性乳癌死亡率
ビーバーバレー原発から50マイル（80km）と100マイル（160km）以内の郡

年齢調整死亡率は女性10万人当たりの死亡数

連邦情報処理規格コード	郡	州	年齢調整死亡率			%で示した変化比		死亡数		
			1950-54年	80-84年	85-89年	80-84/1950-54	85-89/1950-54	1950-54年	80-84年	85-89年
42007	ビーバー	PA	23.2	23.1	25.5	-0%	10%	92	167	194
42019	バトラー	PA	20.3	24.0	27.2	18%	34%	52	113	133
42073	ローレンス	PA	21.6	28.8	27.1	34%	26%	58	119	110
42121	ベナンゴ	PA	24.7	24.4	27.6	-2%	11%	46	50	64
39029	コロンビアナ	OH	19.6	27.2	22.5	39%	15%	57	107	91
39099	マホニング	OH	20.7	26.9	24.2	30%	17%	131	261	236
	上記6郡の集計		21.4	25.7	25.3	20%	18% **	436	817	828
	53郡の集計		24.0	26.8	26.7*	12%	11% **	4666	7804	8074
	ペンシルバニア州全域		25.1	26.5	26.5	5%	5%	7005	10987	11522
	全米の集計		24.4	24.9	24.6	2%	1%	91392	167803	178868

* 危険率 P＜0.01　** 危険率 P＜0.001
PA：ペンシルバニア州　OH：オハイオ州

ウエストバレー処分場

放射性廃棄物の埋め立て処分の開始は1963年。
使用済み核燃料の再処理は1966年4月に開始。
ニューヨーク州バッファローから南東30マイル（48km）に位置する。

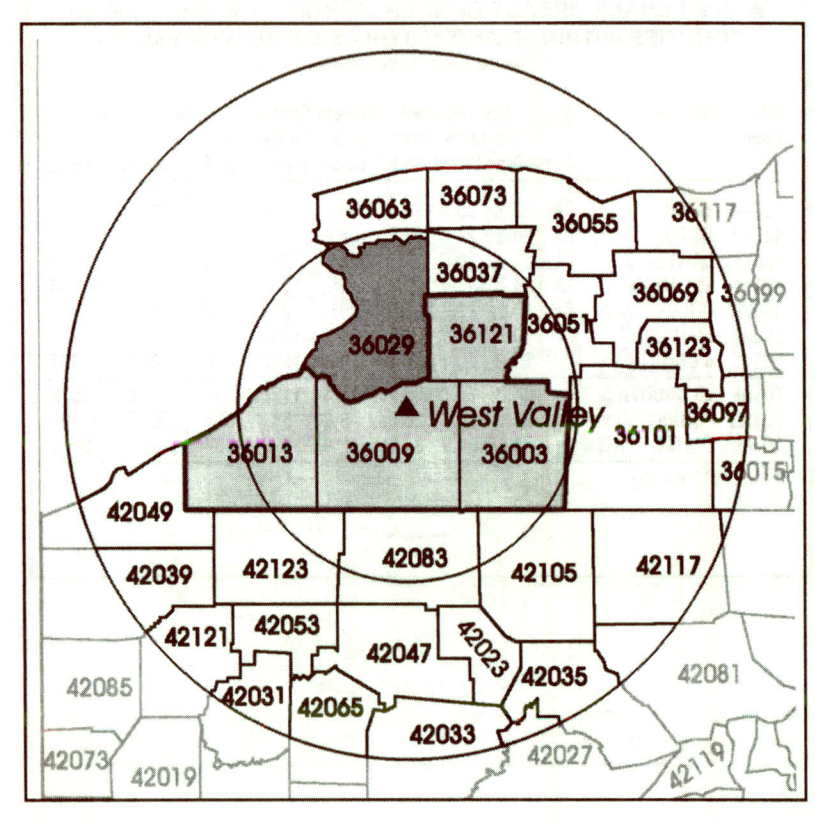

ニュークリアフユエルサービス社によって操業されるウエストバレーに最も近い4つの小さな郡は、集計した年齢調整乳癌死亡率が平均より有意に大きい増加率を示しただけでなく、半径100マイル以内のすべての郡をあわせた死亡率も、全米平均より有意に高いことを示している。

ウエストバレー処分場
1950〜89年の白人女性乳癌死亡率
ウエストバレー処分場から50マイル（80km）と100マイル（160km）以内の郡

年齢調整死亡率は女性10万人当たりの死亡数

連邦情報処理規格コード	郡	州	年齢調整死亡率 1950-54年	80-84年	85-89年	%で示した変化比 80-84/1950-54	85-89/1950-54	死亡数 1950-54年	80-84年	85-89年
36003	アレゲニー	NY	23.4	27.6	30.2	18%	29%	33	45	49
36009	カッタロウガス	NY	29.3	32.4	25.8	10%	-12%	63	98	78
36013	チョウトクア	NY	23.8	31.3	30.1	31%	26%	108	171	169
36121	ワイオミング	NY	24.8	27.0	29.4	9%	19%	24	36	35
	上記4郡の集計		25.3	30.6	28.8**	21% *	14%	228	350	331
26郡の集計			28.6	28.3	28.8**	-1%	1%	2315	3214	3323
全米の集計			24.4	24.9	24.6	2%	1%	91392	167803	178868

* 危険率P＜0.01　　** 危険率P＜0.001
NY：ニューヨーク州

訳注　全米の集計80〜84年の数字は原書で2.9とあるが、誤植と判断して24.9に訂正した。表の最下行は「全米の集計」で各表共通である。

ジェームズ・A・フィッツパトリック原発

初臨界 1974 年 11 月 17 日。
ニューヨーク州シラキューズの北方 36 マイルに位置する。

ジンナ原発

初臨界 1969 年 11 月 8 日。
ニューヨーク州ロチェスターの北東 16 マイルに位置する。

ナインマイルポイント原発

初臨界 1969 年 9 月 5 日。
ニューヨーク州オスウェゴの北東 8 マイルに位置する。

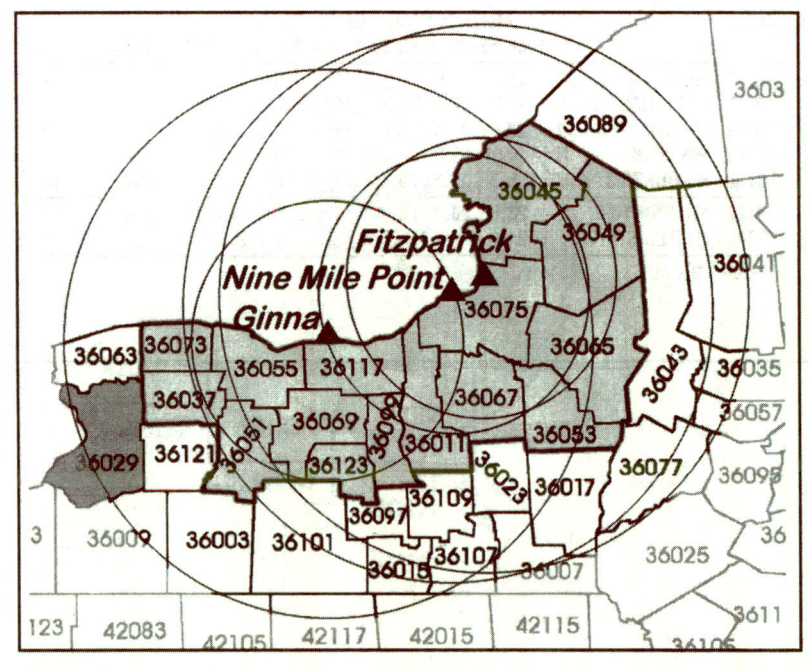

　これらの原子炉から放出される放射能はニューヨーク州の北西部全域に及んでおり、そのなかにはラブキャナル（訳注）を擁するナイアガラ郡（36063）も含まれる。3つの原子炉に最も近い15郡は、カタロウガス郡（36009）のウエストバレー処分場からも影響を受けている100マイル以内の郡と同様に、近年の集計年齢調整乳癌死亡率は10万人当たり29人近くに達しており、全米平均の24.6人より有意に高く、国内最高レベルに近い。死亡率の悪化が続く証拠として、最も有意な増加が1985～89年に起こっていることに注目されたい。

　訳注　ラブキャナルは産業廃棄物によるダイオキシンなどの化学汚染で有名。

ジェームズ・A・フィッツパトリック原発、ジンナ原発、ナインマイルポイント原発
1950～89年の白人女性乳癌死亡率
ジェームズ・A・フィッツパトリック原発、ジンナ原発、ナインマイルポイント原発から
50マイル（80km）と100マイル（160km）以内の郡

年齢調整死亡率は女性10万人当たりの死亡数

連邦情報処理規格コード	郡	州	年齢調整死亡率 1950-54年	80-84年	85-89年	%で示した変化比 80-84/1950-54	85-89/1950-54	死亡数 1950-54年	80-84年	85-89年
36073	オーリンズ	NY	26.8	22.0	24.5	-18%	-9%	25	30	35
36037	ジェネッセ	NY	19.6	26.7	32.2	36%	64%	28	61	68
36051	リビングストン	NY	27.7	30.3	25.5	10%	-8%	35	52	51
36055	モンロー	NY	30.4	30.1	30.6	-1%	1%	481	680	687
36117	ウエイン	NY	27.4	24.2	29.7	-11%	8%	53	67	81
36069	オンタリオ	NY	37.0	30.5	34.2	-18%	-8%	70	88	101
36123	イエーツ	NY	22.9	19.9	16.6	-13%	-28%	12	18	16
36099	セネカ	NY	20.8	20.9	27.1	0%	30%	22	26	34
36011	カユーガ	NY	25.0	17.8	26.0	-29%	4%	58	49	76
36067	オノンダガ	NY	28.7	28.2	29.2	-2%	2%	285	435	461
36075	オスウェゴ	NY	25.6	23.9	28.9	-7%	13%	59	79	95
36045	ジェファーソン	NY	24.1	27.4	23.3	13%	-3%	69	80	74
36049	ルイス	NY	19.3	16.4	16.1	-15%	-17%	12	13	16
36065	オネイダ	NY	26.9	26.0	29.1	-3%	8%	184	264	291
36053	マディソン	NY	25.0	23.7	25.7	-5%	3%	37	54	55
	上記15郡の集計		28.2	27.3	28.6**	-3%	1%	1426	1987	2108
25郡の集計			28.5	27.3	28.8**	-4%	1%	2690	3660	3870
全米の集計			24.4	24.9	24.6	2%	1%	91392	167803	178868

** 危険率 $P < 0.001$
NY：ニューヨーク州

メインヤンキー原発

初臨界1972年10月23日。
メイン州ウィカセットの南方3.9マイル（6km）に位置する。

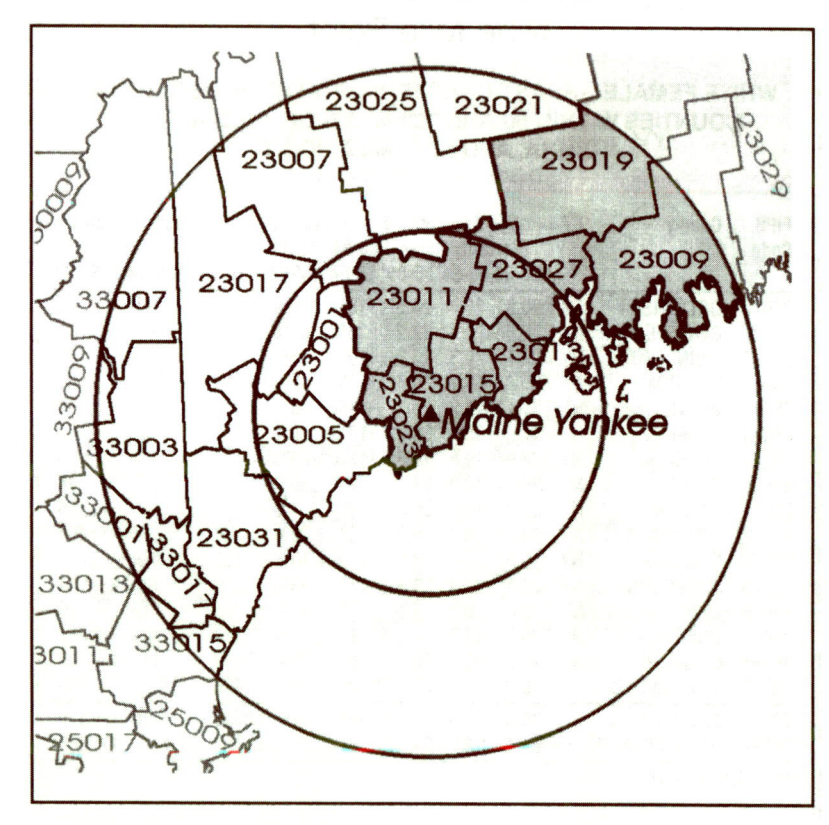

　原子炉の風下にある8郡は1950～54年から1980～84年までの年齢調整乳癌死亡率を集計すると 14％の有意な増加を示しており、他方メイン州全体では特に変化は見られない。これは1973年に原子力規制委員会が報告した特に大きな放射能放出があったためかもしれない。

メインヤンキー原発
1950〜89年の白人女性乳癌死亡率
メインヤンキー原発から50マイル（80km）と100マイル（160km）以内の郡

年齢調整死亡率は女性10万人当たりの死亡数

連邦情報処理規格コード	郡	州	年齢調整死亡率 1950-54年	80-84年	85-89年	%で示した変化比 80-84/1950-54	85-89/1950-54	死亡数 1950-54年	80-84年	85-89年
23023	サガダホック	ME	38.3	24.9	23.3	-35%	-39%	25	24	29
23015	リンカーン	ME	18.6	41.3	21.0	123%	13%	13	42	27
23011	ケネベック	ME	23.3	23.8	23.3	2%	-0%	58	91	98
23013	ノックス	ME	28.0	22.3	27.1	-20%	-3%	31	34	42
23019	ペネブスコット	ME	24.0	25.0	27.6	4%	15%	73	108	127
23027	ウォルド	ME	12.4	28.2	15.7	127%	26%	10	29	19
23009	ハンコック	ME	23.1	34.2	29.8	48%	29%	27	55	55
23029	ワシントン	ME	22.2	32.4	22.4	46%	1%	25	44	32
	上記8郡の集計		23.9	27.3	24.8	14% *	4%	262	427	429
14郡の集計			24.5	24.6	24.7	0%	1%	589	889	954
メイン州全域			24.5	24.6	24.1	0%	-2%	661	993	1040
全米の集計			24.4	24.9	24.6	2%	1%	91392	167803	178868

* 危険率 $P < 0.05$
ME：メイン州

バーモントヤンキー原発

初臨界 1972 年 3 月 24 日。
バーモント州ブラットルボロから南方 5 マイルに位置する。

ヤンキーロウ原発

初臨界 1960 年 8 月 19 日。
マサチューセッツ州グリーンフィールドの北西 20 マイルに位置する。

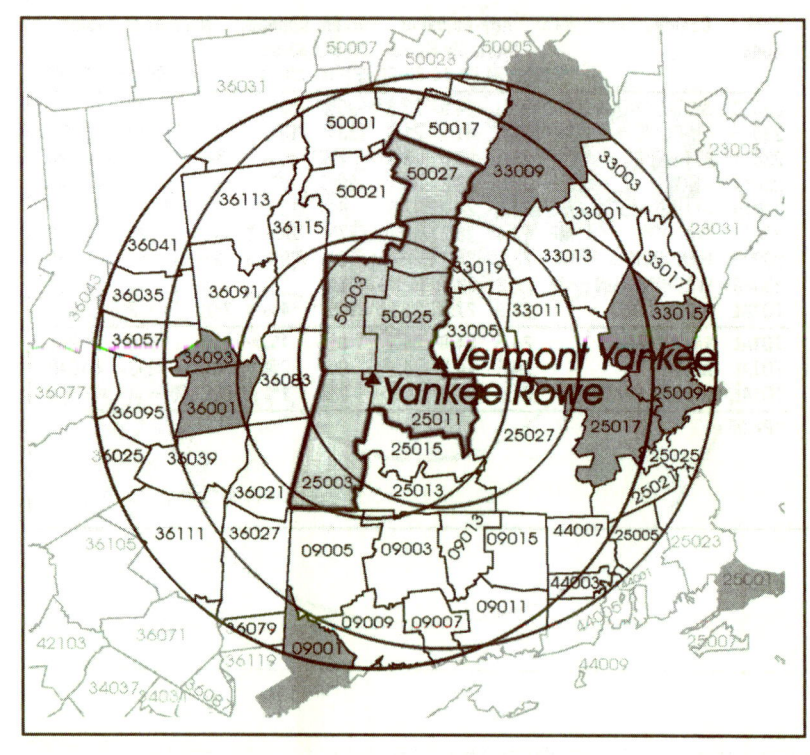

　これら 2 つの原子炉に最も近い 5 郡は 1950～54 年以来の集計年齢調整乳癌死亡率が高度に有意な 12％の増加を示しているが、これは周辺の郡の穏やかな増加とは鋭い対照をみせている。これらの 1985～89 年の 10 万人当たり 28.6 人という死亡率は、ピルグリム原発とマイルストーン原発からの放射能放出の影響を受ける半径 100 マイル以内の周辺郡よりもさらに高い。ヤンキーロウ原発は最終的には 1993 年に閉鎖されたが、解体措置が未解決のため、公衆衛生上の問題は残存している。

バーモントヤンキー原発とヤンキーロウ原発
1950～89年の白人女性乳癌死亡率
バーモントヤンキー原発とヤンキーロウ原発から50マイル（80km）と100マイル（160km）以内の郡

年齢調整死亡率は女性10万人当たりの死亡数

連邦情報処理規格コード	郡	州	年齢調整死亡率 1950-54年	80-84年	85-89年	%で示した変化比 80-84/1950-54	85-89/1950-54	死亡数 1950-54年	80-84年	85-89年
バーモントヤンキー原発										
50025	ウインダム	VT	28.4	22.1	24.9	-22%	-12%	30	31	35
50003	ベニングトン	VT	22.8	30.7	29.7	35%	31%	16	42	40
50027	ウインドソア	VT	17.2	22.0	29.1	28%	69%	20	46	65
	上記3郡の集計		22.5	24.4	27.9	8%	24%	66	119	140
ヤンキーロウ原発										
25011	フランクリン	MA	23.3	21.8	29.5	-7%	26%	43	52	76
25003	バークシャー	MA	28.4	31.6	28.7	11%	1%	118	192	179
	上記2郡の集計		27.0	28.7	28.8	6%	7%	161	244	255
	上記5郡の集計		25.5	27.2	28.6**	7%	12%	227	363	395
	45郡の集計		28.0	27.8	28.2**	-1%	1%	7020	10117	10753
	マサチューセッツ州全域		28.1	29.2	28.5	4%	1%	4238	6089	6164
	バーモント州全域		24.2	25.8	26.2	7%	8%	270	441	480
	全米の集計		24.4	24.9	24.6	2%	1%	91392	167803	178868

** 危険率 P＜0.001
VT：バーモント州　MA：マサチューセッツ州

ピルグリム原発

初臨界 1972 年 6 月 16 日。
マサチューセッツ州ボストンから南東 25 マイル（40km）に位置する。

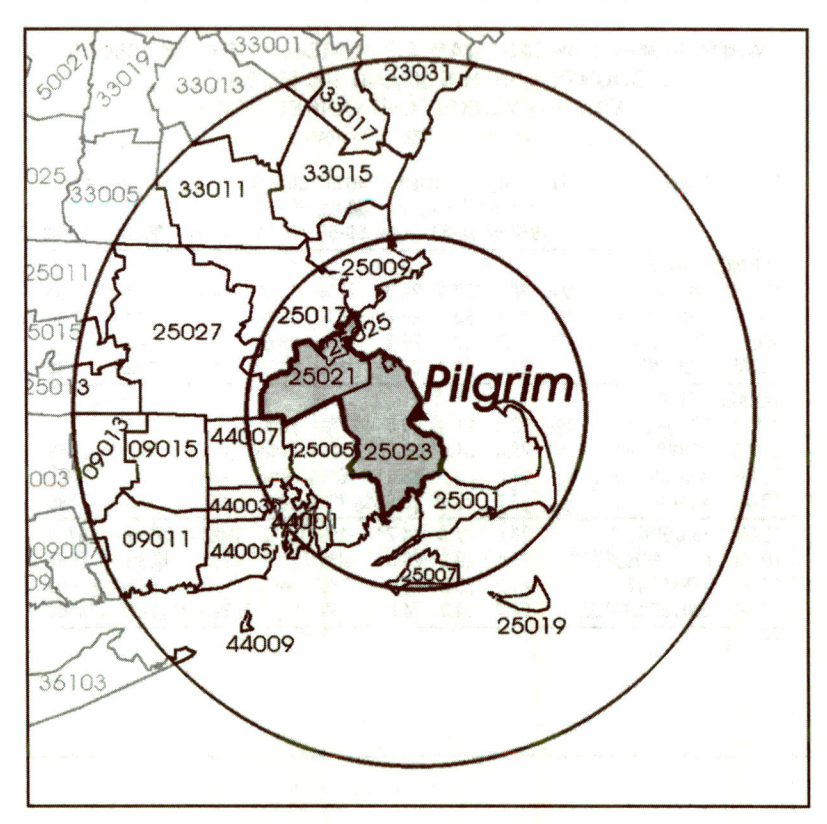

　原子炉に最も近い都市地域の 3 郡はボストン大都市圏の一部を構成している。3 郡は 1950〜54 年以来、年齢調整乳癌死亡率の有意な増加を記録したばかりでなく、最近の 10 万人当たり 30.6 人の死亡率は、インディアンポイント原発とマイルストーン原発からの放射能放出にさらされて全米で最高の癌死亡率を示すニューヨーク大都市圏の郡と肩を並べている。

ピルグリム原発
1950～89年の白人女性乳癌死亡率
ピルグリム原発から50マイル（80km）と100マイル（160km）以内の郡

年齢調整死亡率は女性10万人当たりの死亡数

連邦情報処理規格コード	郡	州	年齢調整死亡率			%で示した変化比		死亡数		
			1950-54年	80-84年	85-89年	80-84/1950-54	85-89/1950-54	1950-54年	80-84年	85-89年
25023	プリマス	MA	23.2	32.0	28.3	38%	22%	154	409	374
25025	サフォーク	MA	28.2	28.8	30.4	2%	8%	749	584	592
25021	ノーフォーク	MA	30.3	31.6	31.8	4%	5%	412	723	755
	上記3郡の集計		28.1	30.6	30.6**	9%	9% *	1315	1716	1721
21郡の集計			27.8	28.3	28.7**	2%	3%	4809	7131	7530
マサチューセッツ州全域			28.1	29.2	28.5	4%	1%	4238	6089	6164
全米の集計			24.4	24.9	24.6	2%	1%	91392	167803	178868

* 危険率 P＜0.05　** 危険率 P＜0.001
MA：マサチューセッツ州

マイルストーン原発1号機、2号機、3号機

初臨界1970年10月26日、1975年1月17日、1986年1月23日。
コネチカット州ニューロンドンの西南西3.2マイル（5km）に位置する。

ハダムネック原発

初臨界1967年7月24日。
コネチカット州ミドルタウンの南東9.5マイル（15km）に位置する。

ブルックヘブン国立研究所

事業開始1950年。
ニューヨーク州サフォーク郡中央部に位置する。

インディアンポイント原発1号機、2号機、3号機

初臨界1962年8月2日、1973年5月22日、1976年4月6日。
ニューヨーク州ピークスキルの南方3マイルに位置する。

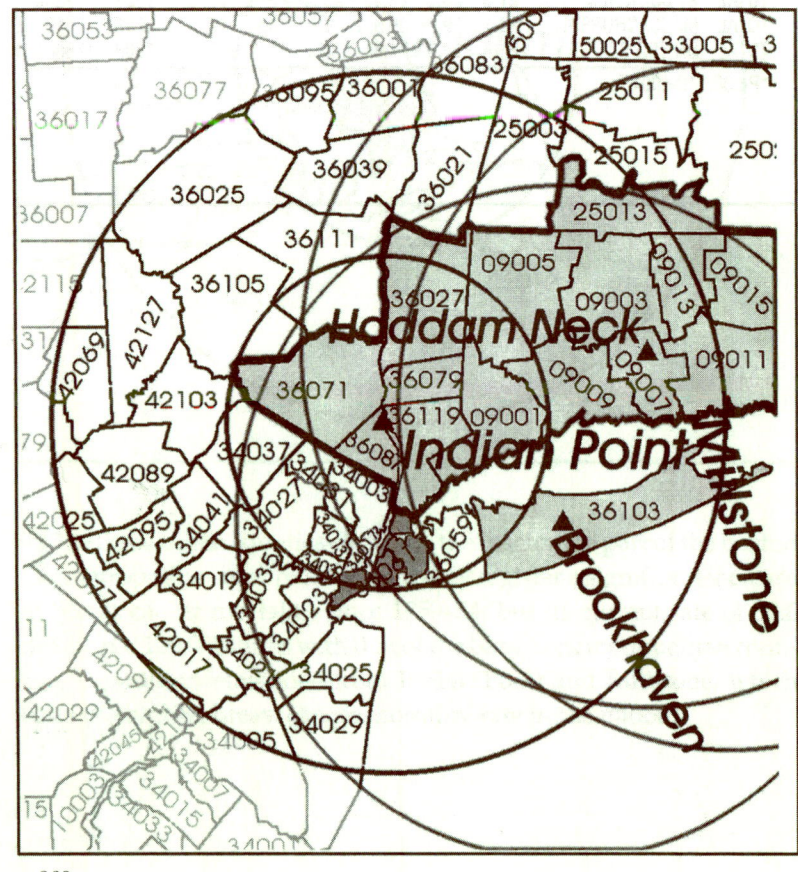

1970年代以来これらの原子炉から放出された放射性ヨウ素とストロンチウムの1人当たり累積放出量は、全米平均の5倍である。4つの原子炉サイトに最も近い8郡がある。それらの集計した年齢調整乳癌死亡率は10万人当たり31人で、国内最高レベルになり、1950～54年以来の平均増加率より有意に大きい。これらの原子炉から100マイル（160km）以内にある29郡の集計した死亡率も高いことに注目されたい。

マイルストーン原発1号機、2号機、3号機、ハダムネック原発、ブルックヘブン国立研究所、インディアンポイント原発1号機、2号機、3号機
1950～89年の白人女性乳癌死亡率
マイルストーン原発1号機、2号機、3号機、ハダムネック原発、ブルックヘブン国立研究所、インディアンポイント原発1号機、2号機、3号機から50マイル（80km）と100マイル（160km）以内の郡

年齢調整死亡率は女性10万人当たりの死亡数

連邦情報処理規格コード	郡	州	年齢調整死亡率			%で示した変化比		死亡数		
			1950-54年	80-84年	85-89年	80-84/1950-54	85-89/1950-54	1950-54年	80-84年	85-89年
インディアンポイント原発										
36119	ウエストチェスター	NY	30.7	30.7	32.0	0%	4%	586	943	1011
36071	オレンジ	NY	26.4	29.6	28.3	12%	7%	133	219	238
36087	ロックランド	NY	24.3	29.9	33.1	23%	36%	69	220	265
36079	パトナム	NY	38.9	36.1	27.7	-7%	-29%	29	76	67
36027	ダッチェス	NY	20.5	26.2	26.6	28%	30%	95	201	222
	上記5郡の集計		28.3	30.1	30.7**	6%	8%	912	1659	1803
ブルックヘブン国立研究所										
36103	サフォーク	NY	23.2	31.3	32.4**	35%	40%**	232	1140	1285
ハダムネック原発／マイルストーン原発										
09007	ミドルセックス	CT	22.7	23.7	24.7	4%	9%	49	107	119
09011	ニュ　ロンドン	CT	22.4	26.8	28.2	20%	26%	97	197	223
	上記2郡の集計		22.5	25.6	26.8**	14%	19%**	146	304	342
	48郡の集計		30.1	29.3	28.8**	-3%	-4%	15015	21466	21859
	ニューヨーク市		31.8	29.4	28.3**	-8%	-11%**	6817	6102	5755
	全米の集計		24.4	24.9	24.6	2%	1%	91392	167803	178868

** 危険率P＜0.001
NY：ニューヨーク州　CT：コネチカット州

スリーマイルアイランド原発1号機、2号機

初臨界 1974 年 6 月 5 日、1978 年 3 月 28 日。
大事故 1979 年 3 月 28 日。
ペンシルバニア州ハリスバーグの南東 10 マイルに位置する。

ピーチボトム原発1号機、2号機、3号機

初臨界 1973 年 9 月 16 日、1974 年 8 月 7 日。
1 号機は 1974 年に閉鎖。
ペンシルバニア州ランカスターの南方 17.9 マイルに位置する。

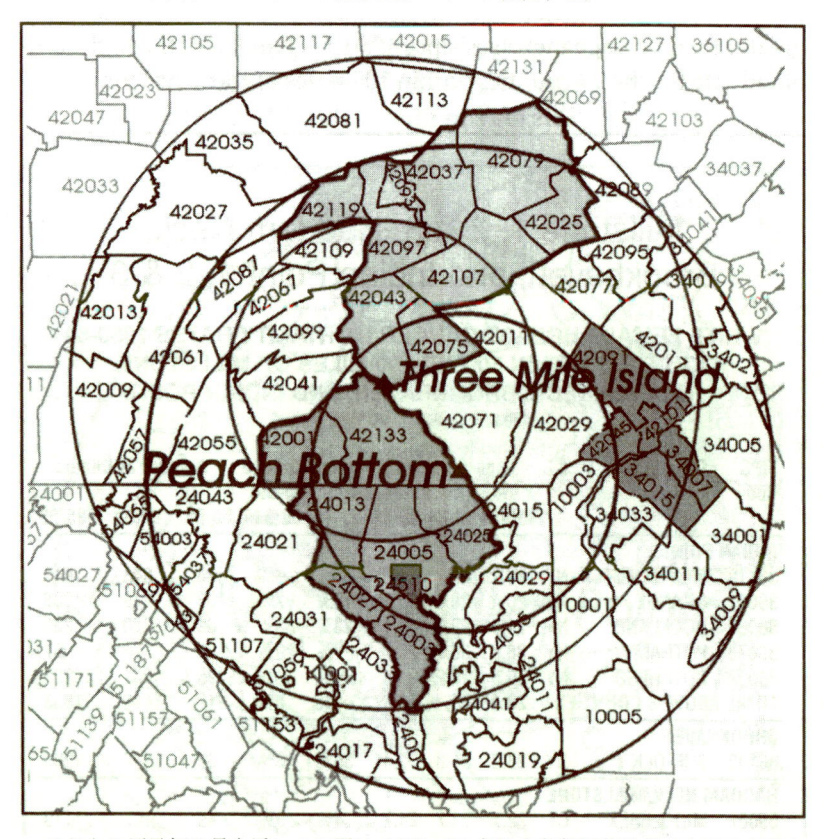

　これらの原子炉に最も近い 16 郡は 1950～54 年以来年齢調整乳癌死亡率の有意な 13%増加を記録した。10 万人当たり 27 人の集計死亡率は全米で最高に近い。半径 100 マイル以内のすべての郡のより高い死亡率についても同じことがいえる。

スリーマイルアイランド原発1号機、2号機、ピーチボトム原発1号機、2号機、3号機
1950～89年の白人女性乳癌死亡率
スリーマイルアイランド原発1号機、2号機、ピーチボトム原発1号機、2号機、3号機から
50マイル（80km）と100マイル（160km）以内の郡

年齢調整死亡率は女性10万人当たりの死亡数

連邦情報処理規格コード	郡	州	年齢調整死亡率 1950-54年	80-84年	85-89年	%で示した変化比 80-84/1950-54	85-89/1950-54	死亡数 1950-54年	80-84年	85-89年
スリーマイルアイランド原発										
42043	ドウフィン	PA	24.5	25.4	28.8	3%	17%	141	212	240
42075	レバノン	PA	22.3	24.5	25.5	10%	14%	50	100	106
42097	ノーサンバランド	PA	25.3	31.4	29.8	24%	18%	83	139	141
42107	シュイルキル	PA	24.8	24.1	28.1	-3%	13%	134	184	199
42119	ユニオン	PA	18.5	14.4	25.5	-22%	38%	12	17	25
42093	モントアー	PA	22.5	35.5	25.5	58%	13%	15	26	20
42037	コロンビア	PA	19.6	29.7	33.1	51%	69%	31	70	73
42079	ルザーン	PA	22.6	25.2	25.5	11%	13%	243	383	387
42025	カーボン	PA	19.5	20.7	25.3	6%	29%	31	52	67
	上記9郡の集計		23.3	25.6	27.2*	10%	17%	740	1183	1258
ピーチボトム原発										
42071	ランカスター	PA	26.6	27.2	25.2	2%	-5%	182	351	356
42133	ヨーク	PA	24.5	27.9	26.1	14%	6%	143	294	309
24013	キャロル	MD	20.7	21.0	25.8	2%	25%	28	58	86
24005	ボルティモア	MD	27.5	24.9	28.4	-10%	3%	174	540	650
24025	ハーフォード	MD	13.9	21.3	24.8	54%	79%	14	72	99
24027	ハワード	MD	16.3	27.6	27.9	70%	72%	8	66	90
24003	アンアルンデル	MD	22.2	30.1	27.5	35%	24%	44	262	279
	上記7郡の集計		24.6	26.2	26.8**	7%	9% *	593	1643	1869
上記16郡の集計			23.9	26.0	27.0**	9%	13% **	1333	2826	3127
56郡の集計			26.2	27.0	27.2**	3%	4%	6079	10226	11010
全米の集計			24.4	24.9	24.6	2%	1%	91392	167803	178868

* 危険率P＜0.01　** 危険率P＜0.001
PA：ペンシルバニア州　MD：メリーランド州

付録B　60の原子炉施設と周辺の郡のコンピュータ処理による地図　　271

カルバートクリフス原発

初臨界 1974 年 10 月 7 日。
ワシントン特別区の南東 45 マイルに位置する。

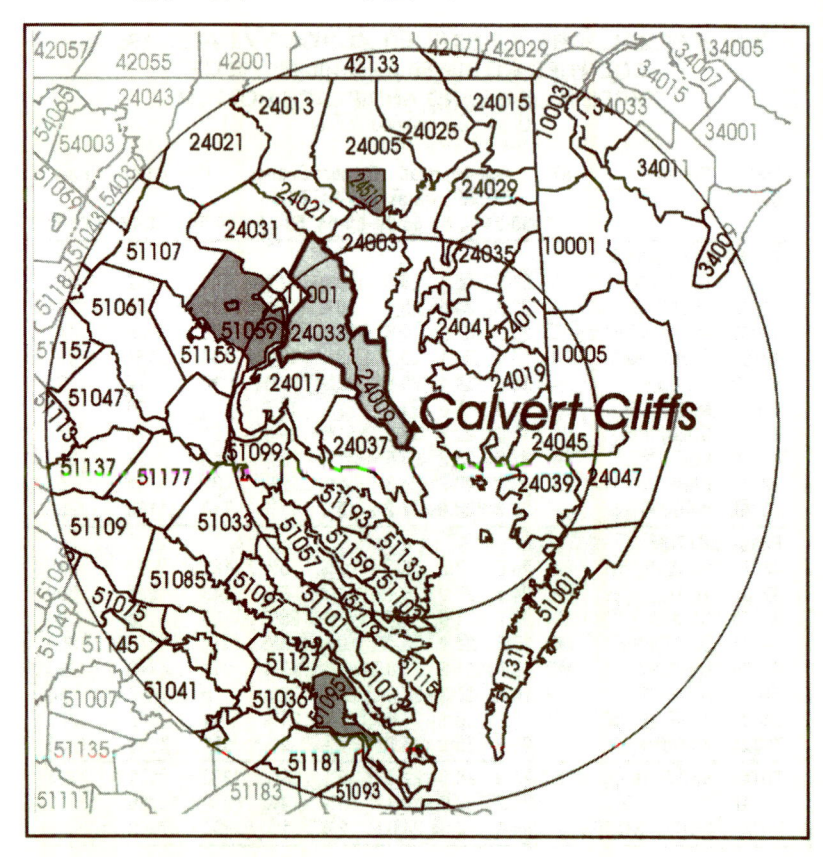

　　カルバートクリフス原発に最も近くて風下にある 2 つの郡は、1950〜54 年以来年齢調整乳癌死亡率に 12%の有意の増加を記録している。最近の 10 万人当たり 26.8 人の死亡率は全米平均の 24.6 人より有意に高い。100 マイル以内にある郡はメリーランド州全体と同様に、ピーチボトム原発からの放出放射能の影響を受け、近年の死亡率が同様に高い。

272

カルバートクリフス原発
1950〜89年の白人女性乳癌死亡率
カルバートクリフス原発から50マイル（80km）と100マイル（160km）以内の郡

年齢調整死亡率は女性10万人当たりの死亡数

連邦情報処理規格コード	郡	州	年齢調整死亡率			%で示した変化比		死亡数		
			1950-54年	80-84年	85-89年	80-84/1950-54	85-89/1950-54	1950-54年	80-84年	85-89年
24009	カルバート	MD	38.8	15.8	18.8	-59%	-52%	7	13	20
24033	プリンスジョージス	MD	23.3	29.2	27.5	25%	18%	80	316	306
	上記2郡の集計		23.9	28.3	26.8	18%	12%	87	329	326
53郡の集計			25.1	26.8	26.2*	7%	4%	2007	4365	4725
メリーランド州全域			26.4	26.9	26.3	2%	-0%	1397	2893	3086
全米の集計			24.4	24.9	24.6	2%	1%	91392	167803	178868

* 危険率 P＜0.01
MD：メリーランド州

オイスタークリーク原発

初臨界1969年5月3日。
ニュージャージー州トムズリバーから南方9マイルに位置する。

サレム原発

初臨界1976年12月11日。
デラウェア州ウィルミントンから南方20マイルに位置する。

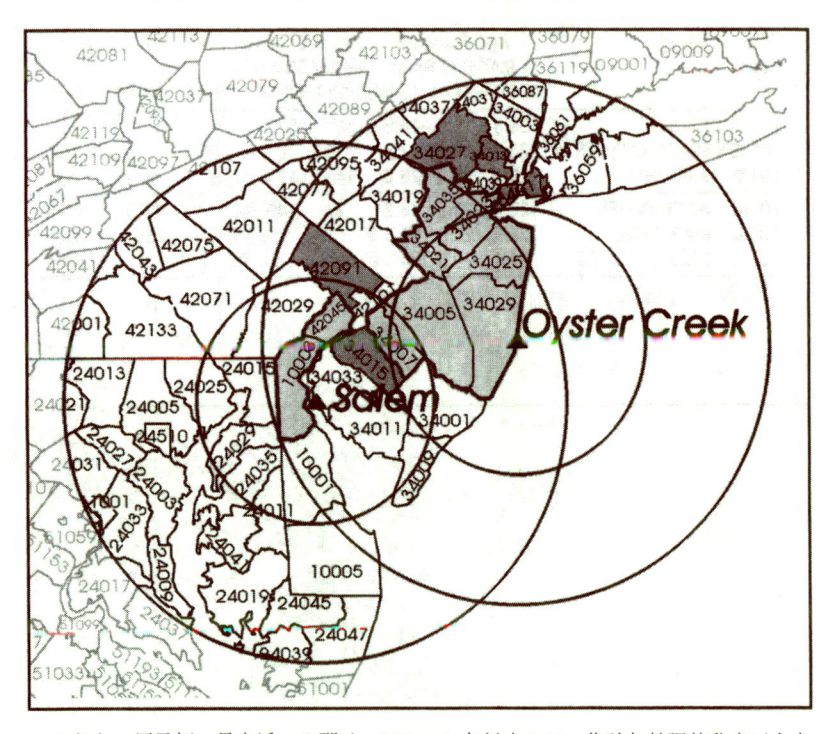

　これらの原子炉に最も近い9郡は1950〜54年以来9％の集計年齢調整乳癌死亡率を記録してきた。これは全米平均の1％増よりも有意に高い。たぶん100マイル以内の郡は国内で化学廃棄物の処分場が最も集積しているために、10万人当たり28.9人の死亡率はニュージャージー州とともに国内で最高のランクに入る。

オイスタークリーク原発とサレム原発
1950〜89年の白人女性乳癌死亡率
オイスタークリーク原発とサレム原発から50マイル（80km）と100マイル（160km）以内の郡

年齢調整死亡率は女性10万人当たりの死亡数

連邦情報処理規格コード	郡	州	年齢調整死亡率			%で示した変化比		死亡数		
			1950-54年	80-84年	85-89年	80-84/1950-54	85-89/1950-54	1950-54年	80-84年	85-89年
オイスタークリーク原発										
34029	オーシャン	NJ	27.4	28.9	28.7	6%	5%	56	479	608
34005	バーリングトン	NJ	27.3	26.6	28.6	-3%	5%	91	255	306
34025	モンマウス	NJ	29.7	32.5	31.9	9%	7%	213	542	579
34021	マーサー	NJ	26.7	27.4	28.7	2%	7%	165	248	286
34023	ミドルセックス	NJ	27.6	30.3	30.5	10%	10%	184	534	601
34035	ソマーセット	NJ	27.6	30.4	27.7	10%	0%	72	196	197
	上記6郡の集計		28.0	29.6	29.7**	6%	6%	781	2254	2577
サレム原発										
34007	カムデン	NJ	27.6	28.3	28.8	3%	5%	224	399	422
42045	デラウェア	PA	28.5	32.2	31.7	13%	11%	313	624	631
10003	ニューキャッスル	DE	22.7	28.8	29.6	27%	31%	126	315	355
	上記3郡の集計		26.9	30.1	30.1**	12%	12% *	663	1338	1408
	上記9郡の集計		27.5	29.8	29.9**	8%	9% *	1444	3592	3985
	53郡の集計		29.7	29.1	28.9**	-2%	-3%	16134	23683	28488
	ニュージャージー州全域		29.4	29.3	29.3	-0%	-0%	3999	7007	7446
	全米の集計		24.4	24.9	24.6	2%	1%	91392	167803	178868

* 危険率 P＜0.01　** 危険率 P＜0.001
NJ：ニュージャージー州　PA：ペンシルバニア州　DE：デラウェア州

ノースアンナ原発1号機、2号機

初臨界 1978 年 4 月 5 日と 1980 年 6 月 12 日
バージニア州リッチモンドから北西 40 マイルに位置する

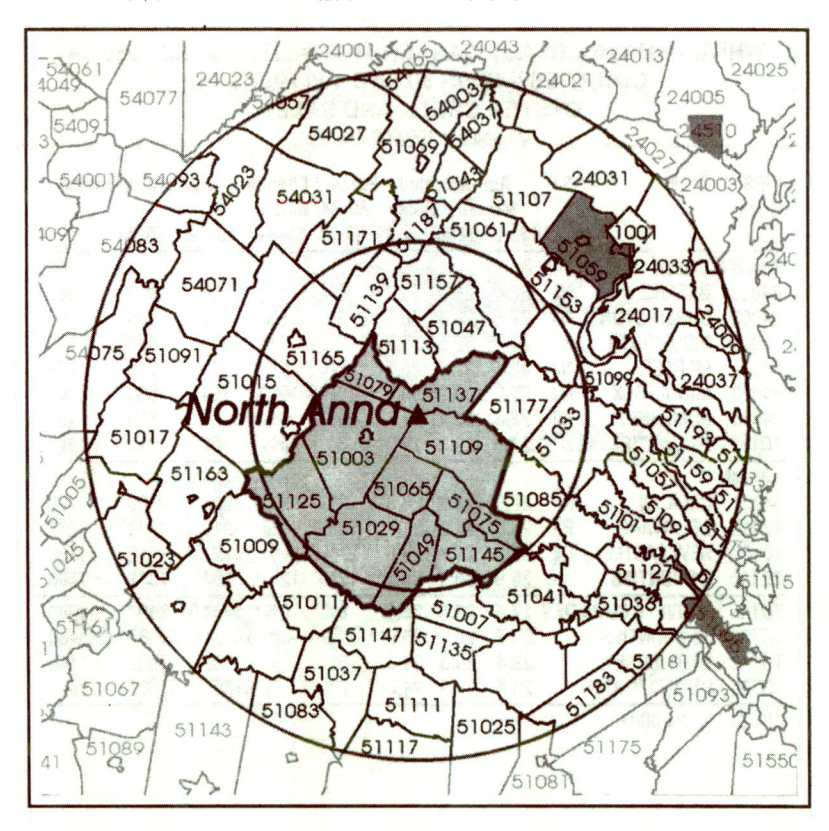

　原子炉に最も近い 10 郡は 1950～54 年以来、乳癌死亡率の異常に高い 73％の増加を記録したが、これは 100 マイル以内のすべての郡の集計の穏やかな 3％増に比べても有意に大きい。ノースアンナ原発は長くは稼働しなかった。この増加はオークリッジ国立研究所からの放出放射能の影響を受けたバージニア州が 1950～54 年以来記録している 24％増と関連があるかもしれない。

ノースアンナ原発1号機、2号機
1950～89年の白人女性乳癌死亡率
ノースアンナ原発から50マイル（80km）と100マイル（160km）以内の郡

年齢調整死亡率は女性10万人当たりの死亡数

連邦情報処理規格コード	郡	州	年齢調整死亡率			%で示した変化比		死亡数		
			1950-54年	80-84年	85-89年	80-84／1950-54	85-89／1950-54	1950-54年	80-84年	85-89年
51075	グークランド	VA	8.4	20.3	18.9	140%	124%	1	6	6
51065	フルバンナ	VA	16.2	24.6	33.3	52%	106%	2	6	8
51003	アルビマール	VA	14.8	20.8	21.9	40%	48%	16	53	60
51109	ルイザ	VA	15.3	17.2	26.2	12%	71%	4	7	12
51137	オレンジ	VA	10.5	19.4	20.4	85%	95%	3	12	14
51079	グリーン	VA	6.4	22.4	22.4	251%	250%	1	4	5
51049	カンバランド	VA	25.4	30.5	9.2	20%	-64%	2	4	2
51029	バッキンガム	VA	10.7	31.1	30.0	191%	181%	2	8	8
51145	ポウハタン	VA	0.0	11.4	25.1			0	3	7
51125	ネルソン	VA	11.3	17.7	21.5	56%	90%	3	5	10
	上記10郡の集計		13.0	20.5	22.5	57%	73% **	34	108	132
59郡の集計			24.4	27.1**	25.2	11%	3%	1406	3104	3225
バージニア州全域			19.7	24.0	24.5	22%	24%	1205	3226	3675
全米の集計			24.4	24.9	24.6	2%	1%	91392	167803	178868

** 危険率 P＜0.001
VA：バージニア州

付録B　60の原子炉施設と周辺の郡のコンピュータ処理による地図　　277

サリー原発1号機、2号機

初臨界1972年7月1日、1973年3月7日。
バージニア州ニューポートニューズから北西19マイルに位置する。

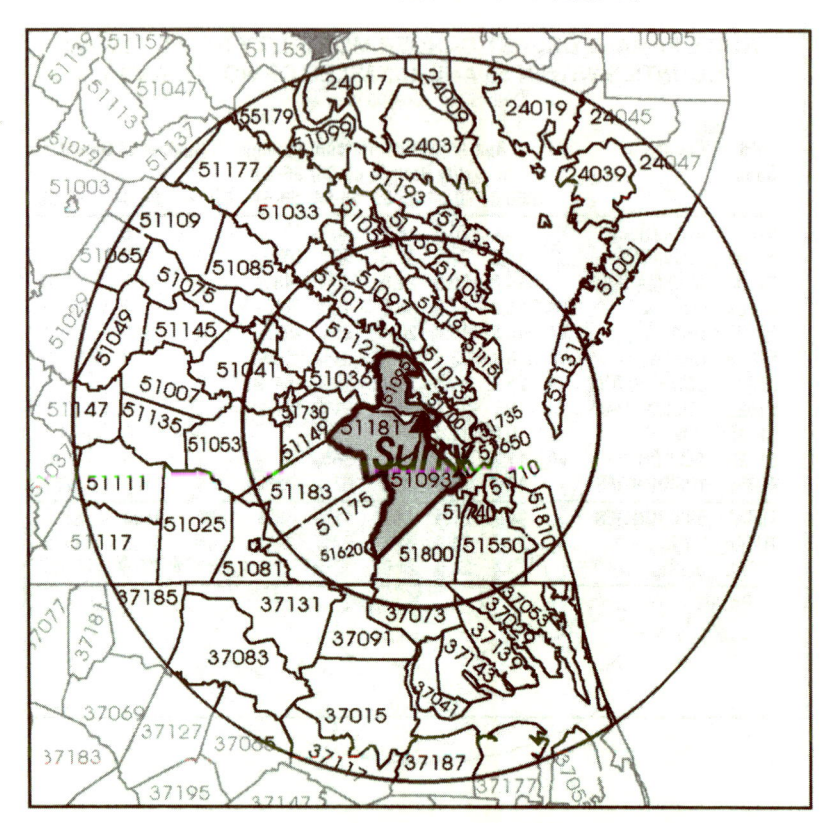

　サリー原発に最も近い農村地域の小さな3郡は集計すると、全米あるいはバージニア州全体よりも有意に高い年齢調整乳癌死亡率を示しているが、死亡率は1950～54年以来有意に増加してきた。100マイル以内の集計した死亡率も長期にわたり有意に増加してきている。

サリー原発1号機、2号機
1950～89年の白人女性乳癌死亡率
サリー原発から50マイル（80km）と100マイル（160km）以内の郡

年齢調整死亡率は女性10万人当たりの死亡数

連邦情報処理規格コード	郡	州	年齢調整死亡率			%で示した変化比		死亡数		
			1950-54年	80-84年	85-89年	80-84/1950-54	85-89/1950-54	1950-54年	80-84年	85-89年
51181	サリー	VA	19.3	14.0	33.3	-27%	72%	2	2	4
51093	アイルオブワイト	VA	37.1	23.7	22.3	-36%	-40%	7	9	12
51095	ジェームズシティ	VA	22.1	26.3	29.8	19%	35%	53	174	222
	上記3郡の集計		23.2	25.9	29.4*	12%	27% *	62	185	238
46郡の集計			21.6	24.7	25.6	14%	18% **	733	1930	2229
バージニア州全域			19.7	24.0	24.5	22%	24%	1205	3226	3675
全米の集計			24.4	24.9	24.6	2%	1%	91392	167803	178868

* 危険率 $P < 0.01$　　** 危険率 $P < 0.001$
VA：バージニア州

マクガイア原発1号機、2号機

初臨界1981年8月8日、1983年8月5日。
ノースカロライナ州シャーロットから北方17マイル。

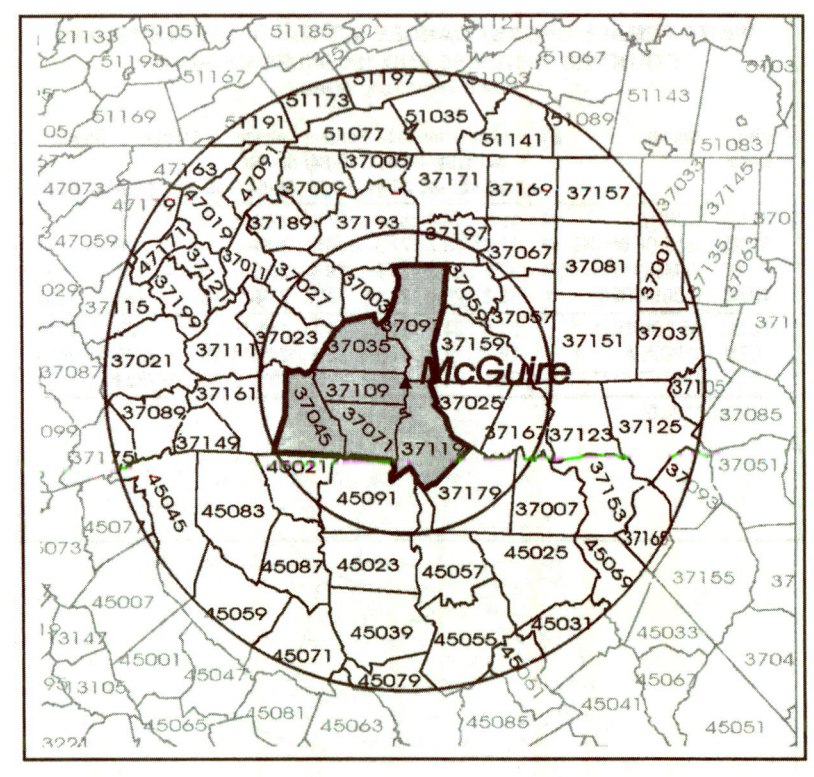

　シャーロットに近いマクガイア原発はそう長くは稼働しなかったので、原子炉に近い6つの郡の集計年齢調整死亡率が46%という有意な異常な増加を示したことについては、この原発が単独で寄与しているとはいえない。オークリッジ国立研究所の風下にあるノースカロライナの多くの郡と同様に、この増加は1943年から操業しているオークリッジからの放出放射能への慢性的な曝露に大きく関連しているかもしれない。

マクガイア原発1号機、2号機
1950～89年の白人女性乳癌死亡率
マクガイア原発から50マイル（80km）と100マイル（160km）以内の郡

年齢調整死亡率は女性10万人当たりの死亡数

連邦情報処理規格コード	郡	州	年齢調整死亡率			%で示した変化比		死亡数		
			1950-54年	80-84年	85-89年	80-84/1950-54	85-89/1950-54	1950-54年	80-84年	85-89年
37071	ガストン	NC	12.2	18.8	19.3	54%	58%	22	89	101
37045	クリーブランド	NC	22.9	18.8	27.9	-18%	21%	25	46	69
37119	メックレンブルグ	NC	20.2	25.2	30.7	25%	52%	69	233	325
37097	イレデル	NC	19.5	21.1	28.9	8%	49%	21	47	77
37109	リンカーン	NC	13.7	17.0	22.7	24%	65%	7	20	33
37035	カタウバ	NC	18.3	20.0	23.1	10%	27%	20	66	88
	上記6郡の集計		18.0	21.7	26.3	21%	46% **	164	501	693
	62郡の集計		17.8	22.2	23.7	25%	33% **	1033	2980	3548
	ノースカロライナ州全域		17.7	22.1	23.3	25%	32%	1158	3330	3982
	全米の集計		24.4	24.9	24.6	2%	1%	91392	167803	178868

** 危険率 $P < 0.001$
NC：ノースカロライナ州

ブランズウィック原発

初臨界 1976 年 10 月 8 日。
ノースカロライナ州ウィルミントンから南へ 20 マイルに位置する。

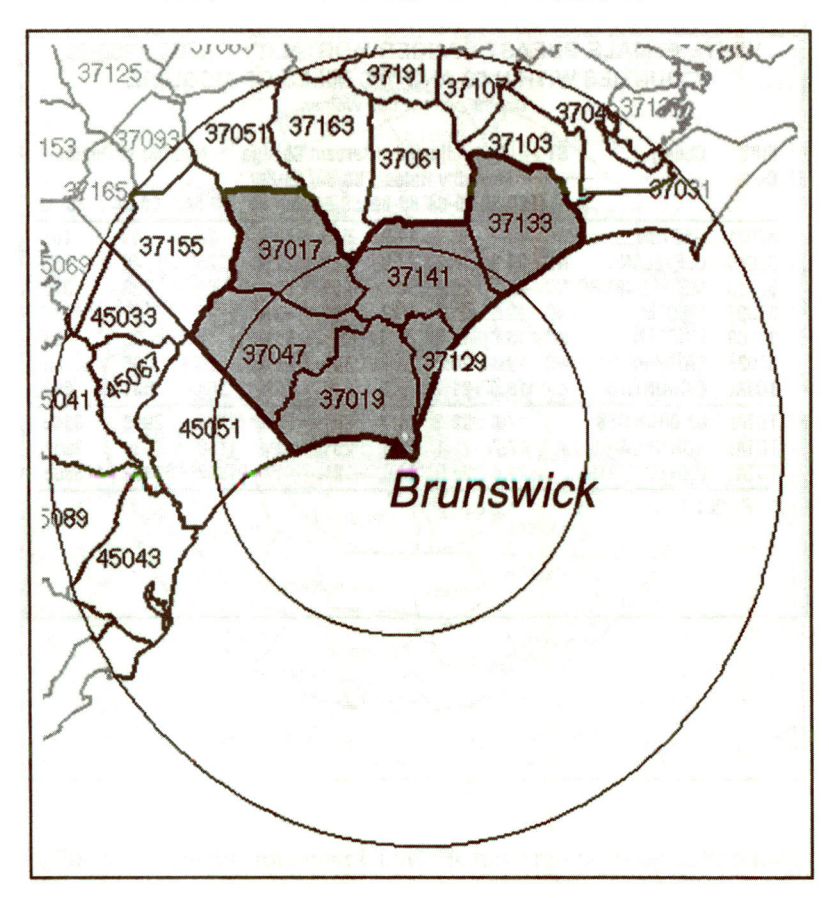

　　マクガイア原発の場合と同様に、ブランズウィック原発に近い郡は年齢調整乳癌死亡率の有意な増加を記録しているが、その多くの部分は 1943 年から操業しているオークリッジ国立研究所からの放出放射能への曝露に関連するかもしれない。半径 100 マイル以内にあるすべての小さな郡は、1950～54 年以来の年齢調整乳癌死亡率の 25 % 増加を統計学的に有意なものとするのに十分な人数の死亡数を示していた。

ブランズウィック原発
1950～89年の白人女性乳癌死亡率
ブランズウィック原発から50マイル（80km）と100マイル（160km）以内の郡

年齢調整死亡率は女性10万人当たりの死亡数

連邦情報処理規格コード	郡	州	年齢調整死亡率			%で示した変化比		死亡数		
			1950-54年	80-84年	85-89年	80-84/1950-54	85-89/1950-54	1950-54年	80-84年	85-89年
37017	ブレーデン	NC	9.4	12.3	22.9	31%	144%	3	8	15
37019	ブランズウィック	NC	16.3	24.8	13.9	52%	-15%	4	25	21
37047	コロンブス	NC	5.9	13.2	19.6	122%	231%	4	17	28
37129	ニューハノーバー	NC	28.5	20.7	22.6	-27%	-27%	32	54	73
37133	オンスロウ	NC	14.3	20.6	22.9	44%	60%	7	29	37
37141	ペンダー	NC	19.2	24.6	22.5	28%	17%	4	12	15
	上記6郡の集計		18.0	19.5	21.1	8%	18%	54	145	189
	19郡の集計		17.2	21.1	21.6	22%	25% *	173	516	610
	ノースカロライナ州全域		17.7	22.1	23.3	25%	32%	1158	3330	3982
	全米の集計		24.4	24.9	24.6	2%	1%	91392	167803	178868

* 危険率 $P<0.01$
NC：ノースカロライナ州

オークリッジ国立研究所

1942年9月9日に[原爆開発マンハッタン計画の]ウラン濃縮サイトとして選ばれる。
コードネーム[暗号名]はサイトX。
1944年末までにフル操業で従業員8万人となった。
テネシー州ノックスビルから東へ20マイルに位置する。

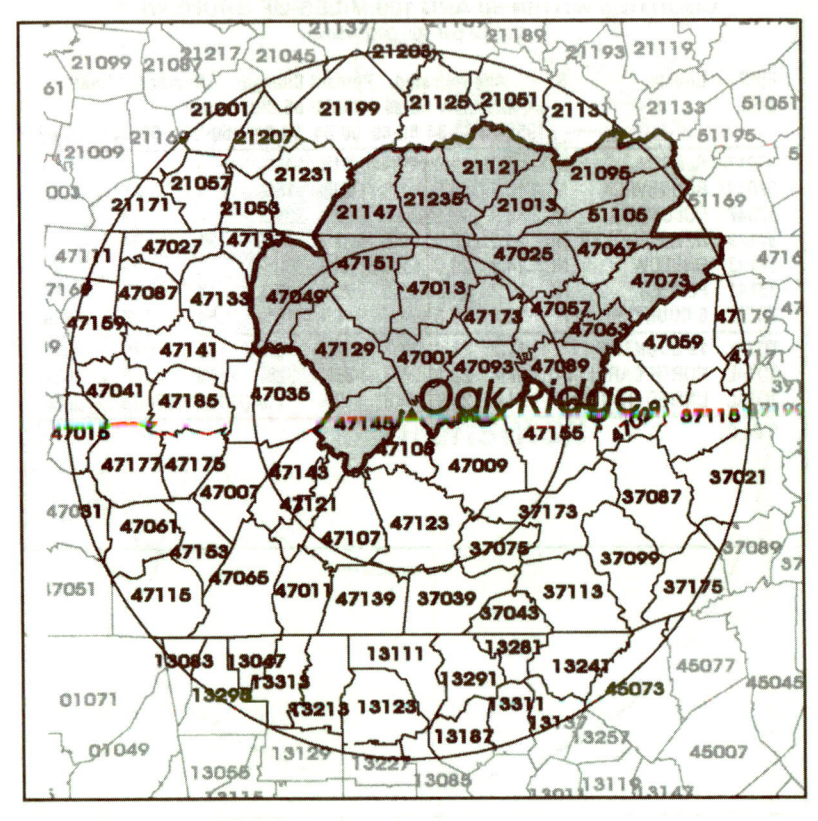

(ハンフォードおよびロスアラモス国立研究所とともに)米国で最も老朽化した原子炉のサイトの1つとして、オークリッジ国立研究所は風下の20郡の集計した年齢調整乳癌死亡率の38％増に寄与してきた。当初は全米平均以下の死亡率だった農村地域に立地する他のすべてのエネルギー省原子炉サイトと同様に、その後の死亡率増加は偶然に帰するにはあまりにも大きすぎる。

オークリッジ国立研究所
オークリッジ国立研究所から50マイル（80km）と100マイル（160km）以内の郡の白人女性乳癌死亡率

年齢調整死亡率は女性10万人当たりの死亡数

連邦情報処理規格コード	郡	州	年齢調整死亡率			%で示した変化比		死亡数		
			1950-54年	80-84年	85-89年	80-84/1950-54	85-89/1950-54	1950-54年	80-84年	85-89年
47001	アンダーソン	TN	18.7	21.6	23.9	16%	28%	17	50	58
47013	キャンベル	TN	14.6	28.8	20.4	97%	40%	9	35	29
47025	クレアボーン	TN	21.9	20.9	15.1	-5%	-31%	10	15	12
47049	フェントレス	TN	4.1	23.2	6.4	458%	54%	1	10	4
47057	グレインガー	TN	20.6	13.9	16.8	-33%	-18%	6	7	9
47063	ハンブレン	TN	3.8	17.3	22.7	351%	492%	2	24	39
47067	ハンコック	TN	22.3	7.3	44.4	-68%	99%	4	1	9
47073	ホーキンス	TN	20.6	22.0	21.7	7%	5%	13	30	30
47089	ジェファーソン	TN	15.7	21.5	25.3	36%	60%	7	23	28
47093	ノックス	TN	19.1	22.8	22.1	19%	16%	95	225	231
47129	モーガン	TN	3.5	12.8	16.4	266%	368%	1	7	9
47145	ローン	TN	21.6	16.9	16.5	-22%	-24%	14	27	30
47151	スコット	TN	10.7	15.1	12.2	40%	14%	3	7	7
47173	ユニオン	TN	10.7	13.1	28.2	22%	162%	2	5	11
21013	ベル	KY	5.1	23.1	21.5	350%	318%	4	24	22
21095	ハーラン	KY	11.0	15.8	22.1	43%	100%	11	21	28
21121	ノックス	KY	15.3	19.9	27.6	31%	81%	9	18	29
21147	マクリアリー	KY	3.5	17.7	23.3	405%	564%	1	7	10
21235	ホイットリー	KY	19.3	18.4	21.7	-5%	12%	13	21	25
51105	リー	VA	6.3	24.2	18.5	284%	194%	4	20	18
	上記20郡の集計		15.5	20.8	21.4	34%	38%**	226	577	638
71郡の集計			15.8	20.6	20.4	30%	29%**	578	1522	1652
全米の集計			24.4	24.9	24.6	2%	1%	91392	167803	178868

** 危険率P＜0.001
TN：テネシー州　KY：ケンタッキー州　VA：バージニア州

付録B　60の原子炉施設と周辺の郡のコンピュータ処理による地図

オコニー原発1号機、2号機、3号機

初臨界1973年4月19日、1973年11月11日、1974年9月5日。
サウスカロライナ州グリーンビルから西へ30マイルに位置する。

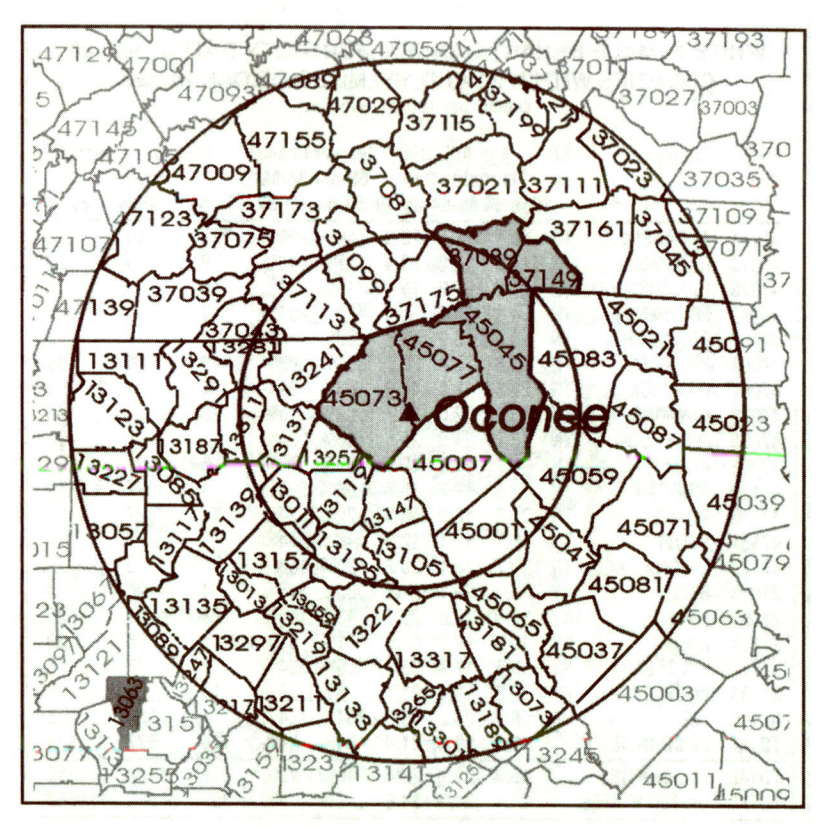

　原子炉に最も近い5郡は1950～54年以来、集計年齢調整乳癌死亡率の56％増加を記録してきたが、これは全米の対応する時期の1％増に比べて異例なほど有意である。同じことが100マイル以内の農村地域の64郡すべてについてもいえる。

オコニー原発1号機、2号機、3号機
1950〜89年の白人女性乳癌死亡率
オコニー原発から50マイル（80km）と100マイル（160km）以内の郡

年齢調整死亡率は女性10万人当たりの死亡数

連邦情報処理規格コード	郡	州	年齢調整死亡率			%で示した変化比		死亡数		
			1950-54年	80-84年	85-89年	80-84/1950-54	85-89/1950-54	1950-54年	80-84年	85-89年
45073	オコニー	SC	12.5	24.2	21.0	94%	68%	8	34	40
45045	グリーンビル	SC	17.4	24.8	29.8	42%	71%	52	200	262
45077	ピケンズ	SC	9.1	19.3	16.3	113%	80%	7	39	41
37089	ヘンダーソン	NC	23.8	19.8	26.7	-17%	12%	19	58	81
37149	ポーク	NC	6.3	12.9	13.6	105%	116%	2	8	11
	上記5郡の集計		16.3	22.7	25.5	39%	56% **	88	339	435
	64郡の集計		17.8	21.9	22.7	23%	28% **	576	1665	1979
	ノースカロライナ州全域		17.7	22.1	23.3	25%	32% **	1158	3330	3982
	サウスカロライナ州全域		18.4	22.7	22.2	23%	21% **	518	1577	1751
	全米の集計		24.4	24.9	24.6	2%	1%	91392	167803	178868

** 危険率 $P < 0.001$
SC：サウスカロライナ州　NC：ノースカロライナ州

H.B.ロビンソン原発

初臨界 1970 年 9 月 20 日。
サウスカロライナ州ハーツビルから西北西に 4.5 マイルに位置する。

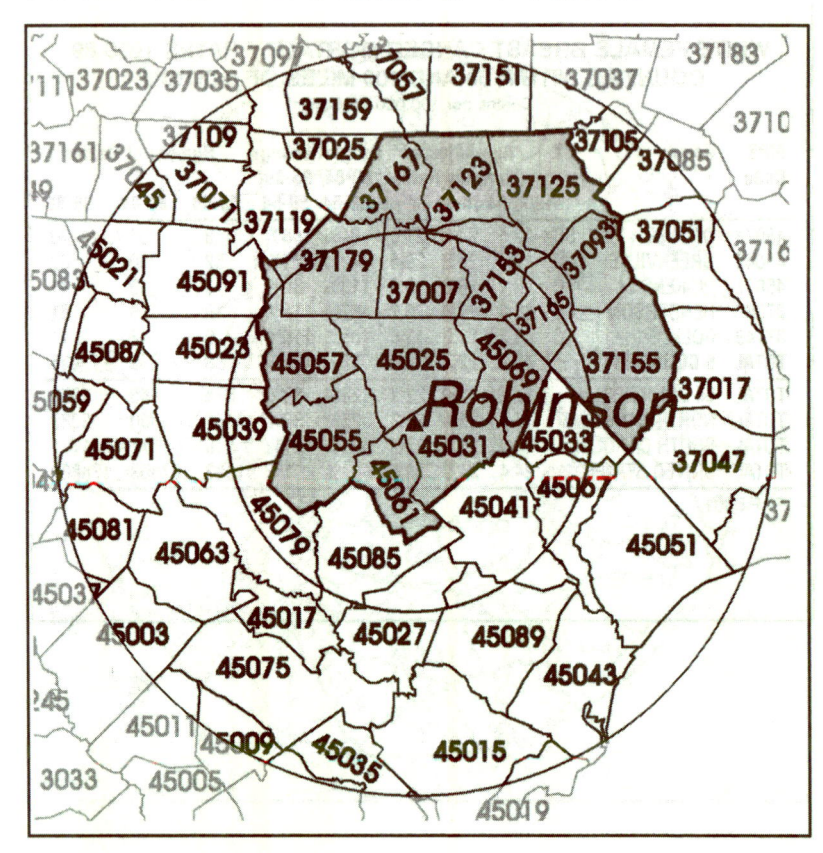

　ロビンソン原発の風下の 15 郡はすべて農村地域であり、1950～54 年以来、全米の 1％増と比べて 27％増の有意な年齢調整乳癌死亡率を記録した。100 マイル以内の主として農村地域の 44 郡すべての集計についても同じことがいえる。

H.B.ロビンソン原発
1950〜89年の白人女性乳癌死亡率
ロビンソン原発から50マイル（80km）と100マイル（160km）以内の郡

年齢調整死亡率は女性10万人当たりの死亡数

連邦情報処理規格コード	郡	州	年齢調整死亡率 1950-54年	80-84年	85-89年	%で示した変化比 80-84/1950-54	85-89/1950-54	死亡数 1950-54年	80-84年	85-89年
45025	チェスターフィールド	SC	14.9	24.2	19.1	63%	29%	7	22	15
45031	ダーリントン	SC	16.1	16.0	24.5	-1%	52%	9	22	35
45069	マールボード	SC	23.4	25.3	20.6	8%	-12%	8	15	11
45055	カーショウ	SC	33.4	16.3	10.4	-51%	-69%	12	13	10
45061	リー	SC	4.6	7.7	22.0	69%	379%	1	3	6
37007	アンソン	NC	12.0	16.4	15.7	36%	30%	4	12	9
37179	ユニオン	NC	12.7	20.2	30.3	60%	139%	9	34	62
37153	リッチモンド	NC	18.0	22.5	23.8	25%	32%	9	26	29
37155	ロブソン	NC	21.1	24.1	24.1	14%	14%	17	34	34
45057	ランカスター	SC	17.1	18.0	19.1	5%	11%	9	23	29
37123	モンゴメリー	NC	15.8	27.1	22.5	72%	42%	5	18	14
37093	ホーク	NC	7.0	23.7	17.6	241%	153%	1	5	5
37125	ムーア	NC	23.1	29.6	23.8	28%	3%	13	48	58
37165	スコットランド	NC	0.0	26.3	21.0			0	16	16
37167	スタンリー	NC	20.7	22.4	20.1	8%	-3%	15	34	40
	上記15郡の集計		17.4	22.1	22.1	27%	27% *	119	325	373
44郡の集計			17.3	21.8	24.0	26%	39% **	535	1670	2086
ノースカロライナ州全域			17.7	22.1	23.3	25%	32%	1158	3330	3982
サウスカロライナ州全域			18.4	22.7	22.2	23%	21%	518	1577	1751
全米の集計			24.4	24.9	24.6	2%	1%	91392	167803	178868

* 危険率 P < 0.01　　** 危険率 P < 0.001
SC：サウスカロライナ州　NC：ノースカロライナ州

サバンナリバー工場

1950年に建設され、1952年に操業開始。
ジョージア州エイケンの南13マイル、ジョージア州オーガスタの南東20マイルに位置する。

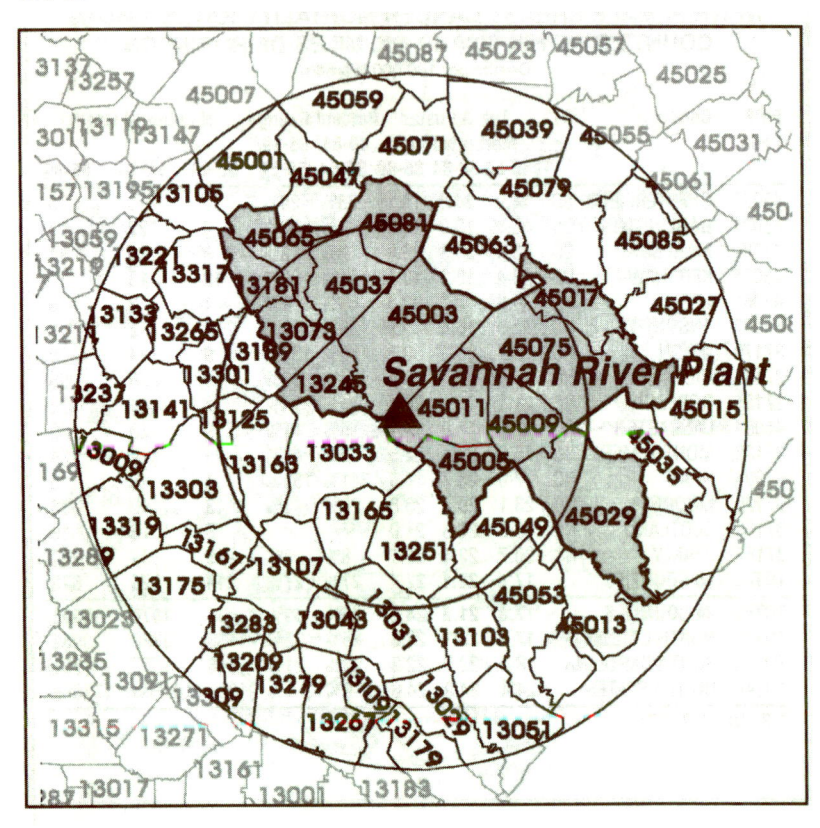

陰影をつけたサバンナリバーに最も近い14郡は1950〜54年から1980〜84年までの集計年齢調整乳癌死亡率が、この時期の全米の2％増に比べて有意な20％増を記録したが、半径100マイル以内の53郡すべての集計についても同じことがいえる。

サバンナリバー工場
1950～89年の白人女性乳癌死亡率
サバンナリバー工場から50マイル（80km）と100マイル（160km）以内の郡

年齢調整死亡率は女性10万人当たりの死亡数

連邦情報処理規格コード	郡	州	年齢調整死亡率 1950-54年	80-84年	85-89年	%で示した変化比 80-84／1950-54	85-89／1950-54	死亡数 1950-54年	80-84年	85-89年
13033	バーク	GA	6.9	19.7	10.9	184%	57%	1	5	4
13073	コロンビア	GA	41.3	12.6	10.3	-69%	-75%	5	10	11
13181	リンカーン	GA	22.7	12.5	24.4	-45%	7%	2	1	3
13245	リッチモンド	GA	16.0	23.1	23.2	44%	45%	26	79	78
45003	エイケン	SC	18.9	20.0	21.8	6%	15%	16	50	64
45005	アレンデール	SC	23.1	25.3	4.2	9%	-82%	2	4	2
45009	バンバーグ	SC	12.1	24.4	23.1	102%	92%	2	7	6
45011	バーンウェル	SC	28.7	25.2	8.8	-12%	-69%	5	9	4
45017	カルフーン	SC	7.5	22.5	14.1	202%	89%	1	5	3
45029	コリトン	SC	6.3	24.9	23.0	297%	267%	2	19	15
45037	エッジフィールド	SC	4.9	24.6	5.6	402%	15%	1	8	2
45065	マコーマック	SC	9.3	23.6	11.1	152%	19%	1	2	2
45081	サルダ	SC	26.0	36.0	22.3	38%	-14%	6	15	12
45075	オレンジバーグ	SC	25.5	17.4	16.8	-32%	-34%	16	23	21
	上記14郡の集計		17.7	21.3	18.9	20% *	6%	86	237	227
53郡の集計			18.2	22.2	21.3	22% **	17%	329	860	912
サウスカロライナ州全域			18.4	22.7	22.2	23%	21%	518	1577	1751
全米の集計			24.4	24.9	24.6	2%	1%	91392	167803	178868

* 危険率P＜0.05　** 危険率P＜0.001
GA：ジョージア州　SC：サウスカロライナ州

付録B　60の原子炉施設と周辺の郡のコンピュータ処理による地図

セコイヤ原発1号機、2号機

初臨界 1980 年 7 月 5 日、1981 年 11 月 5 日。
テネシー州デイジーに位置する。

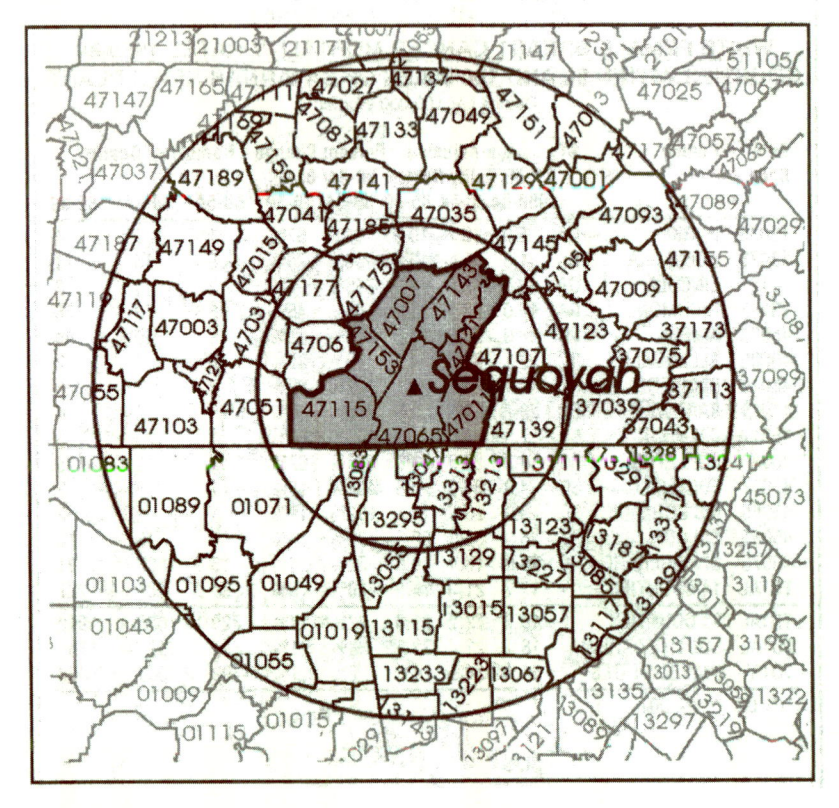

　原子炉に最も近い6郡は1950～54年以来、集計年齢調整乳癌死亡率の24%増を記録したが、これは全米の1%増に比べて有意に高い。100マイル以内のすべての郡の集計についても同じことがいえる。

セコイヤ原発1号機、2号機
1950〜89年の白人女性乳癌死亡率
セコイヤ原発から50マイル（80km）と100マイル（160km）以内の郡

年齢調整死亡率は女性10万人当たりの死亡数

連邦情報処理規格コード	郡	州	年齢調整死亡率 1950-54年	80-84年	85-89年	％で示した変化比 80-84/1950-54	85-89/1950-54	死亡数 1950-54年	80-84年	85-89年
47065	ハミルトン	TN	19.5	25.7	22.0	32%	13%	81	207	190
47011	ブラッドリー	TN	13.4	16.4	22.6	23%	69%	9	33	49
47115	マリオン	TN	17.8	14.8	16.6	-17%	-7%	7	11	12
47121	メイグス	TN	18.6	17.9	13.4	-4%	-28%	2	4	3
47143	リア	TN	11.4	14.4	18.0	27%	58%	4	10	15
47153	セクアチー	TN	9.7	10.8	0.0	12%	-100%	1	3	0
	上記6郡の集計		18.0	22.3	20.9	24% *	16%	104	268	269
	66郡の集計		18.0	21.0	21.3	17% **	18%	699	1883	2101
	テネシー州全域		18.1	20.8	21.1	15%	17%	1186	2706	2998
	全米の集計		24.4	24.9	24.6	2%	1%	91392	167803	178868

* 危険率 P＜0.01　　** 危険率 P＜0.001
TN：テネシー州

訳注　この原発の名称 Sequoyah は、チェロキー文字を考案したチェロキーインディアンの学者セコイヤ（1767年頃〜1843年、シクウォイアとも表記）に由来する。セコイヤについては『アメリカ、インディアン悲史』藤永茂、朝日新聞社、1974年、を参照。他方、スギ科針葉樹セコイアのつづりは Sequoia である。

ブラウンズフェリー原発1号機、2号機、3号機

初臨界1973年8月17日、1974年7月20日、1976年8月8日。
アラバマ州デカターの北西10マイルに位置する。

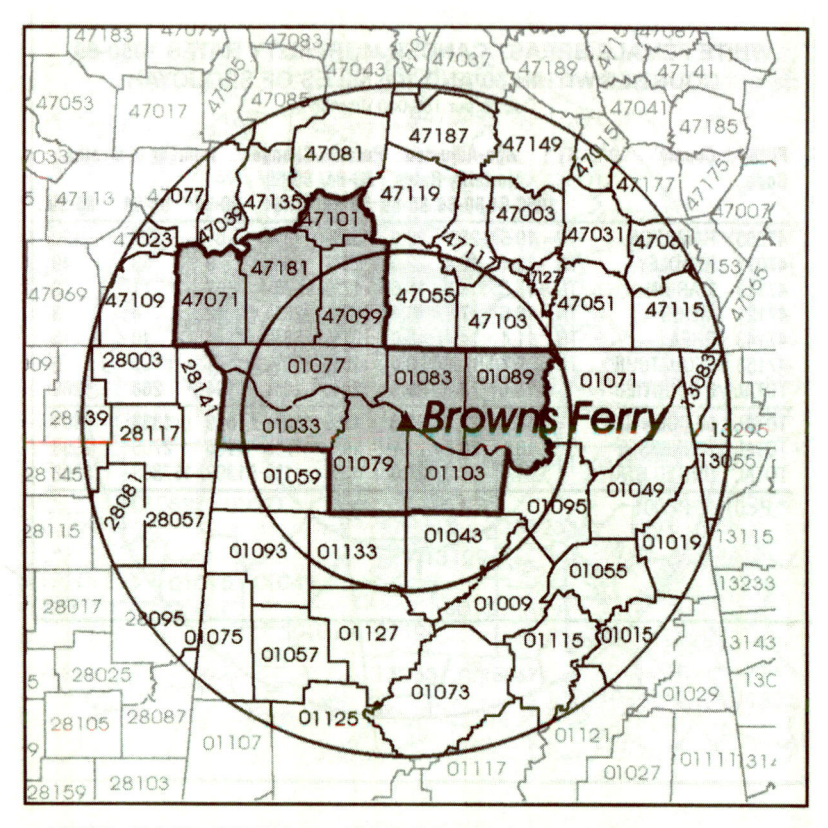

　原子炉に最も近い農村地域の10郡を集計すると1950～54年以来、年齢調整乳癌死亡率の有意な増加を記録してきた。100マイル以内の農村地域の48郡の集計についても同様である。

ブラウンズフェリー原発1号機、2号機、3号機
1950～89年の白人女性乳癌死亡率
ブラウンズフェリー原発から50マイル（80km）と100マイル（160km）以内の郡

年齢調整死亡率は女性10万人当たりの死亡数

連邦情報処理規格コード	郡	州	年齢調整死亡率			%で示した変化比		死亡数		
			1950-54年	80-84年	85-89年	80-84/1950-54	85-89/1950-54	1950-54年	80-84年	85-89年
01033	コルバート	AL	21.7	23.7	19.2	9%	-12%	14	37	28
01083	ライムストーン	AL	18.8	29.3	21.7	56%	15%	11	34	27
01077	ロウダデール	AL	19.5	20.2	22.0	4%	13%	19	48	54
01079	ローレンス	AL	20.4	26.1	12.9	28%	-37%	8	21	10
01103	モーガン	AL	16.6	26.2	17.3	58%	4%	17	64	50
01089	マディソン	AL	15.9	23.8	27.6	50%	74%	20	106	149
47071	ハーディン	TN	13.5	19.1	20.6	41%	52%	5	14	17
47099	ローレンス	TN	15.6	23.7	22.2	52%	42%	10	29	28
47101	ルイス	TN	14.7	24.8	21.9	69%	49%	2	8	7
47181	ウエイン	TN	10.4	15.6	12.8	50%	23%	3	7	6
	上記10郡の集計		17.5	23.8	21.9	36% **	25%	109	368	376
48郡の集計			18.6	22.6	21.1	22% **	13%	670	1665	1671
アラバマ州全域			17.1	22.3	20.8	30%	22%	812	2167	2186
テネシー州全域			18.1	20.8	21.1	15%	17%	1186	2706	2998
全米の集計			24.4	24.9	24.6	2%	1%	91392	167803	178868

** 危険率 P < 0.001
AL：アラバマ州 TN：テネシー州

ジョセフ・M・ファーレイ原発1号機、2号機

初臨界1977年8月9日、1981年5月5日。
アラバマ州ドーサンに位置する。

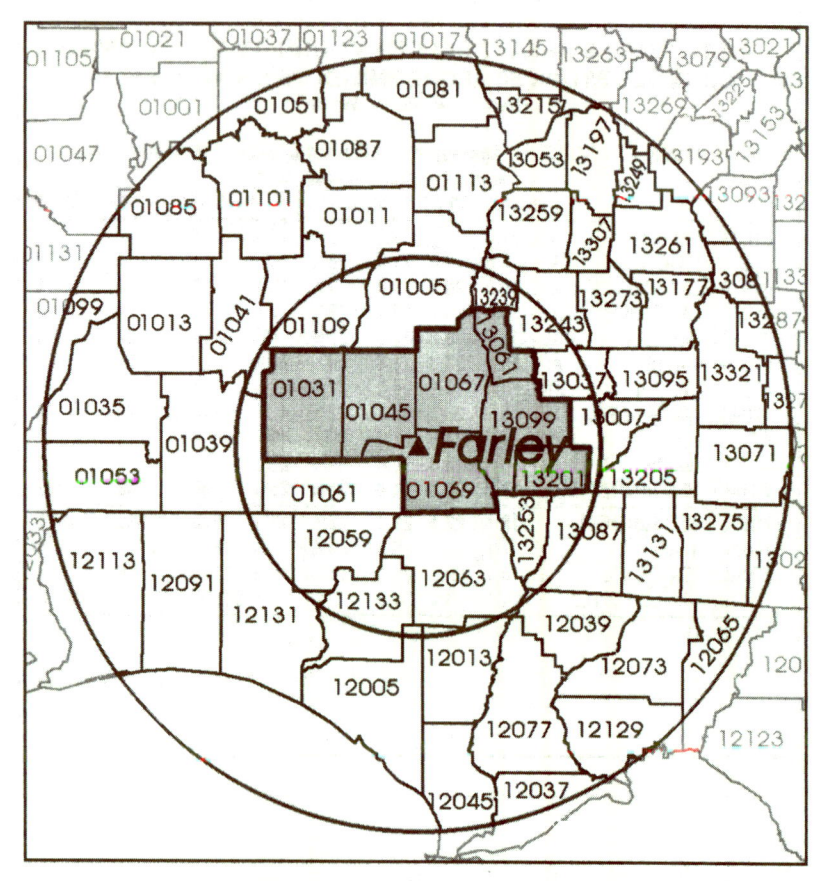

　これはアラバマ州南東部にあるかなり新しい原子炉で、農村の7つの小さな郡に囲まれている。1985～89年の集計年齢調整死亡率はまだ全米平均の10万人当たり24.6人よりだいぶ低く、1950～54年以来の29％増は死亡の実数が小さいので統計的に有意ではない。100マイル以内の農村地域の55郡すべてを集計すると実数が十分に大きいので1950～54年以来の18％増は統計的に有意である。アラバマ州北西部にあるブラウンズフェリー原発からの放出放射能の影響とオーバーラップしているかもしれない。

ジョセフ・M・ファーレイ原発1号機、2号機
1950～89年の白人女性乳癌死亡率
ファーレイ原発から50マイル（80km）と100マイル（160km）以内の郡

年齢調整死亡率は女性10万人当たりの死亡数

連邦情報処理規格コード	郡	州	年齢調整死亡率 1950-54年	80-84年	85-89年	%で示した変化比 80-84/1950-54	85-89/1950-54	死亡数 1950-54年	80-84年	85-89年
01069	ヒューストン	AL	18.4	13.2	17.6	-28%	-4%	14	27	35
01045	デール	AL	12.4	25.5	20.5	105%	65%	5	22	20
01067	ヘンリー	AL	21.2	16.9	14.9	-20%	-30%	5	7	6
01031	コーヒー	AL	11.7	15.3	29.0	30%	147%	6	16	33
13099	アーリー	GA	16.2	16.0	15.3	-2%	-6%	3	5	5
13061	クレイ	GA	26.6	44.0	30.3	66%	14%	1	2	2
13201	ミラー	GA	21.4	23.1	24.7	8%	16%	3	5	4
	上記7郡の集計		16.1	17.4	20.8	8%	29%	37	84	105
	55郡の集計		17.3	19.4	20.3	12%	18% *	349	865	978
	アラバマ州全域		17.1	22.3	20.8	30%	22%	812	2167	2186
	ジョージア州全域		18.3	20.6	21.8	13%	19%	1033	2599	3061
	全米の集計		24.4	24.9	24.6	2%	1%	91392	167803	178868

* 危険率 P＜0.05
AL：アラバマ州　GA：ジョージア州

エドウィン・I・ハッチ原発1号機、2号機

初臨界 1974 年 9 月 12 日、1978 年 7 月 4 日。
ジョージア州バックスレーの北 11 マイルに位置する。

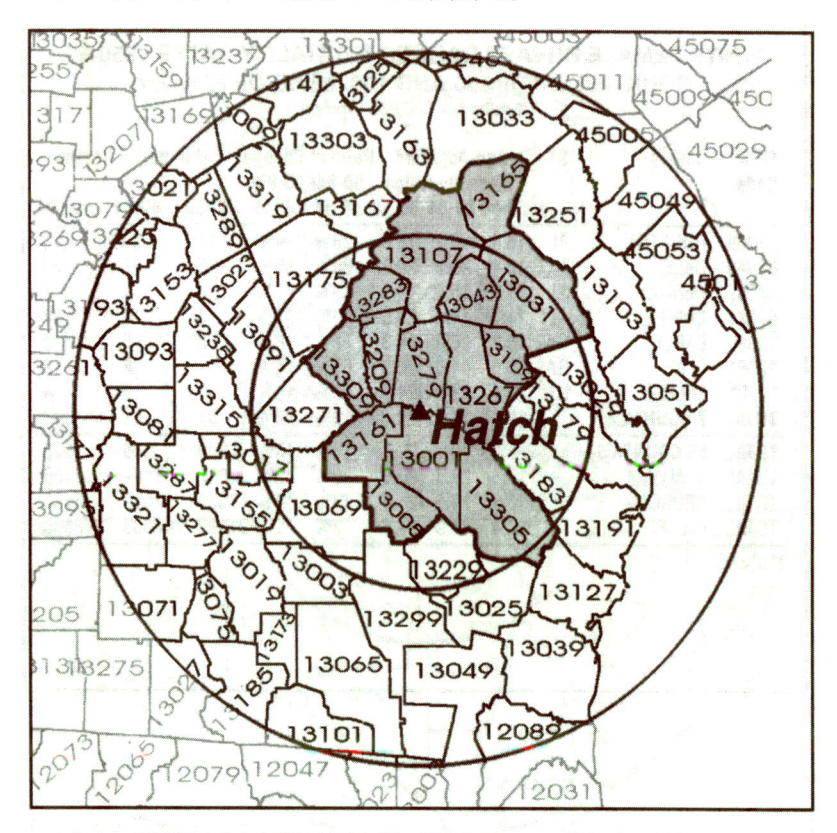

　これらの原子炉は小さな農村地域の郡に囲まれている。最も近い隣接した 14 郡は十分な死亡数なので、1950～54 年以来の集計年齢調整乳癌死亡率の増加は統計的に有意である。100 マイル以内のすべての郡の集計についても同じことがいえる。

エドウィン・I・ハッチ原発1号機、2号機
1950～89年の白人女性乳癌死亡率
ハッチ原発から50マイル（80km）と100マイル（160km）以内の郡

年齢調整死亡率は女性10万人当たりの死亡数

連邦情報処理規格コード	郡	州	年齢調整死亡率 1950-54年	80-84年	85-89年	%で示した変化比 80-84/1950-54	85-89/1950-54	死亡数 1950-54年	80-84年	85-89年
13001	アップリング	GA	4.7	6.9	11.0	47%	133%	1	3	4
13279	トゥームズ	GA	11.3	15.4	19.3	36%	71%	3	10	14
13043	キャンドラー	GA	10.0	28.7	26.0	188%	160%	1	6	7
13107	エマニュエル	GA	9.8	13.2	29.1	35%	198%	3	7	14
13109	エバンズ	GA	9.2	39.4	7.0	330%	-24%	1	7	1
13161	ジェフデービス	GA	7.7	16.0	10.9	108%	41%	1	4	5
13267	タットノール	GA	4.8	14.8	27.5	210%	477%	1	5	10
13005	ベーコン	GA	16.7	22.9	20.3	37%	21%	2	6	5
13165	ジェンキンズ	GA	10.3	9.8	13.0	-6%	26%	1	2	3
13031	ブロック	GA	25.8	23.2	22.7	-10%	-12%	9	16	18
13309	ホイーラー	GA	30.8	0.0	3.1	-100%	-90%	3	0	1
13305	ウエイン	GA	12.2	14.3	17.1	17%	40%	3	8	9
13209	モンゴメリー	GA	0.0	10.5	0.0			0	3	0
13283	トルートレン	GA	0.0	6.5	8.3			0	1	2
	上記14郡の集計		12.0	16.2	18.2	35%	52% *	29	78	93
57郡の集計			16.4	19.1	19.8	16%	21% *	205	487	559
ジョージア州全域			18.3	20.6	21.8	13%	19%	1033	2599	3061
全米の集計			24.4	24.9	24.6	2%	1%	91392	167803	178868

* 危険率 $P < 0.01$
GA：ジョージア州

クリスタルリバー原発

初臨界1977年1月14日。
フロリダ州タンパの北70マイルに位置する。

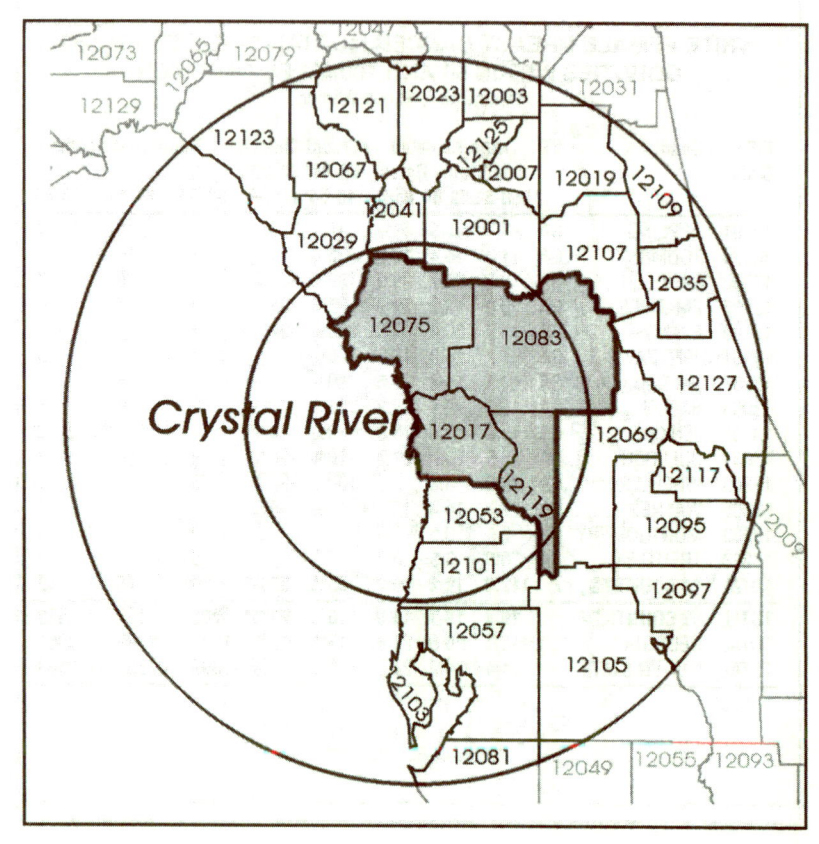

　原子炉に最も近い4郡は1950〜54年以来、集計年齢調整乳癌死亡率の有意な43%増を記録してきたが、これは100マイル以内の他の郡の対応する増加率より有意に大きい。しかしフロリダの多くの郡は大西洋岸にあるターキーポイントとセントルシー原発からの放出放射能の影響も受けているかもしれない。

クリスタルリバー原発
1950～89年の白人女性乳癌死亡率
クリスタルリバー原発から50マイル（80km）と100マイル（160km）以内の郡

年齢調整死亡率は女性10万人当たりの死亡数

連邦情報処理規格コード	郡	州	年齢調整死亡率			%で示した変化比		死亡数		
			1950-54年	80-84年	85-89年	80-84/1950-54	85-89/1950-54	1950-54年	80-84年	85-89年
12017	シトラス	FL	11.7	25.8	21.0	120%	79%	2	86	111
12075	レビー	FL	12.0	22.8	29.0	90%	142%	2	16	26
12083	マリオン	FL	18.0	23.5	23.2	30%	29%	13	111	161
12119	サムター	FL	19.6	12.9	32.0	-34%	63%	4	10	35
	上記4郡の集計		16.6	23.3	23.8	41%	43% **	21	223	333
27郡の集計			18.9	22.6	22.5	20%	19% **	560	3160	3833
ノースカロライナ州全域			18.4	22.8	22.8	24%	24%	1354	9070	10783
全米の集計			24.4	24.9	24.6	2%	1%	91392	167803	178868

** 危険率 P＜0.001
FL：フロリダ州

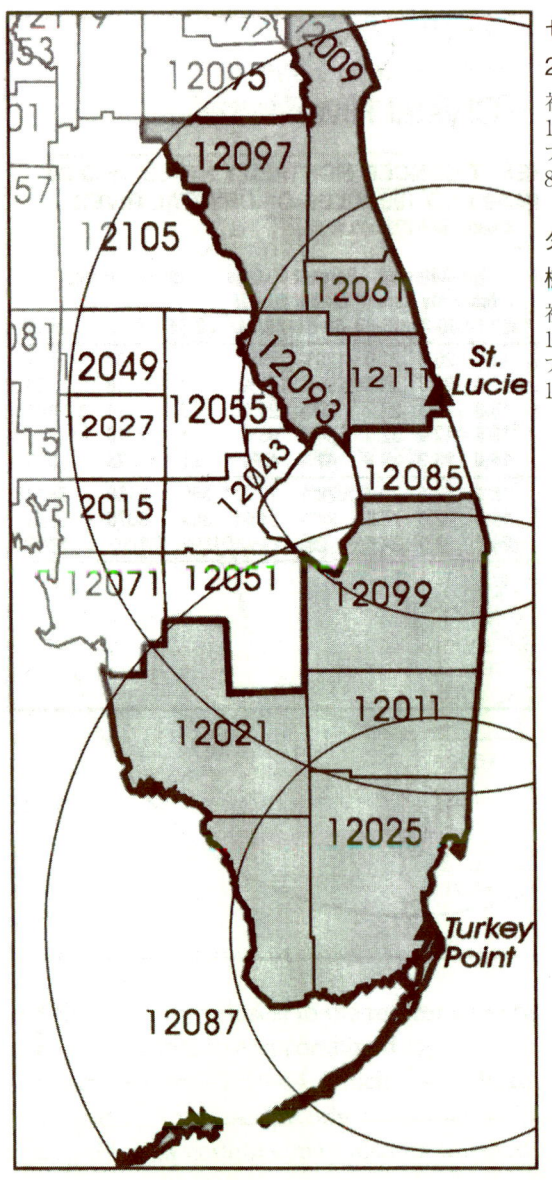

セントルシー原発1号機、2号機

初臨界 1966年4月22日、1983年6月2日。
フロリダ州フォートピアスの南8マイルに位置する。

ターキーポイント原発3号機、4号機

初臨界 1972年10月20日、1973年6月11日。
フロリダ州フロリダシティの東10マイルに位置する。

これらの原子炉に最も近い10郡は対応する時期の全米の増加率と比べた時、1950～54年以来の年齢調整乳癌死亡率の明らかに有意な増加を記録してきた。

セントルシー原発1号機、2号機、ターキーポイント原発3号機、4号機
1950〜89年の白人女性乳癌死亡率
セントルシー原発とターキーポイント原発から50マイル（80km）と100マイル（160km）以内の郡

年齢調整死亡率は女性10万人当たりの死亡数

連邦情報処理規格コード	郡	州	年齢調整死亡率			%で示した変化比		死亡数		
			1950-54年	80-84年	85-89年	80-84/1950-54	85-89/1950-54	1950-54年	80-84年	85-89年
セントルシー原発										
12111	セントルシー	FL	6.5	20.7	23.5	221%	263%	3	74	112
12009	ブレバード	FL	18.8	24.4	26.9	30%	43%	16	262	361
12061	インディアンリバー	FL	17.2	19.3	24.5	12%	42%	6	67	97
12093	オキーチョビー	FL	30.1	22.3	13.3	-26%	-56%	2	14	9
12097	オセオラ	FL	14.4	27.1	24.0	89%	67%	10	62	70
	上記5郡の集計		16.0	23.3	24.8	46%	55% **	37	479	649
ターキーポイント原発										
12025	デード	FL	20.1	24.0	23.3	20%	16%	302	1447	1474
12087	モンロー	FL	14.3	21.0	21.2	47%	49%	7	51	52
12011	ブロワード	FL	15.0	22.8	24.1	52%	60%	52	1095	1293
12099	パームビーチ	FL	16.6	24.0	23.9	44%	44%	58	696	913
12021	コリアー	FL	22.8	23.5	21.5	3%	-6%	3	95	135
	上記5郡の集計		18.8	23.6	23.6	26%	26% **	422	3384	3867
18郡の集計			18.3	23.4	23.3	28%	27% **	531	4395	5135
フロリダ州全域			18.4	22.8	22.8	24%	24%	1354	9070	10783
全米の集計			24.4	24.9	24.6	2%	1%	91392	167803	178868

** 危険率 P < 0.001
FL：フロリダ州

付録B　60の原子炉施設と周辺の郡のコンピュータ処理による地図　　303

アーカンソーワン原発1号機、2号機

初臨界1974年8月6日、1978年12月5日。
アーカンソー州ラッセルビルの西北西6マイルに位置する。

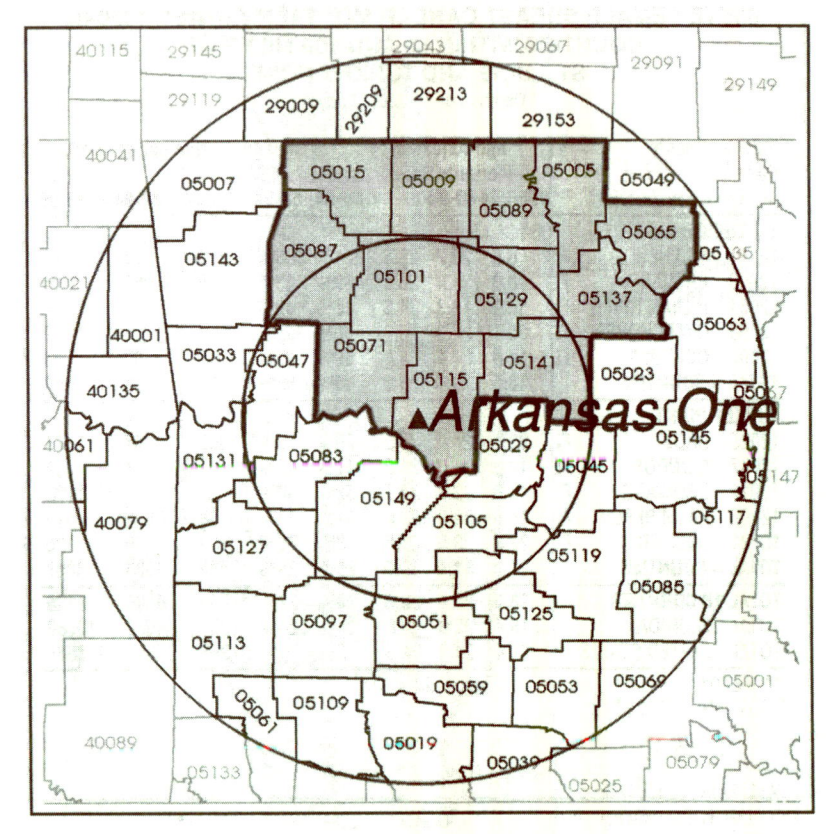

　この原子炉に最も近い5郡は集計した年齢調整乳癌死亡率で1950〜54年以来27%の増加を記録してきたが、死亡数が小さいので統計的に有意ではない。もし原子炉の北の隣接する12郡で見るならば、その結果得られる39%増は1985〜89年の死亡数（185人）が十分に大きいので、偶然の確率は標準偏差の3倍（危険率P＜0.001）となるであろう。

アーカンソーワン原発1号機、2号機
1950～89年の白人女性乳癌死亡率
アーカンソーワン原発から50マイル（80km）と100マイル（160km）以内の郡

年齢調整死亡率は女性10万人当たりの死亡数

連邦情報処理規格コード	郡	州	年齢調整死亡率			%で示した変化比		死亡数		
			1950-54年	80-84年	85-89年	80-84/1950-54	85-89/1950-54	1950-54年	80-84年	85-89年
05115	ポープ	AR	16.3	22.5	17.1	38%	5%	9	26	23
05071	ジョンソン	AR	20.4	21.6	20.6	6%	1%	8	13	15
05101	ニュートン	AR	6.5	12.9	18.9	100%	192%	1	3	5
05129	シアシー	AR	3.9	13.9	13.2	260%	241%	1	5	5
05141	バンブレン	AR	12.4	14.9	16.4	20%	32%	3	8	13
05015	キャロル	AR	18.1	21.5	25.2	19%	39%	7	16	18
05087	マディソン	AR	15.5	27.2	21.9	75%	41%	4	10	9
05009	ブーン	AR	9.2	21.6	22.6	136%	147%	4	18	26
05089	マリオン	AR	9.4	6.9	11.7	-27%	23%	2	4	6
05005	バクスター	AR	23.4	16.8	24.2	-28%	3%	6	30	47
05065	イザード	AR	21.6	1.8	17.6	-92%	-19%	5	1	11
05137	ストーン	AR	6.6	12.8	20.4	95%	209%	1	4	7
	上記12郡の集計		14.4	17.9	20.0	24%	39% **	51	138	185
	42郡の集計		15.9	19.5	20.5	23%	29% **	336	878	1034
	アーカンソー州全域		15.4	19.1	19.5	24%	27%	545	1288	1466
	全米の集計		24.4	24.9	24.6	2%	1%	91392	167803	178868

** 危険率 P＜0.001
AR：アーカンソー州

ハンフォード指定保留地

1943 年に（原爆開発マンハッタン計画の施設として）設置。
ワシントン州リッチランド、パスコ、ケネウィックの近く、先住民ヤキマ保留地から 20 マイルに位置。

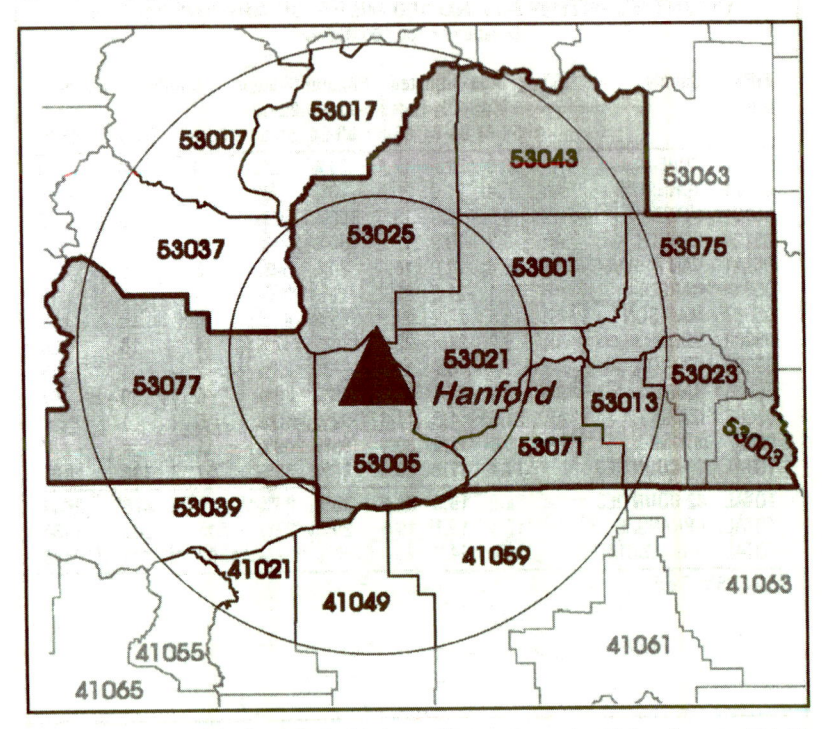

　ハンフォードに最も近い人口まばらな 11 郡は、100 マイル以内のすべての郡と同様に、1950～54 年以来、年齢調整乳癌死亡率の増加を記録しており、それは対応する時期のワシントン州全体の変化と比べて明らかに有意である。

ハンフォード指定保留地
1950～89年の白人女性乳癌死亡率
ハンフォード核施設から50マイル（80km）と100マイル（160km）以内の郡

年齢調整死亡率は女性10万人当たりの死亡数

連邦情報処理規格コード	郡	州	年齢調整死亡率 1950-54年	80-84年	85-89年	%で示した変化比 80-84/1950-54	85-89/1950-54	死亡数 1950-54年	80-84年	85-89年
53001	アダムズ	WA	32.4	21.0	27.2	-35%	-16%	5	10	10
53003	アソティン	WA	15.9	17.2	23.0	9%	45%	5	13	12
53013	コロンビア	WA	23.6	13.6	15.9	-42%	-33%	4	1	3
53005	ベントン	WA	8.6	17.9	25.7	109%	200%	7	47	77
53021	フランクリン	WA	8.2	13.1	19.9	59%	142%	2	12	18
53023	ガーフィールド	WA	5.5	21.2	11.2	281%	102%	1	2	2
53025	グラント	WA	25.6	26.9	15.3	5%	-40%	10	37	23
53043	リンカーン	WA	22.0	33.5	37.7	52%	71%	7	10	11
53071	ワラワラ	WA	21.5	26.1	20.5	21%	-4%	22	44	43
53075	ホイットマン	WA	28.1	21.3	40.5	-24%	44%	20	17	33
53077	ヤキマ	WA	19.9	22.6	23.8	14%	20%	61	123	137
	上記11郡の集計		19.6	21.7	23.8	11%	21% *	144	316	369
17郡の集計			19.6	21.7	23.1	10%	18% *	169	365	417
ワシントン州全域			23.8	24.2	24.6	2%	3%	1489	2999	3411
全米の集計			24.4	24.9	24.6	2%	1%	91392	167803	178868

* 危険率 $P < 0.05$
WA：ワシントン州

トロージャン原発

初臨界 1975 年 12 月 15 日。
オレゴン州ポートランドの北西 35 マイルに位置する。

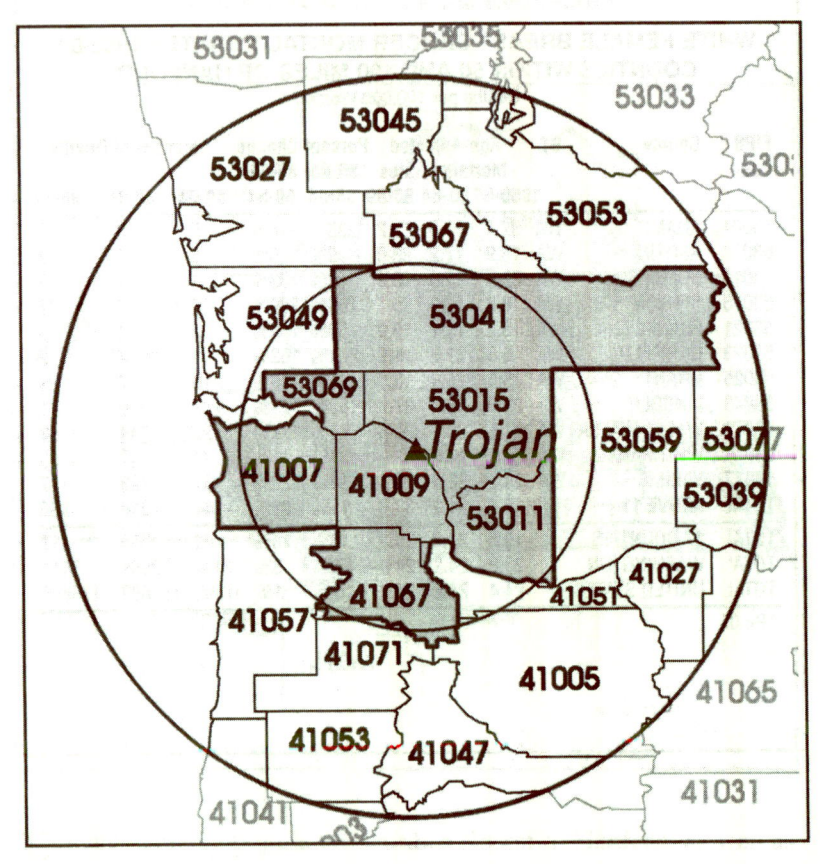

　地元の激しい反対のため 1992 年に閉鎖されたトロージャン原発の近くの郡は 1950〜54 年以来、年齢調整乳癌死亡率の有意な増加を示していないが、国立癌研究所 (NCI) データはコロンビア郡での癌死亡率の有意な増加を示しており、この郡では 1975 年に原子炉が稼働を開始していて、1966〜75 年に比べて 1976〜84 年の死亡率は有意に高かった。

トロージャン原発
1950〜89年の白人女性乳癌死亡率
トロージャン原発から50マイル（80km）と100マイル（160km）以内の郡

年齢調整死亡率は女性10万人当たりの死亡数

連邦情報処理規格コード	郡	州	年齢調整死亡率 1950 -54年	80 -84年	85 -89年	%で示した変化比 80-84/1950-54	85-89/1950-54	死亡数 1950-54年	80-84年	85-89年
41009	コロンビア	OR	27.2	30.3	24.2	11%	-11%	15	34	24
41007	クラットソップ	OR	28.7	21.6	30.1	-24%	5%	23	28	38
41067	ワシントン	OR	20.1	24.8	26.2	23%	30%	35	163	206
53015	コウリッツ	WA	29.2	24.9	19.1	-15%	-35%	33	59	55
53069	ワキアクム	WA	23.2	5.9	27.7	-75%	19%	2	1	3
53011	クラーク	WA	24.0	23.6	24.6	-2%	2%	50	129	148
53041	ルイス	WA	18.2	21.0	26.0	15%	43%	25	42	58
	上記7郡の集計		23.8	24.0	25.1	1%	5%	183	456	532
19郡の集計			23.6	24.2	24.1	3%	2%	999	1983	2159
オレゴン州全域			23.3	23.9	23.2	3%	-0%	956	2038	2151
全米の集計			24.4	24.9	24.6	2%	1%	91392	167803	178868

OR：オレゴン州　WA：ワシントン州

フンボルトベイ原発

初臨界 1963 年 2 月 16 日。
カリフォルニア州ユーレカの南西 3 マイルに位置する。

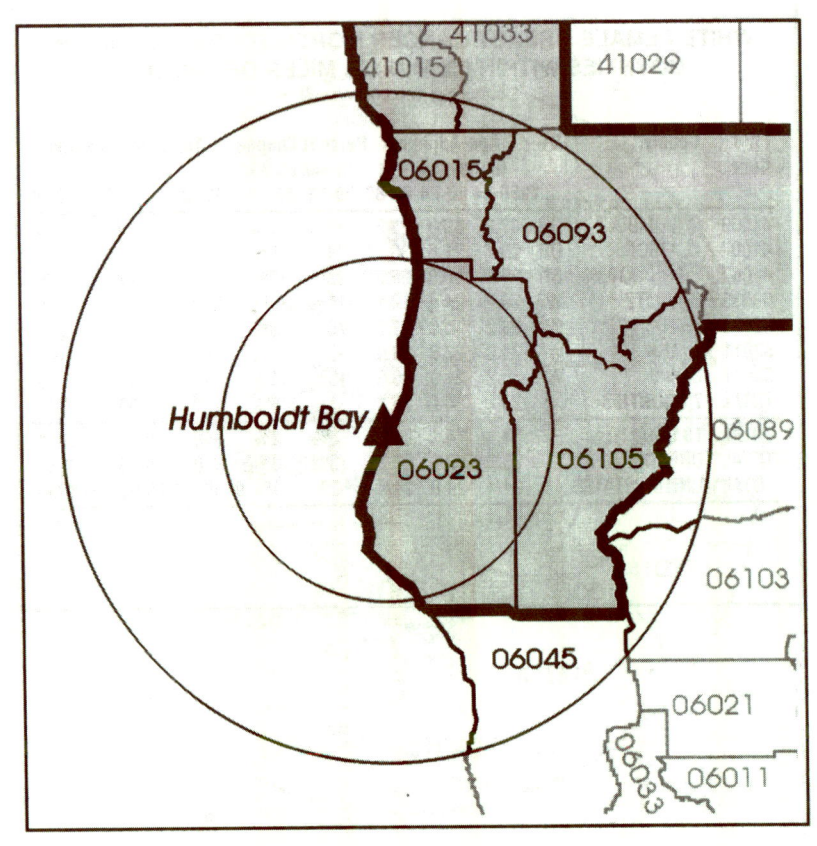

　原子炉に最も近い風下の 7 郡は十分に大きな死亡数を有するので、1950～54 年以来の集計年齢調整乳癌死亡率の増加は対応する時期のカリフォルニア州全体あるいは全米の変化と比べて統計的に有意である。

フンボルトベイ原発
1950～89年の白人女性乳癌死亡率
フンボルトベイ原発から50マイル（80km）と100マイル（160km）以内の郡

年齢調整死亡率は女性10万人当たりの死亡数

連邦情報処理規格コード	郡	州	年齢調整死亡率 1950-54年	80-84年	85-89年	%で示した変化比 80-84/1950-54	85-89/1950-54	死亡数 1950-54年	80-84年	85-89年
06023	フンボルト	CA	25.6	24.2	27.3	-6%	6%	42	72	96
06015	デルノルテ	CA	19.4	27.1	17.4	40%	-10%	4	16	11
06093	シスキヨウ	CA	23.8	27.6	25.4	16%	7%	17	39	37
06105	トリニティ	CA	15.9	29.2	15.0	83%	-6%	2	11	7
41015	カリー	OR	5.9	25.0	22.7	325%	287%	1	16	23
41033	ジョセフィン	OR	15.5	25.2	25.6	63%	65%	11	58	61
	上記6郡の集計		21.5	25.4	24.7	18%	14%	77	212	235
06045	メンドシノ	CA	18.9	25.6	25.4	36%	35%	20	53	64
	7郡の集計		20.9	25.5	24.8	22% *	18%	97	265	299
	カリフォルニア州全域		25.5	26.1	25.9	2%	1%	7653	17237	18541
	全米の集計		24.4	24.9	24.6	2%	1%	91392	167803	178868

* 危険率 P < 0.05
CA：カリフォルニア州　OR：オレゴン州

アイダホ国立原子力工学研究所(INEL)

1949 年に国立原子炉試験研究機関として設置。
アイダホ州アイダホフォールズから西へ 22 マイルに位置。

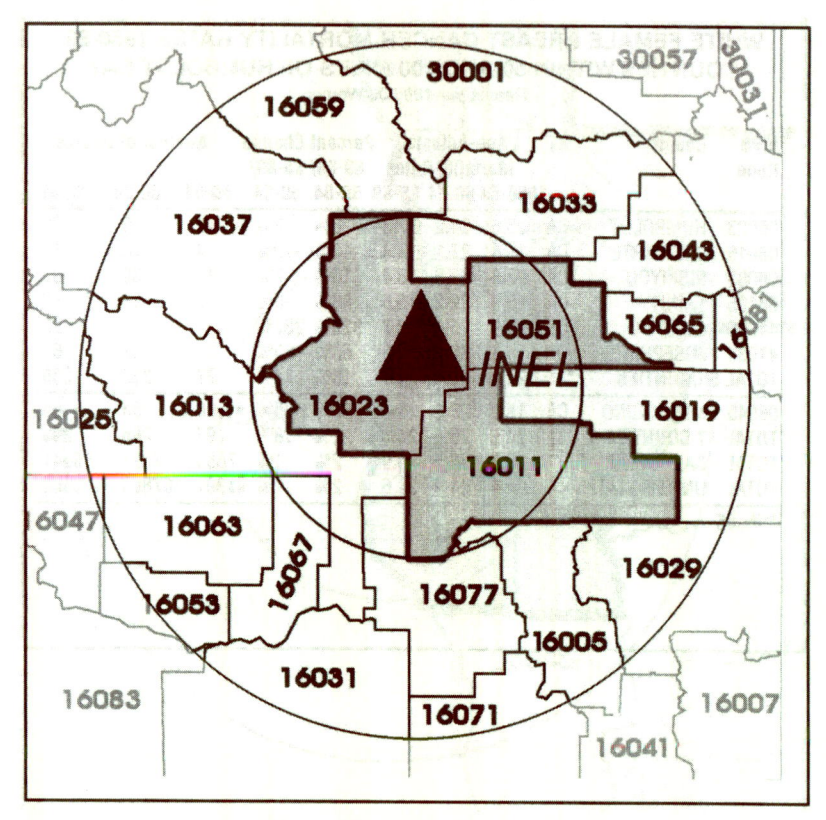

　INEL に最も近い農村地域の小さな 3 郡と 100 マイル以内の事実上すべての郡は1950～54 年以来の年齢調整乳癌死亡率の有意な増加を記録してきた。

アイダホ国立原子力工学研究所
1950～89年の白人女性乳癌死亡率
INELから50マイル（80km）と100マイル（160km）以内の郡

年齢調整死亡率は女性10万人当たりの死亡数

連邦情報処理規格コード	郡	州	年齢調整死亡率			%で示した変化比		死亡数		
			1950-54年	80-84年	85-89年	80-84／1950-54	85-89／1950-54	1950-54年	80-84年	85-89年
16011	ビンガム	ID	7.0	17.7	21.9	153%	213%	3	14	21
16023	ブッテ	ID	0.0	20.6	7.7			0	2	1
16051	ジェファーソン	ID	0.0	26.9	19.1			0	10	9
	上記3郡の集計		4.8	20.6	20.1	433%	322% **	3	26	31
16郡の集計			14.2	22.3	19.8	57%	39% **	50	161	162
アイダホ州全域			18.9	22.3	18.9	18%	0%	243	585	571
全米の集計			24.4	24.9	24.6	2%	1%	91392	167803	178868

** 危険率 P < 0.001
ID：アイダホ州

ランチョセコ原発

初臨界 1974 年 9 月 16 日。
カリフォルニア州サクラメントの南東 25 マイルに位置。

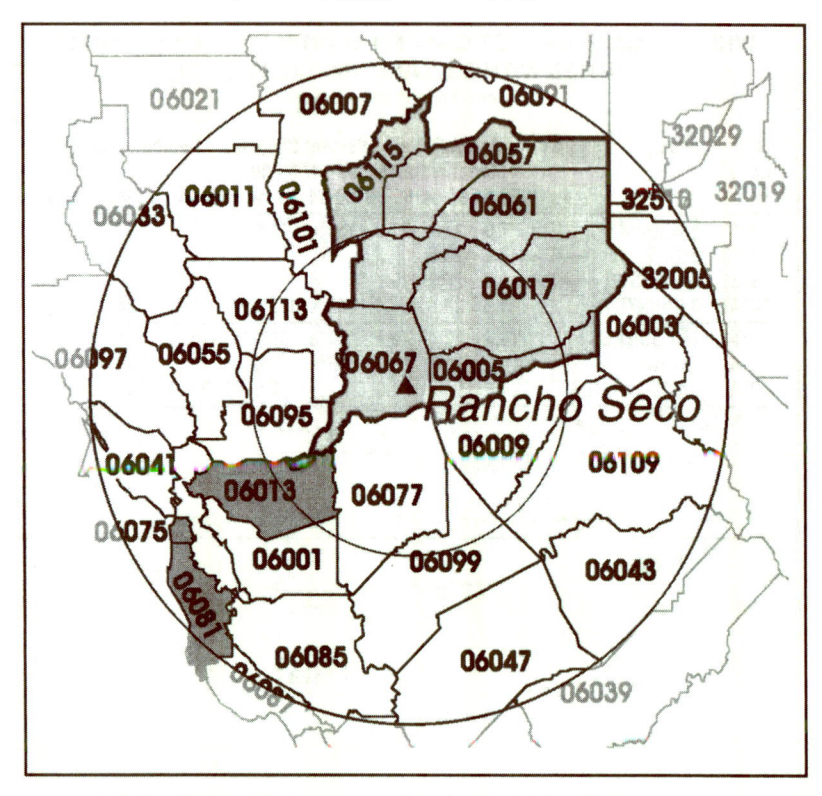

　この原子炉の風下の 6 郡は 1950～54 年以来、集計年齢調整乳癌死亡率がカリフォルニア州全体あるいは全米の同時期の変化に比べて有意な増加を記録してきたが、100 マイル以内のすべての郡も同様である。

訳注　『脱原子力社会の選択：新エネルギー革命の時』長谷川公一、新曜社、1996年、を参照。

ランチョセコ原発
1950～89年の白人女性乳癌死亡率
ランチョセコ原発から50マイル（80km）と100マイル（160km）以内の郡

年齢調整死亡率は女性10万人当たりの死亡数

連邦情報処理規格コード	郡	州	年齢調整死亡率 1950-54年	80-84年	85-89年	%で示した変化比 80-84/1950-54	85-89/1950-54	死亡数 1950-54年	80-84年	85-89年
06067	サクラメント	CA	21.8	25.8	27.3	18%	25%	153	565	675
06005	アマドア	CA	32.4	30.6	26.4	-5%	-18%	8	25	24
06017	エルドラド	CA	12.6	19.2	25.7	52%	104%	6	54	84
06057	ネヴァダ	CA	11.3	20.7	18.2	84%	62%	7	47	58
06061	プレーサー	CA	17.5	28.7	26.8	64%	53%	21	110	131
06115	ユバ	CA	31.0	23.8	28.4	-23%	-8%	16	26	38
	上記6郡の集計		20.8	25.3	26.5**	21%	27% **	211	827	1010
26郡の集計			24.2	26.1	25.8**	8%	7% **	1717	4696	5097
カリフォルニア州全域			25.5	26.1	25.9	2%	1%	7653	17237	18541
全米の集計			24.4	24.9	24.6	2%	1%	91392	167803	178868

** 危険率P＜0.0001
CA：カリフォルニア州

付録B　60の原子炉施設と周辺の郡のコンピュータ処理による地図

サンオノフレ原発1号機、2号機、3号機

初臨界 1967 年 6 月 14 日、1982 年 7 月 26 日、1983 年 8 月 29 日。
カリフォルニア州サンクレメンテの南 2.5 マイルに位置する。

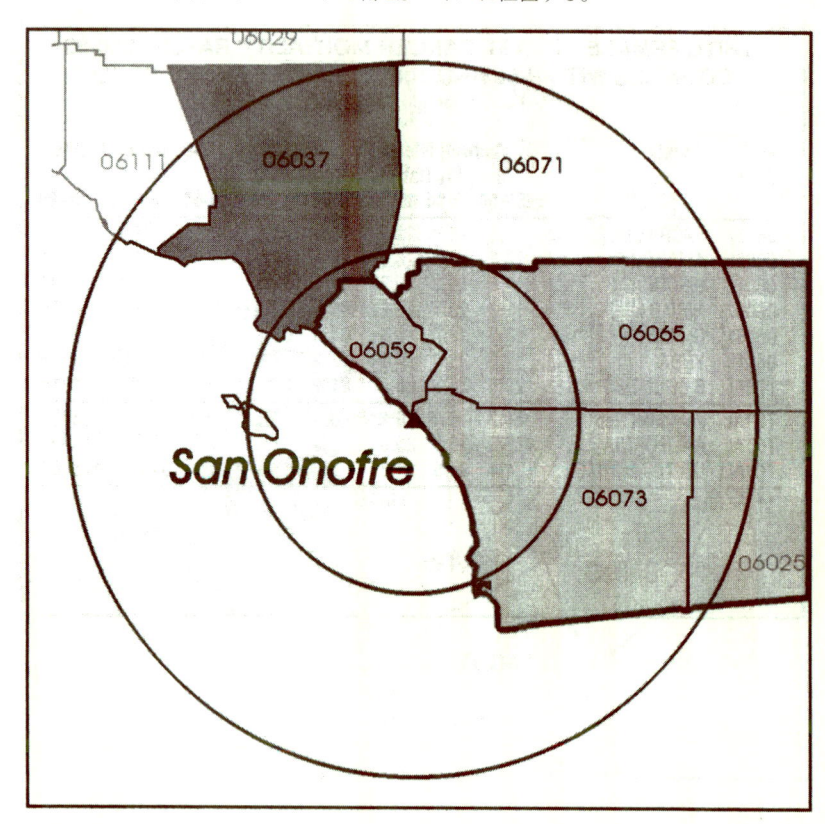

　サンオノフレ原発に最も近い 4 郡は 1950～54 年以来、集計年齢調整乳癌死亡率の高度に有意な 15%増を記録してきた。100 マイル以内にはロサンゼルス郡も含まれ、全 6 郡の 10 万人当たり 26.3 人の近年の死亡率は全米の 24.6 人より有意に高い。

サンオノフレ原発
1950～89年の白人女性乳癌死亡率
サンオノフレ原発から50マイル（80km）と100マイル（160km）以内の郡

年齢調整死亡率は女性10万人当たりの死亡数

連邦情報処理規格コード	郡	州	年齢調整死亡率 1950-54年	80-84年	85-89年	%で示した変化比 80-84/1950-54	85-89/1950-54	死亡数 1950-54年	80-84年	85-89年
06059	オレンジ	CA	20.3	25.7	25.9	27%	27%	163	1393	1554
06073	サンディエゴ	CA	25.5	28.8	26.6	13%	5%	392	1501	1613
06065	リバーサイド	CA	20.9	24.2	23.3	16%	12%	111	589	685
06025	インペリアル	CA	15.0	21.2	13.7	42%	-9%	14	47	33
上記4郡の集計			23.0	26.5	25.5	15%**	11%	680	3530	3885
06071	サンベルナルディーノ	CA	25.3	23.5	26.0	-7%	3%	206	591	729
06037	ロサンゼルス	CA	27.4	27.1	27.0**	-1%	-1%	3546	5264	5349
上記6郡の集計			26.5	26.6	26.3**	0%	-1%	4432	9385	9963
カリフォルニア州全域			25.5	26.1	25.9	2%	1%	7653	17237	18541
全米の集計			24.4	24.9	24.6	2%	1%	91392	167803	178868

** 危険率 P＜0.001
CA：カリフォルニア州

付録B　60の原子炉施設と周辺の郡のコンピュータ処理による地図

ロスアラモス国立研究所

1943年に（原爆開発マンハッタン計画の施設として）操業開始。
ニューメキシコ州サンタフェの北東25マイル、アルバカーキの北60マイルに位置する。

サンディア国立研究所

1945年に操業開始。
ニューメキシコ州アルバカーキのすぐ南に位置する。

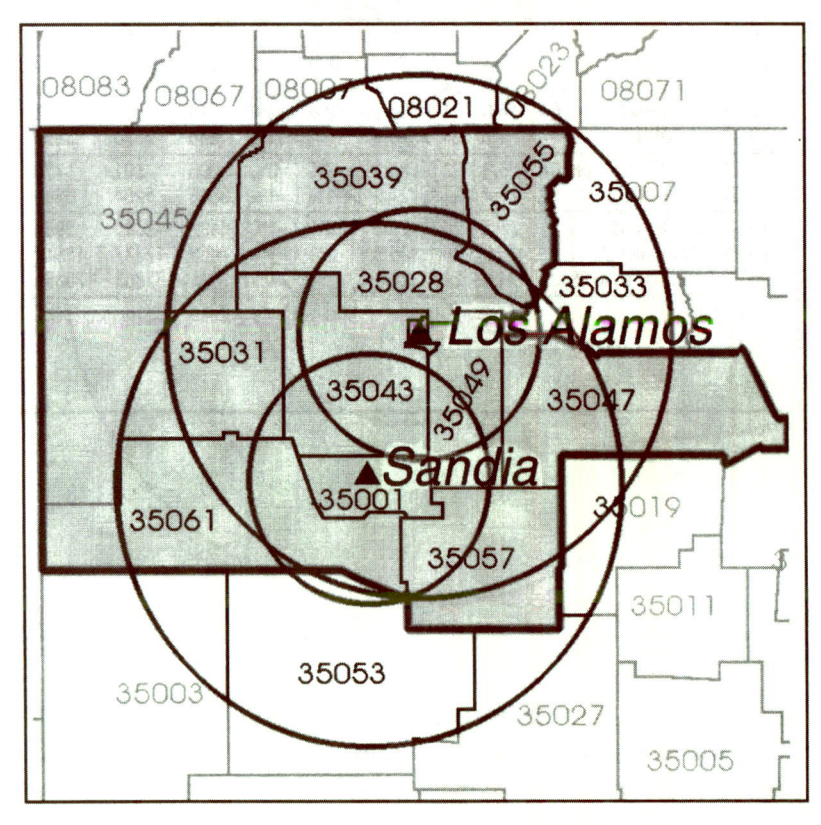

ロスアラモス／サンディア DOE（エネルギー省）核施設から50マイルおよび100マイル以内の郡については、集計した年齢調整乳癌死亡率は1950～54年以来有意に増加した。このことは1950年に先だって操業を開始したDOEの7つの原子炉サイトに近いすべての郡についてもいえる。

ロスアラモス国立研究所とサンディア国立研究所
1950～89年の白人女性乳癌死亡率
ロスアラモス国立研究所およびサンディア国立研究所から50マイル（80km）と100マイル（160km）以内の郡

年齢調整死亡率は女性10万人当たりの死亡数

連邦情報処理規格コード	郡	州	年齢調整死亡率 1950-54年	80-84年	85-89年	%で示した変化比 80-84/1950-54	85-89/1950-54	死亡数 1950-54年	80-84年	85-89年
35001	ベルナリーヨ	NM	22.3	25.6	26.7	15%	20%	62	285	342
35028	ロスアラモス	NM	63.1	49.9	18.9	-21%	-70%	2	21	10
35031	マッキンレー	NM	4.5	30.3	12.3	575%	175%	1	12	6
35039	リオアリバ	NM	7.3	17.3	21.9	136%	200%	3	11	16
35043	サンドバル	NM	0.0	24.7	24.2			0	20	30
35045	サンホアン	NM	10.3	18.1	23.0	76%	123%	3	24	36
35047	サンミゲル	NM	12.3	20.7	23.4	68%	90%	6	12	18
35049	サンタフェ	NM	26.9	24.2	24.2	-10%	-10%	18	53	68
35055	タオス	NM	7.4	9.8	11.7	32%	59%	2	5	8
35057	トランス	NM	13.2	14.9	17.1	13%	29%	2	3	4
35061	バレンシア	NM	4.6	25.4	16.4	457%	259%	2	30	25
	上記11郡の集計		17.7	24.4	24.0	38%	36% **	101	476	563
15郡の集計			17.8	23.9	23.8	35%	34% **	111	486	578
ニューメキシコ州全域			16.3	22.7	21.3	39%	31%	192	766	845
全米の集計			24.4	24.9	24.6	2%	1%	91392	167803	178868

** 危険率P＜0.0001
NM：ニューメキシコ州
訳注　** は危険率P＜0.001とされているので、原文0.0001は誤植の可能性あり。

付録B　60の原子炉施設と周辺の郡のコンピュータ処理による地図　319

デュアンアーノルド原発

初臨界 1974 年 3 月 23 日。
アイオワ州シダーラピッズの北西 8 マイルに位置する。

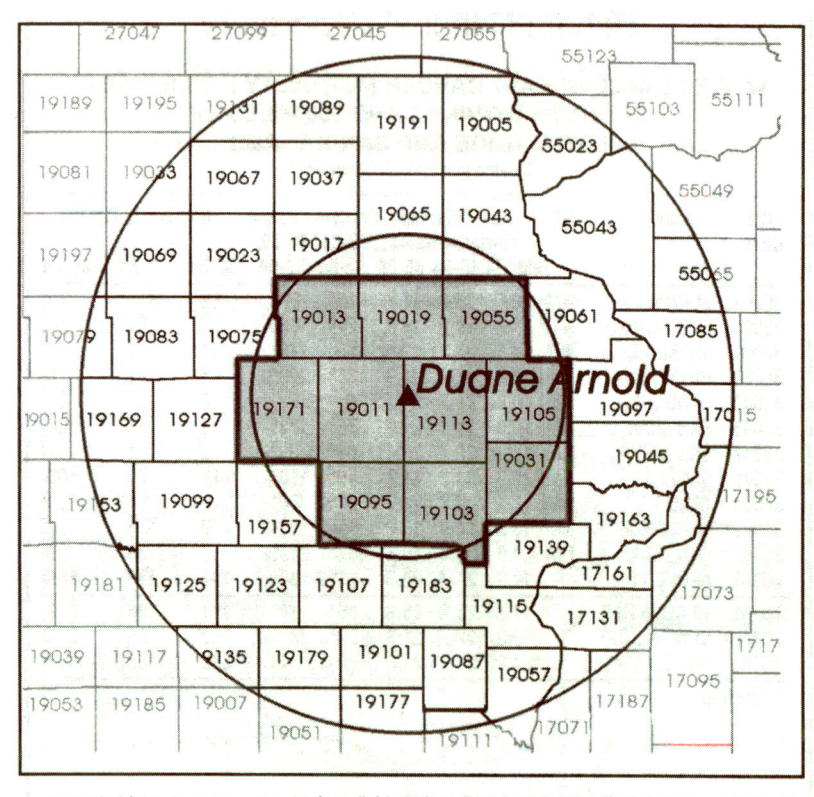

　この原子炉から 50 マイル以内の農村地域の小さな 10 郡は集計すると、1950〜54 年以来、年齢調整乳癌死亡率の 11％増を記録しており、これは遠方の諸郡およびアイオワ州全体の減少傾向と比べると有意である。

デュアンアーノルド原発
1950～89年の白人女性乳癌死亡率
デュアンアーノルド原発から50マイル（80km）と100マイル（160km）以内の郡

年齢調整死亡率は女性10万人当たりの死亡数

連邦情報処理規格コード	郡	州	年齢調整死亡率			%で示した変化比		死亡数		
			1950-54年	80-84年	85-89年	80-84/1950-54	85-89/1950-54	1950-54年	80-84年	85-89年
19013	ブラックホーク	IA	21.3	26.0	25.7	22%	20%	56	110	108
19019	ブキャナン	IA	22.8	17.7	20.9	-22%	-8%	15	13	16
19055	デラウェア	IA	17.3	22.8	20.4	32%	18%	9	19	14
19171	タマ	IA	24.1	30.1	14.4	25%	-40%	15	29	16
19011	ベントン	IA	16.9	16.7	13.1	-1%	-22%	12	16	14
19113	リン	IA	19.6	23.4	27.2	19%	39%	69	123	137
19105	ジョーンズ	IA	23.8	18.7	23.1	-21%	-3%	12	13	17
19031	セダー	IA	21.1	27.4	19.7	30%	-7%	11	20	15
19103	ジョンソン	IA	28.9	27.3	23.4	-6%	-19%	33	52	46
19095	アイオワ	IA	26.6	22.2	22.7	-17%	-15%	14	17	14
	上記10郡の集計		21.7	24.2	24.1	12%	11% *	246	412	397
43郡の集計			24.9	23.7	22.8	-5%	-8%	970	1293	1303
アイオワ州全域			24.2	23.0	22.3	-5%	-8%	1877	2452	2443
全米の集計			24.4	24.9	24.6	2%	1%	91392	167803	178868

* 危険率 P＜0.01
IA：アイオワ州

クーパーステーション原発

初臨界 1974 年 2 月 21 日。
ネブラスカ州オマハの南 70 マイルに位置する。

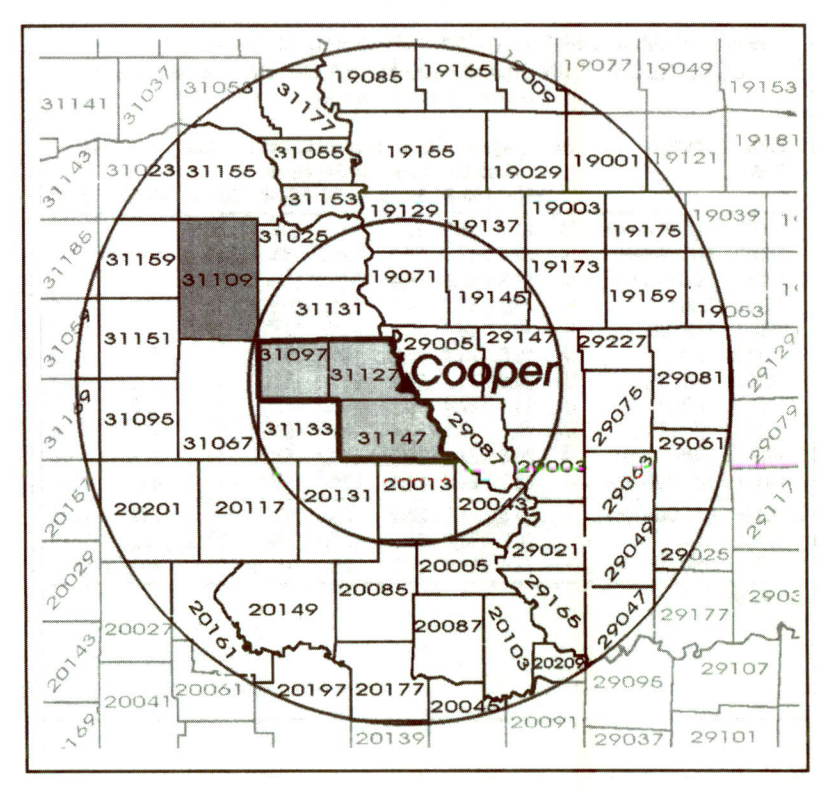

　比較的乾燥している州のネブラスカでは、この原子炉は 60 の原子炉サイトのうちで 1950～54 年以来、年齢調整乳癌死亡率の有意な増加を見出さないわずか 5 つのサイトのうちの 1 つである。これは原子炉の放出放射能による危害が生じていないことを意味するのではなく、死亡数が小さいので検出されていないことを意味している。

クーパーステーション原発
1950～89年の白人女性乳癌死亡率
クーパーステーション原発から50マイル（80km）と100マイル（160km）以内の郡

年齢調整死亡率は女性10万人当たりの死亡数

連邦情報処理規格コード	郡	州	年齢調整死亡率 1950-54年	80-84年	85-89年	%で示した変化比 80-84/1950-54	85-89/1950-54	死亡数 1950-54年	80-84年	85-89年
31127	ネマハ	NE	29.2	27.5	14.8	-6%	-49%	10	11	4
31147	リチャードソン	NE	24.3	26.6	27.1	9%	11%	13	11	12
31097	ジョンソン	NE	20.4	30.5	21.6	50%	6%	5	6	5
	上記3郡の集計		24.9	27.8	21.6	11%	-13%	28	28	21
12郡の集計			21.7	25.0	18.4	15%	-15%	127	142	116
43郡の集計			23.4	23.9	22.8	2%	-3%	1118	1539	1591
ネブラスカ州全域			23.7	24.4	23.3	3%	-2%	894	1276	1295
全米の集計			24.4	24.9	24.6	2%	1%	91392	167803	178868

NE：ネブラスカ州

フォートカルフーン原発

初臨界1973年8月6日。
ネブラスカ州オマハの北19マイルに位置する。

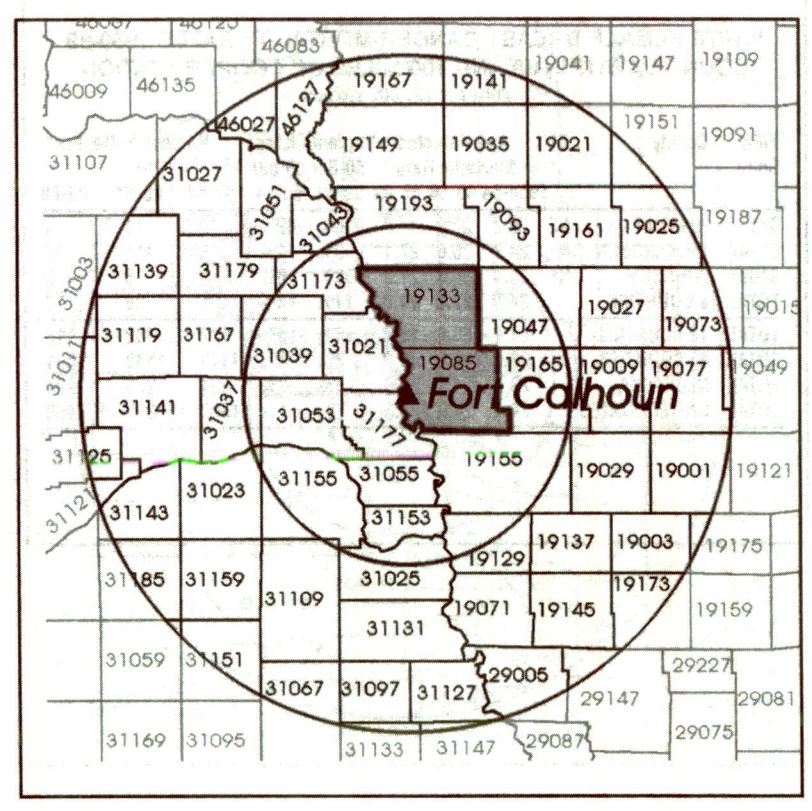

　　この原子炉に最も近い郡のうちの2つは1950～54年以来、集計年齢調整乳癌死亡率が二倍近くになったが、死亡数があまりに小さいのでこの増加は統計的に有意でない。

フォートカルフーン原発
1950～89年の白人女性乳癌死亡率
フォートカルフーン原発から50マイル（80km）と100マイル（160km）以内の郡

年齢調整死亡率は女性10万人当たりの死亡数

連邦情報処理規格コード	郡	州	年齢調整死亡率 1950-54年	80-84年	85-89年	%で示した変化比 80-84/1950-54	85-89/1950-54	死亡数 1950-54年	80-84年	85-89年
19085	ハリソン	IA	16.6	28.9	11.8	74%	-29%	10	18	9
19133	モノナ	IA	20.7	37.3	24.8	80%	20%	9	17	15
	上記2郡の集計	IA	18.2	32.9	17.3	80% *	-5%	19	35	24
9郡の集計			27.0	26.0	24.3	-4%	-10%	338	469	464
アイオワ州全域			24.2	23.0	22.3	-5%	-8%	1877	2452	2443
全米の集計			24.4	24.9	24.6	2%	1%	91392	167803	178868

* 危険率 P＜0.05
IA：アイオワ州

付録B　60の原子炉施設と周辺の郡のコンピュータ処理による地図

パスファインダー原発

初臨界1964年。
サウスダコタ州ミネハハ郡に位置する。

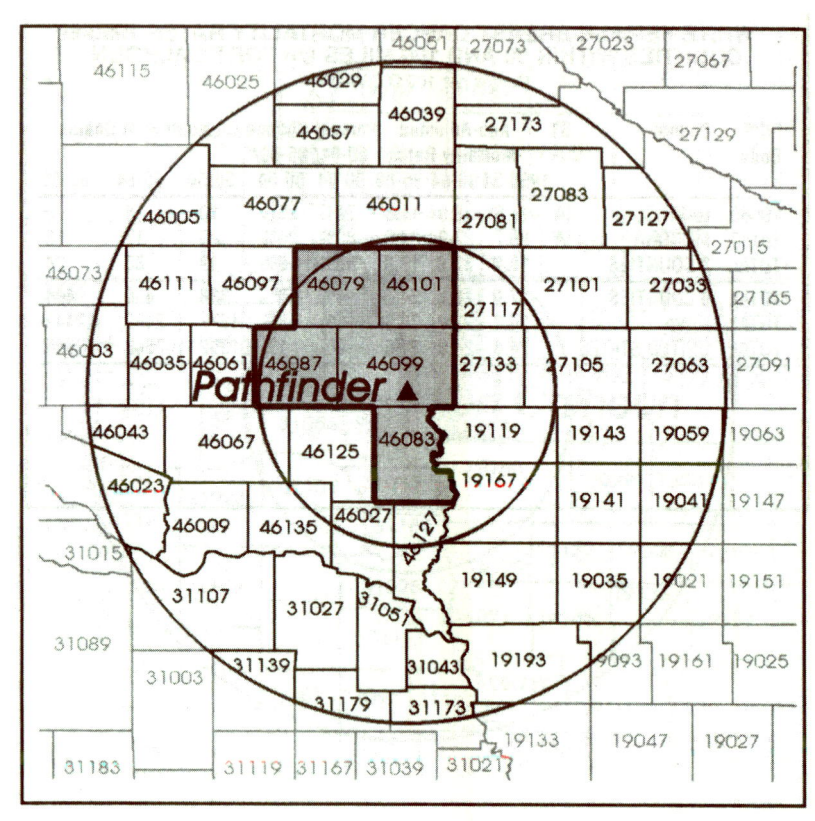

　ネブラスカのフォートカルフーン原発と同様に、この原子炉に最も近い諸郡は1950〜54年以来、集計年齢調整乳癌死亡率の増加を示しており、これは遠方の農村地域の諸郡および全体が記録した減少と鋭い対照をみせているが、この増加は死亡数があまりに小さいので統計的に有意ではない。

パスファインダー原発
1950～89年の白人女性乳癌死亡率
パスファインダー原発から50マイル（80km）と100マイル（160km）以内の郡

年齢調整死亡率は女性10万人当たりの死亡数

連邦情報処理規格コード	郡	州	年齢調整死亡率 1950-54年	80-84年	85-89年	%で示した変化比 80-84/1950-54	85-89/1950-54	死亡数 1950-54年	80-84年	85-89年
46083	リンカーン	SD	14.0	23.1	15.0	66%	8%	5	17	12
46099	ミネハハ	SD	26.7	22.9	26.3	-14%	-1%	50	84	96
46087	マククック	SD	15.0	16.0	23.2	7%	55%	4	6	6
46079	レーク	SD	30.9	23.3	27.7	-25%	-11%	10	12	15
46101	ムーディ	SD	13.5	24.9	18.4	85%	37%	3	6	7
	上記5郡の集計		23.7	22.9	25.2	-3%	6%	72	125	136
11郡の集計			23.0	21.7	23.7	-6%	3%	122	194	203
46郡の集計			23.3	22.9	23.1	-2%	-1%	464	678	709
サウスダコタ州全域			22.6	23.6	22.8	4%	1%	358	542	547
全米の集計			24.4	24.9	24.6	2%	1%	91392	167803	178868

SD：サウスダコタ州

フォートセントブレイン原発

初臨界 1976 年。
コロラド州プラッテビルに位置する。

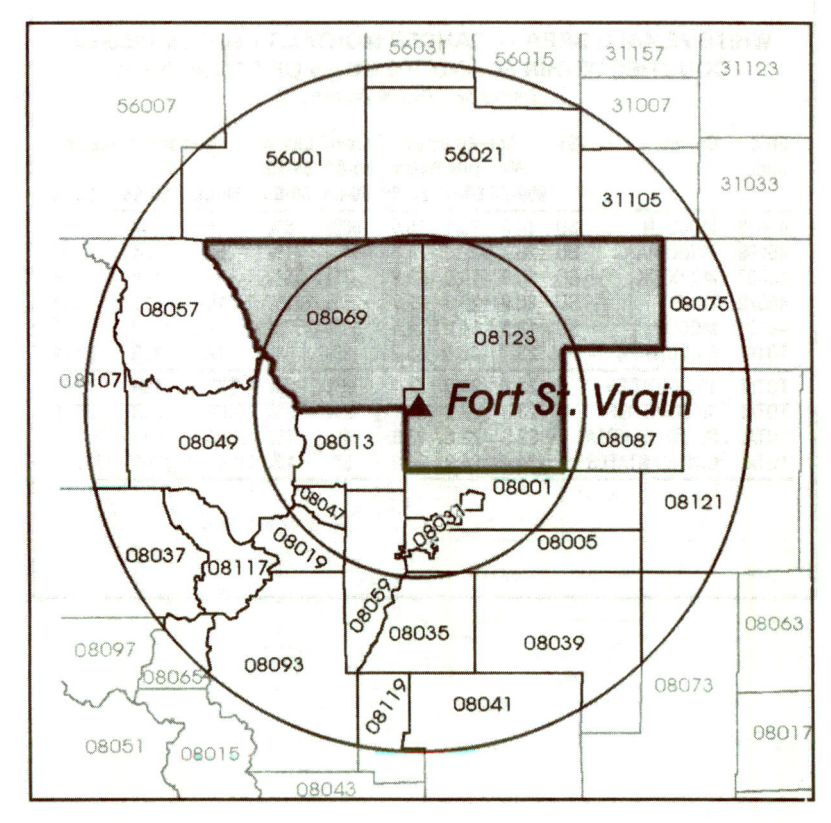

　この原子炉は 1979 年から 1985 年まで商業運転しただけである。この原子炉に最も近い 2 郡は集計したとき 1950～54 年から 1985～89 年まで平均より高い死亡率を示したが、十分な死亡数がないため統計的有意性はなく、半径 100 マイル以内にもそのような証拠はない。

フォートセントブレイン原発
1950～89年の白人女性乳癌死亡率
フォートセントブレイン原発から50マイル（80km）と100マイル（160km）以内の郡

年齢調整死亡率は女性10万人当たりの死亡数

連邦情報処理規格コード	郡	州	年齢調整死亡率 1950-54年	80-84年	85-89年	%で示した変化比 80-84/1950-54	85-89/1950-54	死亡数 1950-54年	80-84年	85-89年
08123	ウェルド	CO	23.6	20.9	22.0	-11%	-7%	36	66	80
08069	ラリマー	CO	18.9	18.6	24.2	-1%	28%	25	74	117
	上記2郡の集計		21.7	19.7	23.2	-9%	7%	61	140	197
	6郡の集計		26.7	22.7	23.2	-15%	-13%	475	756	826
	23郡の集計		25.2	22.8	22.5	-10%	-11%	615	1270	1409
	コロラド州全域		23.9	21.8	21.5	-9%	-10%	849	1742	1929
	全米の集計		24.4	24.9	24.6	2%	1%	91392	167803	178868

CO：コロラド州

クオードシティズ原発

初臨界 1971 年 10 月 18 日。
イリノイ州モリンの北東 20 マイルに位置する。

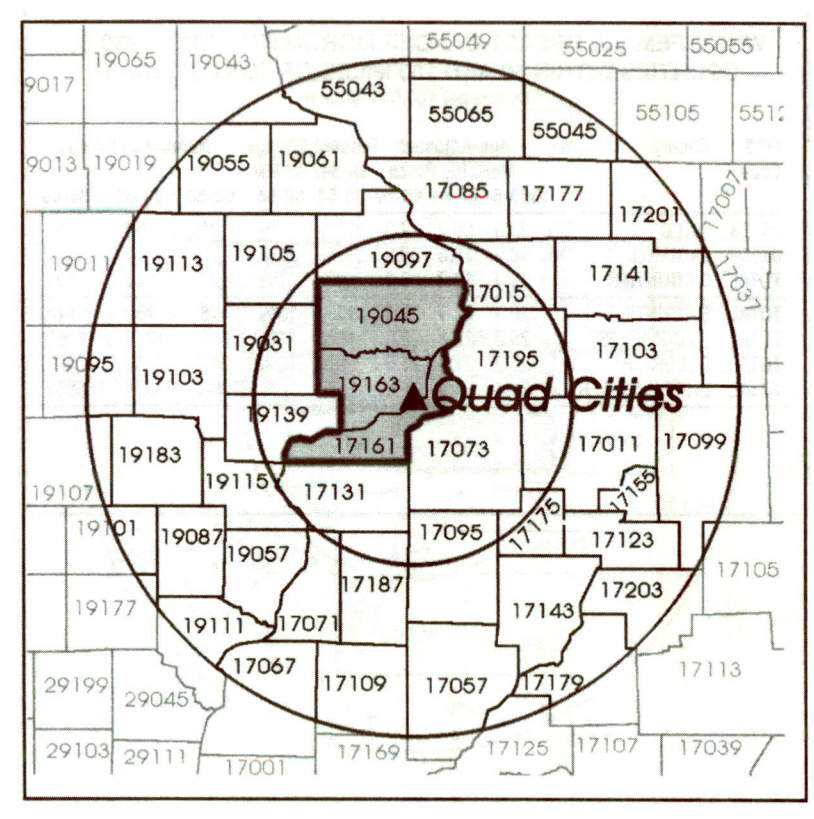

　この原子炉の近くで最大の都市ロックアイランドは 1950～54 年以来、年齢調整乳癌死亡率の 21％増を記録したが、それは 1950～54 年に死亡率が平均よりはるかに高かったスコット郡が、その後同程度に低下（-20％）したために相殺されている。50 マイルおよび 100 マイル以内の郡で有意な増加の証拠はない。

クオードシティズ原発
1950～89年の白人女性乳癌死亡率
クオードシティズ原発から50マイル（80km）と100マイル（160km）以内の郡

年齢調整死亡率は女性10万人当たりの死亡数

連邦情報処理規格コード	郡	州	年齢調整死亡率 1950-54年	80-84年	85-89年	%で示した変化比 80-84/1950-54	85-89/1950-54	死亡数 1950-54年	80-84年	85-89年
17161	ロックアイランド	IL	21.3	22.6	25.7	6%	21%	80	121	144
19163	スコット	IA	29.4	27.4	23.6	-7%	-20%	85	123	112
19045	クリントン	IA	24.4	24.4	22.8	-0%	-6%	37	50	53
	上記3郡の集計		24.8	24.8	24.6	-0%	-1%	202	294	309
41郡の集計			24.6	24.9	23.9	1%	-3%	1324	1880	1883
アイオワ州全域			24.2	23.0	22.3	-5%	-8%	1877	2452	2443
全米の集計			24.4	24.9	24.6	2%	1%	91392	167803	178868

IL：イリノイ州　IA：アイオワ州

付録 C 　原子力発電所から放出される放射性物質

　1970 年代以来、原子力規制委員会は各民間原発からの放射性物質の放出量の概要を示したブルックヘブン国立研究所報告を毎年公表している。これらの報告については放出量を甚だしく低めに見積もっている証拠がしばしばみられるが、1979 年のスリーマイル島原発事故の場合は、委員会が特定核種の流出に関して地域毎の危険度を評価できるように、真実の情報を提供した。したがって我々は、1970 年代から 1987 年の期間における下記の三つのタイプの放射性物質の年間放出量を、稼働中のそれぞれの各原子炉ごとにキュリー単位で表にして提供する。

1 　ヨウ素 131 と放射性粒子状物質の大気中への放出

　このカテゴリーは半減期が 8 日以上のあらゆる放射性核種を含むので、それ自体で、半減期が約 30 年のストロンチウムを含むことになる。既に見てきたように放射性ヨウ素とストロンチウムは多くの急性及び晩発性の健康被害に関与している。1970 年代から 1987 年までに累計された総放出量は 370 キュリーあり、1 リットル当たりのミルクと水に含まれる放射能を測定するために使われる単位で言うと 370 兆ピコキュリーに等しい。

2 　ガス状の核分裂生成物と放射化生成物の大気中への放出

　このカテゴリーには半減期が 8 日未満のあらゆる放射性核種を含む。1970 〜 1987 年の累計総量は 57167 キュリー、あるいは 57167 兆ピコキュリーであったが、原子力規制委員会はこの数字を決して発表しなかった。このような核分裂生成物は核時代以前には自然には存在しなかった。加圧水型原子炉の腐蝕問題の最近の報告では、風で運ばれる半減期

の短い核分裂生成物が監視の対象になっていないと見られ、新たに深刻な公衆衛生上の問題になり始めている。

3　液状の核分裂生成物と放射化生成物の廃液中への放出

このカテゴリーは廃液の中に放出された半減期の短い希ガス、トリチウム、アルファ線放出核種を除外している。ロングアイランド湾のマイルストーン原発1号基など、いくつかの原子炉は、1975年と1976年の液体放射性物質の放出が約400兆ピコキュリーと、あまりにも大量だったので、当時ピークに達していたヨウ素131や微粒子の放出と結びついて、放射性物質が、ライム病[11]の原因であるスピロヘータに突然変異を起こしたとする仮説をすっかり有名にしてしまった。ライム病は1975年の秋、オールドライム町周辺に見られた病気の初期の報告から名づけられたものである。以前のスピロヘータは、一世代前までは無害であったが、現在コネチカット州とロードアイランド州（原子炉）風下地域では、1人当たりのライム病発生率が全国でも抜きんでて高い。

素人には不親切なことだが、原子力規制委員会はおそらく、あまり大規模な放射能漏れに注意が集まり過ぎないように、放出量を専門的な表記方法とした。例えば、単年度の放出としては最大のものであった1979年のスリーマイル島原発2号基のヨウ素131と放射性微粒子の放出は、1.42E＋01キュリーと指数形式で報告された。十進法の式に直すと14.2キュリーまたは、14.2兆ピコキュリーとなる。素人にとって指数形式では、期間あるいは地域単位で放出量を積算できず、放出による健康への影響を分析するには大きな壁となる。そのため、我々は放射能放出のデータを十進法の表記に戻してきた。読者は、非常に小さな放出に見える0.01キュリーも、1兆を乗じてピコキュリーに直して見れば、決して小さな数ではないことを心しておくべきである。ピコキュリーはミルクと水中の放射能の測定に用いる単位である。

ここで使っているデータはすべて、1970〜87年[45]をカバーする1987年の原子力規制委員会（NRC）の年次報告から得ている。我々はそれに続く1988年と1989年の報告は使わないことにした。後者の二つの報告について、過去のデータに、疑惑と言えるほどの驚くべき理解しがたい下方修正がある

ことを、我々は1970年以来初めて指摘した。読者は、1985年と1986年にインディアンポイント原発が、1979年のスリーマイル島原発事故に匹敵する14キュリーの放射性ヨウ素131とストロンチウムの放出を報告していることに注目するだろう。これらの大放出に続いてウエストチェスターでは、低出生体重児の割合が急激に上昇した。1991年に発行された原子力委員会の1988年度の年次報告では、最初の大放出から6年後に、1985年と1986年のそれぞれ14キュリーという数字が2キュリーと下方修正されていた。2キュリーでもまだ大きな線量で、2兆ピコキュリーに等しく、隣接するハドソン川とクロトン貯水池の水の放射能を大幅に高めることのできる数字である。

　1979年にスリーマイル島で報告された14キュリーの数字でさえ、原子力規制委員会による経験上の推量に過ぎないことを指摘しなければならない。事故の間、監視装置の大部分は機能していなかったのである。今頃になって時々出てくる、ハンフォードとオークリッジ核施設からの放射性ヨウ素とストロンチウムの放出に関するエネルギー省の線量再評価報告も、報じられていた民間原発の放出量より何桁も大きい。

ピークスキル周辺における
インディアンポイント原発の放出放射能の健康への影響

　第二章で我々は、大量のヨウ素131と放射性微粒子に被曝後、低出生体重児が大幅に増加したことを示した。現代医学の技術は低出生体重児を生存させることができるので、乳幼児死亡率は一般に以前ほど鋭敏な指標ではない。しかし、ピークスキルの町はインディアンポイント原発に非常に近い（約4マイル［6.4 km］）ので、原子炉からの大きな放出がある度に、それに続いて乳幼児死亡率が有意に増加した[*1]。

---

*1　最近ではドイツ環境省・放射線保護庁による2007年の原発周辺の小児白血病増加報告が話題になったが、これも周辺5km圏という近距離である。「原子力発電所周辺で小児白血病が高率で発症　ドイツ・連邦放射線防護庁の疫学調査報告」『原子力資料情報室通信』405号、2008年3月、参照。
　　http://www.cnic.jp/modules/smartsection/item.php?itemid=122

例えば、1985年と1986年にインディアンポイント原発からの14キュリーの放出が報じられた後、ピークスキルの乳幼児死亡率は1984年の1000人当たり10.7人の死亡率から1987年の15.9人へと49％も増加した。さらに1976年にはピークスキルの乳幼児死亡率は殆ど4倍近く増えている。即ち報じられた1973年の2.3キュリー放出の後、ピークスキルの乳幼児死亡率は、1973年の10万人当たり5.3人から1976年の23.6人に達したのである。

　インディアンポイント原発が操業を始めた1962～65年間のヨウ素131の放出データはないが、ピークスキルの乳幼児死亡率は、10万人当たり1962年の16.9人から1965年の40.3人へと138％も増加している。1965年11月5日の『ニューヨークタイムズ』の「エドワード議員、有害な魚の問題で非難浴びる」と題した記事は「リチャード・オッティンガー下院議員は『ピークスキルの南、インディアンポイントに原子力発電所が建設された結果、数十万、数百万という魚が殺された』と非難した」と報じた。

　このようにウエストチェスターとサフォークの両郡で、人口密集地の近くに原子炉を設置するという不適切な決定をした結果、人間と魚の双方の死亡率の増加を引き起こしてしまったのである。住んでいる家の近くの町で、原子炉からの放出放射能が今まで健康にどんな影響を与えたかを確かめたいと思う読者は、過去の地方記事を振り返りながら、低出生体重児や乳幼児死亡率の年次推移の資料を、州や地方の保健機関に強く求めることができよう。保健機関から資料を得るのはおそらく難しいであろうが、しかし、そのようなデータは収集されており、法的に市民の意向を拒絶することはできないのである。

表C-1 半減期8日以上の大気中に放出されたヨウ素131と粒子状物質(キュリー数):原子炉と地域の集計、1970～87年

BWR = 沸騰水型原子炉　　PWR = 加圧水型原子炉

原子炉	州	炉型	1970	1971	1972	1973	1974	1975	1976	1977	1978
メインヤンキー	ME	PWR			0.01	0.94	0.05	0.01	0.01	0.01	0.00
バーモントヤンキー1	VT	BWR			0.17	0.07	0.36	0.01	0.01	0.01	0.22
ピルグリム1	MA	BWR			0.03	0.47	1.45	2.58	0.67	0.69	0.18
ヤンキーロウ1	MA	PWR	0.01	0.01	0.01	0.19	0.53	0.01	0.01	0.00	0.00
ハダムネック	CT	PWR	0.01		0.02	0.05	0.01	0.01	0.01	0.00	0.01
マイルストーン1	CT	BWR		4.00	1.32	0.20	3.26	9.98	2.33	4.86	4.55
マイルストーン2	CT	PWR							0.01	0.01	0.00
マイルストーン3	CT	PWR									
ニューイングランド地域計			0.02	4.01	1.56	1.92	5.66	12.61	3.06	5.58	4.96
インディアンポイント1&2	NY	PWR				0.01	0.43	1.62	0.24	0.06	0.21
インディアンポイント3	NY	PWR									0.01
ジェームズ・A・フィッツパトリック	NY	BWR						0.04	0.68	0.17	0.28
ナインマイルポイント1	NY	BWR	0.01	0.06	0.97	1.98	0.89	2.78	2.20	0.20	0.14
ナインマイルポイント2	NY	BWR									
R.E.ジンナ	NY	PWR	0.05	0.17	0.04	0.01	0.01	0.02	0.01	0.03	0.01
ショアハム1	NY	BWR									
オイスタークリーク1	NJ	BWR	0.32	2.14	6.48	7.02	3.51	5.64	6.39	9.05	18.10
ビーバーバレー1&2	PA	PWR							0.01	0.00	0.07
ライムリック1	PA	BWR									
ピーチボトム2&3	PA	BWR				0.01	0.01	0.04	0.98	0.27	0.10
サスケハンナ1&2	PA	BWR									
TMI2/エピコア	PA	PWR									
スリーマイルアイランド1	PA	PWR						0.01	0.01	0.03	0.14
スリーマイルアイランド2	PA	PWR									0.00
中部大西洋地域計			0.38	2.37	7.49	9.03	4.86	10.15	10.54	9.81	19.05
ホープクリーク1	DE	BWR									
サレム1	DE	PWR								0.00	0.04
サレム2	DE	PWR									
カルバートクリフス1&2	MD	PWR						0.07	0.14	0.31	0.14
ノースアンナ1&2	VA	PWR									0.03
サリー1&2	VA	PWR			0.01	0.04	0.14	0.05	0.35	0.12	0.06
ブランズウィック1&2	NC	BWR						0.01		0.93	0.41
ハリス1	NC	PWR									
マクガイア1	NC	PWR									
マクガイア2	NC	PWR									
カタウバ1	SC	PWR									
カタウバ2	SC	PWR									
H.B.ロビンソン2	SC	PWR			0.03	0.30	0.05	0.02	0.10	0.00	0.00
オコニー1、2&3	SC	PWR				0.01	0.03	0.01	0.27	0.54	0.22
サマー1	SC	PWR									
エドウィン・ハッチ1	GA	BWR									
エドウィン・ハッチ2	GA	BWR									

原子炉	1979	1980	1981	1982	1983	1984	1985	1986	1987	合計
メインヤンキー	0.06	0.00	0.00	0.00	0.00	0.02	0.00	0.00	0.00	1.12
バーモントヤンキー1	0.44	0.02	0.00	0.00	0.00	0.01	0.01	0.01	0.01	1.36
ピルグリム1	0.15	0.10	0.07	0.04	0.05	0.01	0.06	0.01	0.00	6.56
ヤンキーロウ1	0.00	0.00	0.00	0.00	0.00	0.01	0.00	0.00	0.00	0.78
ハダムネック	0.05	0.01	0.01	0.00	0.01	0.06	0.00	0.01	0.00	0.27
マイルストーン1	0.59	0.33	0.15	0.21	0.06	0.06	0.05	0.05	0.03	32.03
マイルストーン2	0.01	0.02	0.11	0.32	0.06	0.04	0.01	0.01	0.01	0.60
マイルストーン3								0.00	0.01	0.01
ニューイングランド地域計	**1.29**	**0.48**	**0.34**	**0.58**	**0.18**	**0.20**	**0.12**	**0.09**	**0.05**	**42.71**
インディアンポイント1&2	0.45	0.06	0.04	0.04	0.02	0.15	5.67	8.36	0.02	17.38
インディアンポイント3	0.00	0.03	0.00	0.00	0.02	0.00	0.00	0.00	0.00	0.08
ジェームズ・A・フィッツパトリック	0.01	0.13	0.28	0.77	0.38	0.21	0.17	0.09	0.14	3.34
ナインマイルポイント1	0.05	0.03	0.01	0.03	0.01	0.02	0.03	0.02	0.02	9.44
ナインマイルポイント2									5.17	5.17
R.E.ジンナ	0.02	0.01	0.01	0.01	0.02	0.00	0.00	0.00	0.01	0.44
ショアハム1										0.00
オイスタークリーク1	9.32	1.25	2.24	1.04	0.02	0.44	3.04	0.70	0.10	76.80
ビーバーバレー1&2	0.00	0.00	0.01	0.00	0.05	0.01	0.00	0.01	0.01	0.18
ライムリック1								0.01	0.00	0.01
ピーチボトム2&3	0.26	0.03	0.04	0.04	0.05	0.10	0.07	0.05	0.02	2.06
サスケハンナ1&2				0.00	0.00	0.01	0.03	0.00	0.01	0.05
TMI 2／エピコア		0.00	0.00	0.00	0.00	0.00				0.00
スリーマイルアイランド1	0.01	0.00	0.00	0.00	0.00	0.00	0.00	0.00	0.00	0.21
スリーマイルアイランド2	14.20	0.00	0.00	0.00	0.00	0.00	0.00	0.00	0.00	14.20
中部大西洋地域計	**24.32**	**1.53**	**2.64**	**1.94**	**0.55**	**0.96**	**9.01**	**9.24**	**5.49**	**129.36**
ホープクリーク1										
サレム1	0.01	0.22	0.48	0.01	0.06	0.00	0.04	0.00	0.00	0.87
サレム2		0.00	0.01	0.00	0.04	0.01	0.09	0.00	0.00	0.15
カルバートクリフス1&2	2.05	0.07	0.05	0.18	0.10	0.06	0.05	0.09	0.09	3.40
ノースアンナ1&2	0.06	0.01	0.48	0.03	0.33	0.09	0.09	0.02	0.02	1.16
サリー1&2	0.01	0.02	0.07	0.06	0.08	0.03	0.00	0.02	0.02	1.13
ブランズウィック1&2	0.95	2.12	0.89	1.99	6.25	0.35	0.06	0.05	0.18	14.19
ハリス1									0.00	
マクガイア1			0.00	0.00		0.01	0.01	0.03	0.06	0.12
マクガイア2					0.00	0.01	0.01	0.03	0.06	0.12
カタウバ1							0.00	0.01	0.01	0.01
カタウバ2								0.01	0.01	0.01
H.B.ロビンソン2	0.00	0.00	0.00	0.00	0.01	0.00	0.01	0.01	0.02	0.56
オコニー1、2&3	0.23	0.13	0.32	0.26	0.11	0.11	0.00	0.04	0.15	2.43
サマー1					0.00	0.00	0.00	0.00	0.00	0.00
エドウィン・ハッチ1		0.43	0.21	0.18	0.07	0.07	0.04	0.02	0.25	1.27
エドウィン・ハッチ2		0.01	0.01	0.07	0.02	0.01	0.03	0.02	0.12	0.29

ボグトル1	GA	PWR								
クリスタルリバー3	FL	PWR							0.00	0.00
セントルシー1	FL	PWR						0.01	0.15	0.52
セントルシー2	FL	PWR								
ターキーポイント3	FL	PWR								
ターキーポイント3&4	FL	PWR			0.06	3.63	0.43	0.42	1.04	0.46
ターキーポイント4	FL	PWR								
南部大西洋地域計			0.00	0.00	0.04	0.41	3.85	0.59	1.29	3.09	1.88
デービスベッセ1	OH	PWR							0.00	0.00
ペリー1	OH	BWR								
ブレイドウッド1	IL	PWR								
バイロン1&2	IL	PWR								
クリントン1	IL	BWR								
ドレスデン1	IL	BWR	3.30	0.67	2.75	0.04	0.68	0.96	0.84	4.93	2.28
ドレスデン2&3	IL	BWR	1.60	8.68	5.89	6.70	6.50	4.31	5.49	6.86	3.13
ラサル1&2	IL	BWR								
クオードシティズ1&2	IL	BWR			0.75	5.50	8.88	1.31	1.33	1.69	2.15
ザイオン1&2	IL	PWR				0.01	0.01	0.14	0.09	0.05	0.09
ビッグロックポイント1	MI	BWR	0.13	0.61	0.15	4.60	0.16	0.12	0.05	0.01	0.01
ドナルド・C・クック1&2	MI	PWR						0.01	0.01	0.07	0.11
フェルミ2	MI	BWR								
パリセーズ	MI	PWR			0.01	0.31	0.01	0.38	0.04	0.02	0.02
ケワウニー	WI	PWR					0.02	0.66	0.01	0.02	0.01
ラクロス	WI	BWR	0.06	0.01	0.71	0.20	0.04	0.10	0.07	0.17	0.03
ポイントビーチ1&2	WI	PWR		0.01	0.03	0.55	0.16	0.07	0.02	0.01	0.03
東北中央部地域計			5.09	9.98	10.29	17.91	16.46	8.06	7.95	13.83	7.85
セコイヤ1&2	TN	PWR								
ブラウンズフェリー1、2&3	AL	BWR					0.12	0.27	0.07	0.10	0.23
ジョセフ・M・ファーレイ1	AL	PWR									0.04
ジョセフ・M・ファーレイ2	AL	PWR									
グランドガルフ1	MS	BWR								
東南中央部地域計			0.00	0.00	0.00	0.00	0.12	0.27	0.07	0.10	0.27
モンティセロ	MN	BWR	0.04	0.58	1.20	5.70	3.71	0.17	0.09	0.05	0.03
プレイリーアイランド1&2	MN	PWR				0.01	0.01	0.02	0.01	0.01	0.00
デュアンアーノルド	IA	BWR						0.00	0.08	0.02	0.04
キャラウェイ1	MO	PWR								
クーパー	NE	BWR					0.24	0.05	0.04	0.02	0.01
フォートカルフーン1	NE	PWR				0.01	0.01	0.01	0.02	0.01	0.01
ウォルフクリーク1	KS	PWR								
西北中央部地域計			0.04	0.58	1.20	5.72	3.97	0.25	0.24	0.12	0.09
アーカンソーワン1	AR	PWR					0.05	0.74	0.06	0.01	0.00
アーカンソーワン2	AR	PWR								
リバーベンド1	LA	BWR								
ウォーターフォード3	LA	PWR								
西南中央部地域計			0.00	0.00	0.00	0.00	0.05	0.74	0.06	0.01	0.00
フォートセントブレイン	CO	GAS								
パロベルデ1	AZ	PWR								
パロベルデ2	AZ	PWR								
パロベルデ3	AZ	PWR								
山岳地域計			0.00	0.00	0.00	0.00	0.00	0.00	0.00	0.00	0.00

ボグトル1								0.00	0.00
クリスタルリバー3	0.02	0.01	0.02	0.00	0.00	0.00	0.00	0.00	0.06
セントルシー1	0.20	0.06	0.08	0.42	0.21	0.26	0.79	0.27	0.04	3.00
セントルシー2					0.01	0.28	0.19	0.04	0.06	0.59
ターキーポイント3							0.01	0.02	0.01	0.04
ターキーポイント3 & 4	0.08	0.07	0.03	0.22	0.14	0.03				6.61
ターキーポイント4							0.01	0.00	0.01	0.02
南部大西洋地域計	**3.60**	**3.16**	**2.64**	**3.43**	**7.45**	**1.34**	**1.48**	**0.68**	**1.11**	**36.04**
デービスベッセ1	0.01	0.00	0.06	0.01	0.01	0.00	0.00		0.00	0.08
ペリー1								0.00	0.00	0.00
ブレイドウッド1									0.00	0.00
バイロン1 & 2							0.00	0.05	0.01	0.07
クリントン1									0.00	0.00
ドレスデン1	0.02	0.01	0.01	0.00	0.00	0.00	0.00			16.50
ドレスデン2 & 3	6.97	11.00	9.87	0.95	0.63	0.13	0.16	0.07	0.15	79.08
ラサル1 & 2				0.00	0.02	0.01	0.02	0.07	0.05	0.18
クオードシティズ1 & 2	1.57	0.59	1.27	0.41	0.44	0.09	0.61	0.11	0.09	26.79
ザイオン1 & 2	0.07	0.00	0.01	0.09	0.02	0.04	0.03	0.04		0.70
ビッグロックポイント1	0.00	0.03	0.01	0.00	0.00	0.13	0.08	0.08	0.03	6.20
ドナルド・C・クック1 & 2	0.07	0.07	0.36	0.13	0.06	0.02	0.18	0.02	0.06	1.17
フェルミ2								0.00	0.01	0.01
パリセーズ	0.02	0.03	0.04	0.02	0.03	0.00	0.05	0.00	0.03	1.02
ケワウニー	0.00	0.00	0.00	0.00	0.00	0.00	0.00	0.01	0.01	0.74
ラクロス	0.03	0.01	0.02	0.01	0.01	0.01	0.01	0.01	0.00	1.48
ポイントビーチ1 & 2	0.01	0.00	0.20	0.01	0.02	0.00	0.01	0.00	0.00	1.13
東北中央部計	**8.78**	**11.75**	**11.84**	**1.63**	**1.24**	**0.44**	**1.14**	**0.47**	**0.45**	**135.16**
セコイヤ1 & 2		0.00	0.01	0.12	0.00	0.02	0.00	0.00	0.00	0.17
ブラウンズフェリー1、2 & 3	0.05	0.11		0.19	0.28	0.17	0.02	0.00	0.00	1.62
ジョセフ・M・ファーレイ1	0.02	0.00	0.62	0.09	0.05	0.01	0.01	0.01	0.01	0.84
ジョセフ・M・ファーレイ2			0.00	0.00	0.00	0.01	0.00	0.00	0.00	0.01
グランドガルフ1					0.00	0.00	0.00	0.00	0.00	0.01
東南中央部地域計	**0.07**	**0.11**	**0.64**	**0.40**	**0.33**	**0.20**	**0.03**	**0.01**	**0.01**	**2.64**
モンティセロ	0.03	0.03	0.09	0.04	0.03	0.10	0.07	0.17		12.13
プレイリーアイランド1 & 2	0.00	0.00	0.00	0.00	0.01	0.00	0.01	0.00	0.00	0.10
デュアンアーノルド	0.03	0.09	0.03	0.01	0.02	0.02	0.01	0.07	0.14	0.55
キャラウェイ1						0.00	0.00	0.00	0.00	0.00
クーパー	0.18	0.15	0.01	0.16	0.02	0.01	0.00	0.01	0.03	0.95
フォートカルフーン1	0.00	0.00	0.00	0.00	0.00	0.01	0.01	0.00	0.01	0.11
ウォルフクリーク1							0.00	0.00	0.00	0.00
西北中央部地域計	**0.25**	**0.28**	**0.14**	**0.21**	**0.08**	**0.14**	**0.12**	**0.26**	**0.17**	**13.84**
アーカンソーワン1	0.00	0.17	0.01	0.00	0.00	0.00	0.00	0.00	0.00	1.05
アーカンソーワン2	0.00	0.01	0.01	0.00	0.01	0.00	0.00	0.00	0.00	0.04
リバーベンド1							0.00	0.00	0.00	0.00
ウォーターフォード3							0.00	0.01	0.00	0.01
西南中央部地域計	**0.01**	**0.17**	**0.02**	**0.01**	**0.01**	**0.00**	**0.01**	**0.01**	**0.00**	**1.10**
フォートセントブレイン	0.00	0.00	0.00	0.26	0.00	0.00	0.00			0.26
パロベルデ1							0.00	0.01	0.06	0.07
パロベルデ2								0.00	0.01	0.02
パロベルデ3										0.00
山岳地域計	**0.00**	**0.00**	**0.00**	**0.26**	**0.00**	**0.00**	**0.00**	**0.01**	**0.07**	**0.35**

WNP－2	WA	BWR							0.02	0.05	0.01
トロージャン	OR	PWR									
ディアブロキャニオン1＆2	CA	PWR									
フンボルトベイ3	CA	BWR	0.35	0.30	0.48	0.29	0.84	1.06	0.08	0.00	0.00
ランチョセコ1	CA	PWR						0.01	0.01	0.01	0.03
サンオノフレ1	CA	PWR	0.01	0.01	0.01	1.61	0.01	0.04	0.01	0.00	0.00
サンオノフレ2＆3	CA	PWR									
太平洋地域計			0.36	0.31	0.49	1.90	0.85	1.11	0.12	0.06	0.05
全米			5.89	17.25	21.07	36.89	35.82	33.78	23.32	32.60	34.14

ME：メイン州、VT：バーモント州、MA：マサチューセッツ州、CT：コネティカット州、NY：ニューヨーク州、NJ：ニュージャージー州、PA：ペンシルバニア州、DE：デラウェア州、MD：メリーランド州、VA：バージニア州、NC：ノースカロライナ州、SC：サウスカロライナ州、GA：ジョージア州、FL：フロリダ州、OH：オハイオ州、IL：イリノイ州、MI：ミシガン州、WI：ウィスコンシン州、TN：テネシー州、AL：アラバマ州、MS：ミシシッピ州、MN：ミネソタ州、IA：ルイジアナ州、MO：ミズーリ州、NE：ネブラスカ州、KS：カンザス州、AR：アーカンソー州、LA：ルイジアナ州、CO：コロラド州、AZ：アリゾナ州、WA：ワシントン州、OR：オレゴン州、CA：カリフォルニア州（表での登場順）

訳注　GAS：ガス冷却炉（フォートセントブレイン発電所は1977－92年に原発、米国に2基しかないガス冷却炉だった（日本では閉鎖された東海1号の1基のみ）。1996年から天然ガス火力発電所。
http://en.wikipedia.org/wiki/Fort_St._Vrain_Generating_Station

WNP-2						0.38	0.24	0.07	0.08	0.77
トロージャン	0.03	0.03	0.08	0.01	0.01	0.01	0.01	0.01	0.00	0.26
ディアブロキャニオン1&2						0.00	0.00	0.00	0.00	0.00
フンボルトベイ3	0.00	0.00	0.00	0.00	0.00	0.00	0.00	0.00	0.00	3.41
ランチョセコ1	0.01	0.01	0.00	0.03	0.00	0.02	0.01	0.00	0.00	0.14
サンオノフレ1	0.00	0.84	0.01	0.00	0.00	0.00	0.00	0.00	0.00	2.56
サンオノフレ2&3				0.00	0.16	0.41	0.45	0.16	0.42	1.60
太平洋地域計	0.04	0.88	0.09	0.04	0.16	0.82	0.70	0.24	0.50	8.73
全米	38.36	18.36	18.35	8.50	10.01	4.11	12.63	11.01	7.87	369.94

表C-2　大気中への放出放射能：核分裂生成物ガスと放射化生成ガスの総量（キュリー数）
　　　　原子炉と地域の集計、1970～87年

BWR＝沸騰水型原子炉　　　PWR＝加圧水型原子炉　　　　　　　　　　　単位1000キュリー

原子炉	炉型	州	1970	1971	1972	1973	1974	1975	1976	1977	1978
メインヤンキー	PWR	ME			0	0	6	4	1	0	1
バーモントヤンキー	BWR	VT			55	180	64	4	3	3	5
ピルグリム	BWR	MA			18	230	546	46	183	413	33
ヤンキーロウ	PWR	MA	0	0	0	0	0	0	0	0	1
ハダムネック	PWR	CT	0	0	0	0	0	0	0	3	2
マイルストーン1、2＆3	B&P	CT		276	726	79	912	2970	509	622	567
ニューイングランド地域計			0	276	799	489	1528	3025	696	1042	609
インディアンポイント1、2＆3	PWR	NY				0	6	8	12	16	15
ジェームズ・A・フィッツパトリック	BWR	NY						4	44	23	6
ナインマイルポイント1＆2	BWR	NY	10	253	517	872	558	1300	176	4	3
R.E.ジンナ	PWR	NY	0	0	0	1	1	10	6	3	1
ショアハム1	BWR	NY									
オイスタークリーク1	BWR	NJ	110	516	866	810	279	206	167	177	998
ビーバーバレー1＆2	PWR	PA							0	0	0
ライムリック1	BWR	PA									
ピーチボトム2＆3	BWR	PA				1	0	13	209	71	39
サスケハンナ1＆2	BWR	PA									
スリーマイルアイランド1、2＆エピ	PWR	PA					1	4	3	17	16
中部大西洋地域計			120	769	1383	1684	844	1545	616	311	1077
ホープクリーク1	BWR	DE									
サレム1＆2	PWR	DE							0	0	0
カルバートクリフス1＆2	PWR	MD						8	9	22	28
ノースアンナ1＆2	PWR	VA									15
サリー1＆2	PWR	VA			0	1	7	8	19	19	4
ブランズウィック1＆2	BWR	NC						0	19	246	91
ハリス1	PWR	NC									
マクガイア1＆2	PWR	NC									
カタウバ1＆2	PWR	SC									
H.B.ロビンソン	PWR	SC		0	0	3	2	1	1	0	1
オコニー1、2＆3	PWR	SC				9	19	15	44	36	43
サマー1	PWR	SC									
エドウィン・ハッチ1＆2	BWR	GA						0	3	2	2
ボグトル1	PWR	GA									
クリスタルリバー3	PWR	FL								3	7
セントルシー1＆2	PWR	FL							2	25	29
ターキーポイント3＆4	PWR	FL				1	5	13	16	23	24
南部大西洋地域計				0	0	14	33	46	112	377	244
デービスベッセ1	PWR	OH								1	2
ペリー1	BWR	OH									
ブレイドウッド1	PWR	IL									
バイロン1＆2	PWR	IL									
クリントン1	BWR	IL									
ドレスデン1、2＆3	BWR	IL	900	1333	1306	1720	725	889	484	833	891
ラサル1＆2	BWR	IL									

原子炉	1979	1980	1981	1982	1983	1984	1985	1986	1987	合計
メインヤンキー	2	4	0	0	0	0	0	1	1	22
バーモントヤンキー	8	2	3	3	3	3	3	2		342
ピルグリム	14	26	5	19	20	0	3	0		1557
ヤンキーロウ	0	0	0	0	1	2	1	1	0	6
ハダムネック	6	3	2	1	3	8	3	2	4	36
マイルストーン1、2＆3	21	13	17	17	15	7	2	3	6	6762
ニューイングランド地域計	**51**	**48**	**27**	**41**	**42**	**20**	**13**	**9**	**11**	**8726**
インディアンポイント1、2＆3	9	10	16	10	10	6	3	4	7	131
ジェームズ・A・フィッツパトリック	3	77	200	211	86	34	15	3	5	710
ナインマイルポイント1＆2	1	1	1	0	0	1	1	0		3698
R.E.ジンナ	1	1	1	2	1	0	0	0	0	27
ショアハム1										
オイスタークリーク1	1010	31	53	23	2	4	42	77	3	5374
ビーバーバレー1＆2	2	0	1	0	0	1	0	0		5
ライムリック1								0	0	0
ピーチボトム2＆3	190	15	16	13	35	81	129	28	12	851
サスケハンナ1＆2				1	0	0	1	0	0	2
スリーマイルアイランド1、2＆エピ	9972	47	0	1	0	0	0	4	1	10066
中部大西洋地域	**11188**	**183**	**287**	**260**	**134**	**127**	**191**	**116**	**28**	**20863**
ホープクリーク1								0	1	1
サレム1＆2	0	0	2	1	1	2	3	2	5	16
カルバートクリフス1＆2	10	3	2	8	10	4	4	8	5	120
ノースアンナ1＆2	6	4	5	4	22	18	8	6	1	89
サリー1＆2	2	6	14	21	5	7	2	2	0	118
ブランズウィック1＆2	116	69	522	465	487	167	18	45	26	2272
ハリス1									2	2
マクガイア1＆2			0	0	3	5	4	2	4	18
カタウバ1＆2							0	3	5	8
H.B.ロビンソン	2	1	1	0	0	0	2	1	1	15
オコニー1、2＆3	48	19	16	24	24	23	24	24	11	379
サマー1				0	0	0	0	0	1	1
エドウィン・ハッチ1＆2	2	38	28	5	32	13	13	20	21	179
ボグトル1									0	0
クリスタルリバー3	73	37	40	7	3	2	1	3	1	176
セントルシー1＆2	15	9	23	23	23	43	60	43	15	311
ターキーポイント3＆4	11	4	4	20	16	12	3	5	2	157
南部大西洋地域計	**284**	**190**	**657**	**580**	**628**	**294**	**141**	**163**	**100**	**3863**
デービスベッセ1	2	3	1	1	1	1	0	0	0	12
ペリー1								0	0	0
ブレイドウッド1									0	0
バイロン1＆2							0	1	1	2
クリントン1									0	0
ドレスデン1, 2＆3	69	43	37	10	8	2	3	0	0	9255
ラサル1＆2					0	0	1	0	3	7	10

クオードシティズ1＆2	BWR	IL			132	900	950	110	34	26	32
ザイオン1＆2	PWR	IL				0	3	49	114	32	68
ビッグロックポイント1	BWR	MI	280	284	258	230	188	51	15	13	19
ドナルド・C・クック1＆2	PWR	MI						0	1	4	49
フェルミ2	BWR	MI									
パリセーズ	PWR	MI			0	0	0	3	0	0	0
ケワウニー	PWR	WI					3	2	1	2	0
ラクロス	BWR	WI	1	1	31	91	49	57	124	43	8
ポイントビーチ	PWR	WI		0	0	6	10	45	2	1	1
東北中央部地域計			1181	1618	1727	2947	1928	1205	775	955	1070
セコイヤ1＆2	PWR	TN									
ブラウンズフェリー1、2＆3	BWR	AL					64	92	81	166	157
ジョセフ・M・ファーレイ1＆2	PWR	AL									4
グランドガルフ1	BWR	MS									
東南中央部地域							64	92	81	166	161
モンティセロ	BWR	MN		76	751	870	1570	155	11	7	6
プレイリーアイランド1＆2	PWR	MN				0	0	2	2	1	1
デュアンアーノルド	BWR	IA						2	5	4	2
キャラウェイ1	PWR	MD									
クーパー	BWR	NE					2	20	38	1	4
フォートカルフーン1	PWR	NE				0	0	0	2	4	1
ウォルフクリーク1	PWR	KS									
西北中央部地域				76	751	870	1573	179	58	16	15
アーカンソーワン1＆2	PWR	AR					0	1	6	14	8
リバーベンド1	BWR	LA									
ウォーターフォード3	PWR	LA									
西南中央部地域西南中央部							0	1	6	14	8
フォートセントブレイン	GAS	CO									
パロベルデ1、2＆3	PWR	AZ									
山岳地域											
WNP-2	BWR	WA									
トロージャン	PWR	OR								1	3	0
ディアブロキャニオン1＆2	PWR	CA									
フンボルトベイ3	BWR	CA	540	514	430	350	572	297	93	0	0
ランチョセコ	PWR	CA						0	0	2	7
サンオノフレ1、2＆3	PWR	CA	0	0	0	11	2	1	0	0	2
太平洋地域太平洋			540	514	430	361	574	298	94	5	9

原子炉	炉型	1970	1971	1972	1973	1974	1975	1976	1977	1978
加圧水型計	PWR	0	0	0	32	66	175	242	236	330
沸騰水型計	BWR	1841	3253	5090	6333	6479	6216	2196	2652	2861
合計	両方	1841	3253	5090	6365	6545	6392	2439	2887	3192
累積総計	両方	1841	5094	10184	16549	23094	29485	31924	34811	38003

クオードシティズ1&2	35	22	32	12	12	6	3	1	0	2306
ザイオン1&2	34	6	7	16	6	4	4	3	0	346
ビッグロックポイント1	7	22	20	13	11	141	63	68	8	1690
ドナルド・C・クック1&2	11	4	5	4	0	4	5	0	1	87
フェルミ2										
パリセーズ	0	0	3	7	3	0	4	0	2	23
ケワウニー	0	0	0	0	0	0	0	0	0	11
ラクロス	10	5	5	4	7	11	9	4	2	462
ポイントビーチ	1	0	1	1	1	0	0	0	0	67
東北中央部地域計	**169**	**104**	**111**	**68**	**50**	**168**	**90**	**81**	**22**	**14271**
セコイヤ1&2		3	9	6	4	7	5	0		33
ブラウンズフェリー1、2&3	271	166	45	276	479	664	26	2	0	2490
ジョセフ・M・ファーレイ1&2	3	19	0	42	23	8	2	3	2	106
グランドガルフ1					0	0	0	0	0	1
東南中央部地域	**274**	**188**	**54**	**323**	**506**	**679**	**33**	**6**	**2**	**2629**
モンティセロ	4	4	4	7	3	1	3	3	4	3478
プレイリーアイランド1&2	1	0	0	1	0	0	0	0	0	8
デュアンアーノルド	9	3	0	0	0	0	0	0	0	26
キャラウェイ1						0	2	5	3	10
クーパー	30	5	2	14	2	1	1	2	1	125
フォートカルフーン1	1	0	1	0	1	2	1	1	0	15
ウォルフクリーク1							0	0	0	0
西北中央部地域	**45**	**12**	**8**	**22**	**6**	**4**	**8**	**10**	**9**	**3663**
アーカンソーワン1&2	13	47	8	12	2	6	17	5	1	140
リバーベンド1								2	0	2
ウォーターフォード3							8	11	6	25
西南中央部地域	**13**	**47**	**8**	**12**	**2**	**6**	**25**	**18**	**6**	**167**
フォートセントブレイン	0	0	0	0	0	0	0	0	0	1
パロベルデ1、2&3							0	5	7	12
山岳地域	**0**	**0**	**0**	**0**	**0**	**0**	**0**	**5**	**7**	**13**
WNP-2						0	0	0	1	1
トロージャン	1	0	1	1	0	1	1	1	0	11
ディアブロキャニオン1&2						0	1	2	1	4
フンボルトベイ3	0	0	0							2796
ランチョセコ	9	2	1	1	1	4	5	0	0	32
サンオノフレ1、2&3	1	1	0	0	7	40	29	9	23	127
太平洋地域	**10**	**3**	**3**	**2**	**8**	**45**	**36**	**12**	**24**	**2970**

原子炉	1979	1980	1981	1982	1983	1984	1985	1986	1987	合計
加圧水型計	10234	235	168	224	183	210	205	157	110	12907
沸騰水型計	1800	540	988	1085	1195	1133	333	263	98	44356
合計	12035	775	1156	1310	1378	1343	538	420	209	57165
累積総計	50038	50813	51968	53278	54655	55998	56536	56956	57165	

表C-3　液体放出物：混合核分裂生成物と放射化生成物（キュリー数）原子炉と地域の集計1970～87年

原子炉	州	炉型	1970	1971	1972	1973	1974	1975	1976	1977	1978
メインヤンキー	ME	PWR			0.10	0.10	4.00	3.21	2.84	0.44	0.10
バーモントヤンキー1	VT	BWR				0.10		0.01	0.01	0.16	
ピルグリム1	MA	BWR			1.50	0.90	4.20	8.01	2.33	3.41	1.77
ヤンキーロウ1	MA	PWR	0.10	0.10	0.10	0.10	0.10	0.02	0.01	0.02	0.08
ハダムネック	CT	PWR	6.70	5.90	4.80	3.00	2.20	1.20	0.13	1.71	0.95
マイルストーン1	CT	BWR		19.70	51.50	33.40	198.00	199.00	9.65	0.53	0.18
マイルストーン2	CT	PWR						0.02	0.26	1.56	2.79
マイルストーン3	CT	PWR									
ニューイングランド地域計			6.80	25.70	58.00	37.60	208.50	211.47	15.23	7.82	5.87
インディアンポイント1&2	NY	PWR				2.20	4.20	4.93	4.98	3.02	1.99
インディアンポイント3	NY	PWR									1.03
ジェームズ・A・フィッツパトリック	NY	BWR						5.32	6.01	0.89	1.58
ナインマイルポイント1	NY	BWR	28.00	32.20	34.60	40.80	25.60	21.00	2.14	0.30	
ナインマイルポイント2	NY	BWR									
R.E.ジンナ	NY	PWR	10.00	0.90	0.30	0.10	0.10	0.42	0.69	0.06	0.06
ショアハム1	NY	BWR									
オイスタークリーク1	NJ	BWR	18.50	12.00	10.00	4.20	0.70	0.41	0.22	0.10	0.02
ビーバーバレー1&2	PA	PWR							0.17	0.65	0.26
ライムリック1	PA	BWR									
ピーチボトム2&3	PA	BWR				0.10	0.90	0.93	3.38	2.23	5.11
サスケハンナ1&2	PA	BWR									
TMI 2／エピコア	PA	PWR									
スリーマイルアイランド1	PA	PWR						1.30	0.07	0.10	0.19	0.61
スリーマイルアイランド2	PA	PWR									0.39
中部大西洋地域計			56.50	45.10	44.90	47.40	32.80	33.08	17.69	7.45	11.06
ホープクリーク1	DE	BWR									
サレム1	DE	PWR							0.01	2.88	4.02
サレム2	DE	PWR									
カルバートクリフス1&2	MD	PWR						1.44	1.18	3.48	6.13
ノースアンナ1&2	VA	PWR									0.27
サリー1&2	VA	PWR			0.20	0.10	3.80	9.27	33.70	65.50	2.41
ブランズウィック1&2	NC	BWR						1.89	3.29	6.22	3.48
ハリス1	NC	PWR									
マクガイア1	NC	PWR									
マクガイア2	NC	PWR									
カタウバ1	SC	PWR									
カタウバ2	SC	PWR									
H.B.ロビンソン2	SC	PWR		0.70	0.80	0.60	2.50	0.45	0.38	0.33	0.18
オコニー1、2&3	SC	PWR				2.80	1.90	5.05	7.93	36.20	6.51
サマー1	SC	PWR									
エドウィン・ハッチ1	GA	BWR						0.06	0.04	25.00	0.04
エドウィン・ハッチ2	GA	BWR									
ボグトル1	GA	PWR									
クリスタルリバー3	FL	PWR								0.02	0.03
セントルシー1	FL	PWR							0.08	5.80	2.80
セントルシー2	FL	PWR									

原子炉	1979	1980	1981	1982	1983	1984	1985	1986	1987	合計
メインヤンキー	0.46	0.30	0.44	0.70	0.20	0.09	0.03	0.30	0.88	14.19
バーモントヤンキー1	0.00		0.01							0.29
ピルグリム1	0.51	2.73	1.94	0.87	0.94	4.75	1.06	0.21	1.47	36.60
ヤンキーロウ1	0.01	0.02	0.01	0.01	0.01	0.03	0.02	0.01	0.02	0.77
ハダムネック	0.87	0.28	0.71	0.07	0.48	0.26	0.08	0.31	0.43	30.08
マイルストーン1	0.21	0.72	0.39	1.15	0.81	0.04	0.47	0.77	1.14	517.65
マイルストーン2	4.87	2.81	4.18	13.90	7.81	3.55	4.60	4.49	4.07	54.91
マイルストーン3								3.01	5.40	8.41
ニューイングランド地域計	**6.93**	**6.85**	**7.69**	**16.70**	**10.25**	**8.72**	**6.26**	**9.11**	**13.40**	**662.90**
インディアンポイント1&2	1.94	1.26	5.67	2.41	4.02	2.67	1.85	3.61	6.02	50.77
インディアンポイント3	0.40	2.90	2.62	0.55	0.54	1.26	0.42	0.20	0.35	10.26
ジェームズ・A・フィッツパトリック	0.65	1.51	2.51	0.65	0.77	0.10	0.18	0.17	0.08	20.26
ナインマイルポイント1	1.89		5.35	0.00	0.01			0.00		191.90
ナインマイルポイント2									1.30	1.30
R.E. ジンナ	0.09	0.02	0.04	0.62	0.19	0.17	0.52	0.06	0.06	14.40
ショアハム								0.01	0.00	0.01
オイスタークリーク1	0.01	0.51	0.25	0.08	0.00	0.01			0.01	47.00
ビーバーバレー1&2	0.12	0.10	0.14	0.15	0.06	0.20	0.11	0.12	0.67	2.77
ライムリック1						0.00	0.02	0.01	0.07	0.10
ピーチボトム2&3	19.50	1.90	1.97	9.33	2.24	6.15	2.16	0.46	0.33	56.69
サスケハンナ1&2				0.20	2.49	0.15	0.64	0.79	0.31	4.57
TMI2／エピコア										0.00
スリーマイルアイランド1	0.49	0.18	0.09	0.05	0.08	0.03	0.01	0.01	0.04	3.27
スリーマイルアイランド2	0.33	0.00	0.00	0.00	0.00	0.00	0.00	0.00	0.00	0.72
中部大西洋地域計	**25.41**	**8.38**	**18.64**	**14.04**	**10.41**	**10.74**	**5.91**	**5.29**	**9.24**	**404.03**
ホープクリーク1								0.76	1.62	2.38
サレム1	3.98	2.65	2.80	3.22	2.97	3.31	2.88	4.35	3.33	36.40
サレム2		0.39	1.51	3.21	2.85	2.75	2.80	6.11	4.07	23.69
カルバートクリフス1&2	7.80	4.53	2.68	5.26	2.24	1.64	2.38	1.79	5.19	45.74
ノースアンナ1&2	0.59	1.05	0.68	1.32	5.88	4.51	5.07	0.94	1.33	21.63
サリー1&2	2.53	3.85	6.11	6.68	14.50	9.73	8.55	8.77	5.17	180.81
ブランズウィック1&2	5.10	1.26	2.20	2.32	1.08	0.57	0.12	0.13	0.72	28.36
ハリス1									0.91	0.91
マクガイア1			0.39	1.75	1.87	1.51	0.62	0.77	1.57	8.49
マクガイア2					1.87	1.51	0.62	0.77	1.57	6.04
カタウバ1							1.26	0.38	0.65	2.30
カタウバ2								0.38	0.65	1.04
H.B. ロビンソン2	0.30	0.36	1.84	1.20	0.82	0.39	0.09	0.26	0.74	11.94
オコニー1、2&3	0.92	1.54	1.75	1.04	1.43	1.58	4.16	3.02	2.90	78.73
サマー1				0.00	1.47	4.54	0.71	0.33	0.49	7.53
エドウィン・ハッチ1	0.05	0.07	0.37	0.70	0.91	1.05	0.48	0.49	0.69	29.94
エドウィン・ハッチ2		0.05	0.16	0.18	0.33	0.27	0.26	0.30	0.13	1.68
ボグトル1									0.58	0.58
クリスタルリバー3	0.42	0.15	0.13	0.11	0.15	0.23	1.51	0.81	0.96	4.50
セントルシー1	2.67	2.36	2.46	3.07	2.99	1.93	2.72	2.53	0.60	30.01
セントルシー2					0.44	1.93	2.75	2.43	0.54	8.09

付録C 原子力発電所から放出される放射性物質 347

ターキーポイント3	FL	PWR								
ターキーポイント3&4	FL	PWR				0.10	1.60	3.07	8.65	8.90	3.32
ターキーポイント4	FL	PWR								
南部大西洋地域計			0.00	0.70	1.00	3.60	9.80	21.23	55.26	154.32	29.19
デービスベッセ1	OH	PWR								0.03	0.09
ペリー1	OH	BWR									
ブレイドウッド1	IL	PWR									
バイロン1&2	IL	PWR									
クリントン1	IL	BWR									
ドレスデン1	IL	BWR	8.20	6.20	6.80	9.20	6.90	0.84	0.36	0.60	0.33
ドレスデン2&3	IL	BWR		23.00	22.00	25.90	33.10	0.81	1.21	0.44	0.40
ラサル1&2	IL	BWR									
クオードシティズ1&2	IL	BWR			2.40	21.40	38.80	17.10	6.99	1.34	2.24
ザイオン1	IL	PWR				0.10	0.10	0.01	0.16	0.95	0.95
ザイオン2	IL	PWA									
ビッグロックポイント1	MI	BWR	4.70	3.50	1.10	2.70	1.10	2.02	0.77	0.39	0.27
ドナルド・C・クック1&2	MI	PWR						0.26	1.87	1.52	1.48
フェルミ2	MI	BWR									
パリセーズ	MI	PWR			6.80	27.80	5.90	3.45	0.44	0.09	0.10
ケワウニー	WI	PWR					0.40	0.72	2.83	1.26	0.70
ラクロス	WI	BWR	6.40	17.10	48.50	35.90	13.10	14.20	5.78	21.30	8.86
ポイントビーチ1&2	WI	PWR		0.10	1.50	0.80	0.20	2.34	3.24	1.50	0.69
東北中央部計			19.30	49.90	89.10	123.80	99.60	41.75	23.65	29.42	16.10
セコイヤ1&2	TN	PWR									
ブラウンズフェリー1、2&3	AL	BWR					0.80	2.70	3.95	1.19	13.20
ジョセフ・M・ファーレイ1	AL	PWR									0.10
ジョセフ・M・ファーレイ2	AL	PWR									
グランドガルフ1	MS	BWR									
東南中央部地域計			0.00	0.00	0.00	0.00	0.80	2.70	3.95	1.19	13.30
モンティセロ	MN	BWR		0.10	0.10						
プレイリーアイランド1&2	MN	PWR				0.10	0.10	0.45	0.10	0.01	0.00
デュアンアーノルド	IA	BWR						0.01	0.01	0.00	0.27
キャラウェイ1	MO	PWR									
クーパー	NE	BWR					1.40	1.74	0.07	0.75	3.05
フォートカルフーン1	NE	PWR				0.10	2.30	0.36	0.55	0.36	0.60
ウォルフクリーク1	KS	PWR									
西北中央部地域計			0.00	0.10	0.10	0.20	3.80	2.56	0.73	1.13	3.92
アーカンソーワン1	AR	PWR					6.50	3.11	13.10	4.50	6.05
アーカンソーワン2	AR	PWR									
リバーベンド1	LA	BWR									
ウォーターフォード3	LA	PWR									
西南中央部地域計			0.00	0.00	0.00	0.00	6.50	3.11	13.10	4.50	6.05
フォートセントブレイン	CO	GAS									
パロベルデ1	AZ	PWR									
パロベルデ2	AZ	PWR									
山岳地域			0.00	0.00	0.00	0.00	0.00	0.00	0.00	0.00	0.00

ターキーポイント3							0.45	0.25	0.37	1.08
ターキーポイント3&4	0.41	0.68	0.30	1.68	1.13	0.23				30.07
ターキーポイント4							0.45	0.25	0.37	1.08
南部大西洋地域計	**24.77**	**18.93**	**23.39**	**31.74**	**42.93**	**37.67**	**37.88**	**35.83**	**35.14**	**563.36**
デービスベッセ1	0.04	0.21	0.79	0.22	0.54	0.19	0.19	0.06	0.07	2.42
ペリー1								0.00	0.01	0.02
ブレイドウッド1									0.05	0.05
バイロン1&2							16.30	4.05	2.48	22.83
クリントン1									0.02	0.02
ドレスデン1	0.03									39.45
ドレスデン2&3	0.27	0.72	0.06	0.02	0.01	0.12	2.03	0.21	0.38	110.67
ラサル1&2				0.98	8.60	0.08	3.84	0.02	0.89	14.41
クオッドシティズ1&2	1.31	13.10	3.27	0.40	0.14	0.07	1.46	0.24	0.07	110.33
ザイオン1	0.70	0.47	1.61	0.72	1.50	6.82	0.32	0.56	0.75	15.73
ザイオン2			1.05	1.65	1.15	7.06	2.05	1.04	0.82	14.82
ビッグロックポイント1	0.90	0.78	0.39	0.26	0.08	0.15	0.15	0.07	0.27	19.62
ドナルド・C・クック1&2	2.58	1.37	1.86	1.90	0.68	1.19	2.26	0.33	2.00	19.31
フェルミ2								0.00	0.02	0.02
パリセーズ	0.13	0.01	0.03	0.13	0.07	0.04	0.06	0.14	0.09	45.28
ケワウニー	0.89	0.62	0.82	1.52	0.54	1.01	1.35	0.53	1.29	14.48
ラクロス	1.67	2.13	0.23	5.83	3.75	3.25	1.83	5.00	1.16	196.00
ポイントビーチ1&2	0.73	0.63	1.01	2.95	1.27	12.20	1.90	16.00	0.76	47.81
東北中央部計	**9.24**	**20.03**	**11.12**	**16.58**	**18.34**	**32.19**	**33.74**	**28.26**	**11.13**	**673.25**
セコイヤ1&2			2.76	9.82	4.61	3.23	1.45	0.17	0.47	22.50
ブラウンズフェリー1、2&3	10.20	9.38	2.24	53.60	12.80	6.30	1.34	0.54	0.33	118.56
ジョセフ・M・ファーレイ1	0.06	0.06	0.13	0.06	575.00	0.06	0.07	0.10	0.05	575.70
ジョセフ・M・ファーレイ2			0.03	0.03	0.02	0.09	0.04	0.08	0.05	0.33
グランドガルフ1				0.00		0.03	0.21	0.30	0.36	0.91
東南中央部地域計	**10.26**	**9.44**	**5.16**	**63.51**	**592.43**	**9.71**	**3.11**	**1.19**	**1.25**	**718.01**
モンティセロ			0.00	0.00						0.20
プレイリーアイランド1&2	0.01	0.01	0.01	0.00	0.03	0.02	0.03	0.60	0.07	1.55
デュアンアーノルド	0.00			0.00		0.00	0.00			0.30
キャラウェイ1						0.00	0.00	0.04	0.49	0.54
クーパー	2.48	11.00	3.61	5.44	12.30	6.30	13.00	7.40	2.25	70.79
フォートカルフーン1	0.25	0.53	0.18	0.20	0.14	2.91	0.29	0.08	0.20	9.05
ウォルフクリーク1							0.64	2.26	0.29	3.19
西北中央部地域計	**2.73**	**11.55**	**3.79**	**5.65**	**12.48**	**9.23**	**13.96**	**10.38**	**3.31**	**85.61**
アーカンソーワン1	3.09	3.42	7.50	5.80	4.30	4.10	3.53	5.09	2.45	72.54
アーカンソーワン2	1.30	4.13	2.95	5.90	3.70	2.48	4.36	3.43	1.85	30.10
リバーベンド1								0.11	0.08	0.19
ウォーターフォード3							0.29	4.02	1.28	5.59
西南中央部地域計	**4.39**	**7.55**	**10.45**	**11.70**	**8.00**	**6.58**	**8.18**	**12.65**	**5.66**	**108.41**
フォートセントブレイン	0.00	0.00	0.00	0.00	0.02	0.00	0.00	0.00	0.00	0.02
パロベルデ1										0.00
パロベルデ2										0.00
パロベルデ3										0.00
山岳地域計	**0.00**	**0.00**	**0.00**	**0.00**	**0.02**	**0.00**	**0.00**	**0.00**	**0.00**	**0.02**

WNP-2	WA	BWR									
トロージャン	OR	PWR							2.77	4.19	0.71
ディアブロキャニオン1&2	CA	PWR									
フンボルトベイ3	CA	BWR	2.40	1.80	1.40	2.40	4.40	3.79	0.99	0.92	0.20
ランチョセコ1	CA	PWR						0.01			
サンオノフレ1	CA	PWR	7.60	1.50	30.30	16.00	5.00	1.22	7.43	9.84	11.80
サンオノフレ2&3	CA	PWR									
太平洋地域計			10.00	3.30	31.70	18.40	9.40	5.02	11.19	14.95	12.70
全米			92.6	124.8	224.8	231.0	371.2	320.9	140.8	220.8	98.2
累積合計			92.6	217.4	442.2	673.2	1044.4	1365.3	1506.1	1726.9	1825.1

WNP-2						0.03	0.01	0.02	0.01	0.07
トロージャン	0.56	0.79	0.99	0.86	0.31	0.35	0.47	0.26	0.21	12.46
ディアブロキャニオン1&2						0.01	3.20	11.10	2.86	17.17
フンボルトベイ3	0.10	0.14	0.16	0.35	0.10	0.16	0.13	0.05	0.01	19.47
ランチョセコ1		0.00	0.59	0.22	0.28	0.63	0.01	0.00	0.00	1.75
サンオノフレ1	11.00	11.20	3.64	2.15	1.22	2.74	7.79	0.85	0.84	132.12
サンオノフレ2&3				0.63	2.79	13.00	11.20	0.82	0.54	28.98
太平洋地域計	11.65	12.13	5.38	4.20	4.70	16.93	22.80	13.11	4.47	212.02
全米	95.4	94.9	85.6	164.1	699.6	131.8	131.8	115.8	83.6	3427.6
累積合計	1920.5	2015.4	2101.0	2265.1	2964.6	3096.4	3228.2	3344.0	3427.6	

付録D 国立癌研究所はどのように原子炉周辺における乳癌リスクの増加を確認したか

　第八章で検討したように、「憂慮するミネソタ市民グループ」は1994年5月、プレイリー島原発の乾式キャスク貯蔵に関する州議会公聴会で、国立癌研究所から得た我々の乳癌死亡率データベースを初めて使用した。我々は彼らに、ミネソタ州にある二つの原子炉の周辺にある12郡で有意の増加を示している予備的データと、原子炉周辺の268郡の農村郡データを用いて、全国の原子炉周辺の殆どの農村郡がそうした有意な死亡率上昇を持つことを示した表7-2の初版を提供した。

　我々が国立癌研究所（NCI）のデータベースを使ったことは、明らかに、公式筋に関心を引き起こした。我々はNCIの放射線疫学部の保健統計専門家チャールス・E・ランドが作成した1995年1月5日付の機密の覚書を持っている。覚書は我々の結果の間違いを暴くために書かれたのだったが、彼らの意に反して我々の結果を立証している。

　ランドは二つの表を用意していた。それは51カ所の各原子炉から半径50マイル以内の郡に住む白人女性の年齢調整乳癌死亡率を示す表であった。幸運なことに彼らは1950年を年齢調整のための基準の年として使用してくれており、我々の方法を再現してくれたのである。

　ランドの解析は緻密であり、我々の結果について「いくつかの郡を、間違えて二度数えてしまっており、この誤りが有意性の検証に与えた影響は殆どないであろうが、細部への注意力を欠いたことを示している」ことまで指摘しているほどであった。ランドによってなされた我々の表の再現は、我々が得たのと正確に同じ結果をもたらしており、我々の方法の正しさを確証するものであった。ここで、三つの期間にわたる傾向を比較することができる。即ち、選択された268郡のすべてを統合した死亡率の、国立癌研究所報告と我々独自の報告との比較である。この表に示された報告と、周辺部を346郡

まで広げた最新の我々の報告は、どちらも合衆国全体の1％増に対して1950〜54年以来、同じように有意の10％増を示している。

どんな郡の組み合わせでも年齢調整死亡率が得られるようなデータベースを開発するためには、何十万回もの計算が必要なことを、読者は理解して欲しい。国立癌研究所の巨大なメインフレーム・コンピュータを利用出来ない我々は、何カ月もの期間、パソコンを使って長い飽き飽きするコンピュータ作業をやり続けた。だからNCIがそれまで公表されたことのない合衆国全体までも含む年齢調整乳癌死亡率を確定し、我々の方法の確かさを裏付けたことは勿論嬉しいことだった。いくつかの郡の重複があったため268郡の死亡総数の中に、わずかの違いが生じたが、全体を通じて率やパーセントの変化に影響は見られない。

しかし、ランドは上述の結果に対する解釈が我々と異なっていた。隣接する周辺の268郡の選定に当たって、我々は半径50マイル以内にあっても大きな都会型の郡を明確に除外した。ランドは「グールドとスターングラスの調査にある郡は望ましい結果が出るように選ばれている」とそれとなく述べているとおりである。

もしランドが本書を読む機会があったら、彼はこの表が「NCIはいかに被曝郡の定義を救い難いまでに制限してしまったか」を示すために考案されたことを知るに違いない。NCIは、原子炉からの放出放射能は原子炉が設置されている農村郡だけに影響を与えるものと推定した。それは、原子炉を人口密集地の周辺に建設するのは危険であるという当初の判断があり、そのため多くの原子炉は人口希薄な農村郡に配置されたというのは、その通りなのだ（痛ましい例外が、ウエストチェスターとサフォーク郡のインディアンポイント原発とブルックヘブン国立研究所である）。この最初の表は、NCIの被曝郡の定義を隣接する農村郡を含むところまで広げて、NCIが避けてきた統計学的有意性を示すために設計されたのである。

周辺の定義が、このように拡大されても、それだけでは不十分であり、近くの大きな都会型の郡まで含む必要があることも、我々は完全に知っていた。

それはちょうどランドが彼の第二表で行なったことである。それは彼が「郡の地理的な中心が、特定した施設から50マイル以内に入っているすべての郡を含める」という我々の方法を適用したことである。我々はこの表の小

表D-1　51の原子炉サイトの風下にある268郡

年齢調整死亡率は女性10万人当たりの死亡数

表作成	年齢調整死亡率			%で示した変化比		死亡数		
	1950 -54年	80 -84年	85 -89年	80-84 / 50-54	85-89 / 50-54	1950 -54年	80 -84年	85 -89年
NCIの表作成	24.0	26.1	26.4	1.09	1.10	12518	30776	34244
全米合計	24.4	24.9	24.6	1.02	1.01	91392	167803	178868
全米のバランス	24.4	24.6	24.2	1.01	0.99	78882	137027	144624
RPHPの表作成	24.0	26.1	26.4	1.09	1.10	13304	31744	35175
全米合計	24.4	24.9	24.6	1.02	1.01	91392	167803	178868
全米のバランス	24.4	24.6	24.2	1.01	0.99	78358	136059	143693

NCI：国立癌研究所　RPHP：放射線と公衆衛生プロジェクト（グールドら）

数部分を四捨五入して、読み易い表D-2に再構成した。

　これをもってランドは「"すべての原子炉地域の結果"と"合衆国の残りの部分"の比較において、特に1980～84年／1950～54年と1985～89年／1950～54年において、表1（表D-1）の示す傾向とは反対になっており、グールドとスターングラスの結論を支持するものではない」と述べている[*1]。

　これらの数値が意味している表D-2の重要性について考えてみよう。ランドは国を二つの地域、即ち、原子炉から50マイル以内にある郡で、全体として乳癌の死亡率が10万人当たり死亡約27人の「核施設のある」地帯と、残りのすべての郡で10万人当たり死亡が約23人の「核施設のない」地帯に分割した。

　原子炉から50マイル以内に住む女性が、そこ以外に住む人より乳癌で死ぬリスクが大きいことを知るには、別に統計の専門家である必要はない。統計学の言葉で言えば、その差は標準偏差の200倍に等しく、それが偶然である確率は小さ過ぎて計算すらできない。その差が1950～54年では今よりも幾分大きかったという事実は、「核施設のある」地域の乳癌死亡率が改善されたことを意味するのでなく、寧ろ低かった「核施設のない」地域の乳癌死亡率が少しずつ増大してきたことを意味している。周辺という概念はまったく

*1　表D-2では、All 51 SITESで1980～84年／1950～54年 0.99、1985～89年／1950～54年 0.98と改善傾向を示すのに対して、原子炉のないBALANCE OF U.Sでは、反対に1.05、1.04と高いままであることを言おうとしている。

表D-2 1950〜89年の白人女性年齢調整乳癌死亡率についての国立癌研究所（NCI）作成の表。51の原子炉サイトのそれぞれから50マイル（80km）以内の諸郡

年齢調整死亡率は女性10万人当たりの死亡数

	施設の名称	年齢調整死亡率 1950-54年	年齢調整死亡率 80-84年	年齢調整死亡率 85-89年	%で示した変化比 80-84/50-54	%で示した変化比 85-89/50-54	死亡数 1985-89年の	平方マイル当たりの死亡数
1	アーカンソーワン原発	16.2	18.3	17.4	1.13	1.07	197	0.079
2	ビッグロックポイント原発	21.3	23.0	18.2	1.08	0.85	134	0.054
3	ブルックヘブン国立研究所	29.7	30.4	30.7	1.02	1.03	5571	2.228
4	ブラウンズフェリー原発	17.0	23.3	21.4	1.37	1.26	539	0.216
5	ブランズウィック原発	19.8	20.1	20.1	1.02	1.02	137	0.055
6	カルバートクリフス原発	27.7	28.5	26.0	1.03	0.94	1058	0.423
7	クーパーステーション原発	22.3	22.8	17.7	1.02	0.79	139	0.056
8	デービスベッセ原発	27.2	27.0	27.0	0.99	0.99	2325	0.930
9	ドレスデン原発	28.7	28.2	28.3	0.98	0.99	5284	2.114
10	デュアンアーノルド原発	21.2	23.8	23.9	1.12	1.13	435	0.174
11	ファーレイ原発	19.3	15.1	16.8	0.78	0.87	129	0.052
12	フェルミ原発	27.3	27.4	27.4	1.00	1.00	3152	1.261
13	フォートカルフーン原発	26.2	36.7	23.8	1.40	0.91	557	0.223
14	フォートセントブレイン原発	27.0	23.3	23.1	0.86	0.86	930	0.372
15	ジンナ原発	28.8	27.8	29.7	0.97	1.03	1149	0.460
16	ハダムネック原発	27.5	28.5	28.0	1.04	1.02	4897	1.959
17	ハンフォード核施設	14.6	19.7	23.6	1.35	1.62	138	0.055
18	ハッチ原発	10.4	16.7	18.5	1.61	1.78	104	0.042
19	フンボルトベイ原発	25.7	24.2	27.3	0.94	1.06	96	0.038
20	インディアンポイント原発	31.2	29.9	29.4	0.96	0.94	13703	5.481
21	アイダホ国立原子力工学研究所（INEL）	12.6	23.5	21.1	1.87	1.67	123	0.049
22	ラクロス原発	22.0	22.8	20.1	1.04	0.91	271	0.108
23	メインヤンキー原発	25.5	25.0	24.5	0.98	0.96	520	0.208
24	マグワイア原発	17.5	21.6	25.5	1.23	1.46	1202	0.481
25	センディセロ原発	29.4	24.2	23.4	0.82	0.80	1745	0.698
26	ウエストバレー核施設	29.6	28.8	30.5	0.97	1.03	1510	0.604
27	オークリッジ国立研究所	18.1	20.2	19.7	1.12	1.09	655	0.262
28	オコニー原発	16.8	22.5	23.7	1.34	1.41	631	0.252
29	オイスタークリーク原発	28.7	29.2	29.7	1.02	1.03	4510	1.804
30	パリセーズ原発	23.6	25.2	25.1	1.07	1.06	696	0.278
31	パスファインダー原発	24.2	21.4	24.0	0.88	0.99	196	0.078
32	ピーチボトム原発	25.9	25.5	26.8	0.98	1.03	3228	1.291
33	ピルグリム原発	28.0	29.3	29.4	1.05	1.05	3480	1.392
34	ポイントビーチ原発	25.9	27.1	25.7	1.05	0.99	479	0.192
35	プレイリーアイランド原発	28.9	24.9	26.3	0.86	0.91	1962	0.785
36	クオードシティズ原発	25.4	24.6	22.0	0.97	0.87	536	0.214
37	ランチョセコ原発	21.6	25.5	25.8	1.18	1.19	1213	0.485

付録D 国立癌研究所はどのように原子炉周辺における乳癌リスクの増加を確認したか

38	ロビンソン原発	17.0	19.9	21.3	1.17	1.25	280	0.112
39	サレム原発	27.5	28.2	28.2	1.03	1.03	4890	1.956
40	サンオノフレ原発	20.3	25.7	25.9	1.27	1.28	1556	0.622
41	サバンナリバー核施設	16.2	20.3	17.7	1.25	1.09	191	0.076
42	セコイヤ原発	18.4	21.1	20.7	1.15	1.13	525	0.210
43	ビーバーバレー原発	23.6	27.2	26.5	1.15	1.12	2850	1.140
44	セントルシー原発	15.5	23.5	23.4	1.52	1.51	1226	0.490
45	サリー原発	20.3	25.3	26.1	1.25	1.29	1200	0.480
46	スリーマイルアイランド原発	25.2	25.8	26.1	1.02	1.04	2070	0.828
47	トロージャン原発	24.0	23.8	24.7	0.99	1.03	544	0.218
48	ターキーポイント原発	19.9	23.9	23.2	1.20	1.17	1526	0.610
49	バーモントヤンキー原発	26.6	27.8	26.3	1.05	0.99	1922	0.769
50	ヤンキーロウ原発	26.1	28.5	25.8	1.01	0.92	1123	0.449
51	ザイオン原発	29.9	28.2	28.1	0.94	0.94	6618	2.647
全51サイト		27.4	27.0	26.9	0.99	0.98	69554	
全米集計		24.4	24.9	24.6	1.02	1.01	178868	
全米のバランス		22.3	23.4	23.3	1.05	1.04	109319	

相対的であり、合衆国に住む人間で、多少の核分裂生成物を体内摂取する可能性から逃れ得るものは誰もいないのである。

ランドは、我々が郡の癌死亡率の地理的な違いを分析して得た主要な発見、いわゆる放射線の対数関数型線量反応関係、即ち農村郡の死亡率は初めは低いが、そのため立ち上がりは、大きな都会型の郡より急速であるということを明らかに認識していない。この関係はランドのデータを基にした図D-1とD-2に示されるように、農村と都会の死亡率が漸次、近似してくることである。

番号を付与した各原子炉地域ごとに、初め我々は1950〜54年から1985〜89年までの死亡率の変化比と、最初の期間（1950〜54年）の10万人当たり死亡率の間にある相関を調べた。我々は図D-1で、今ではお馴染みになった有意性の高い負の相関を見ることができるが、その意味は、当初死亡率が平均より低かった農村部に原子炉が設置され、そこが1950〜54年以降、最大の増加を示したことである。

特に、ハッチ（#18）、INEL（#21）、ハンフォード（#17）とセント・ルシー（#44）の各原子炉がその例であり、それに対して、大きな都会型のウエストチェスター郡に設置されたインディアンポイント（#20）と、当初平均以上の死亡率だったザイオン（#51）、モンティセロ（#25）とプレイリーアイランド（#35）は、その後の増加はないが、以前にとどまったままであった。

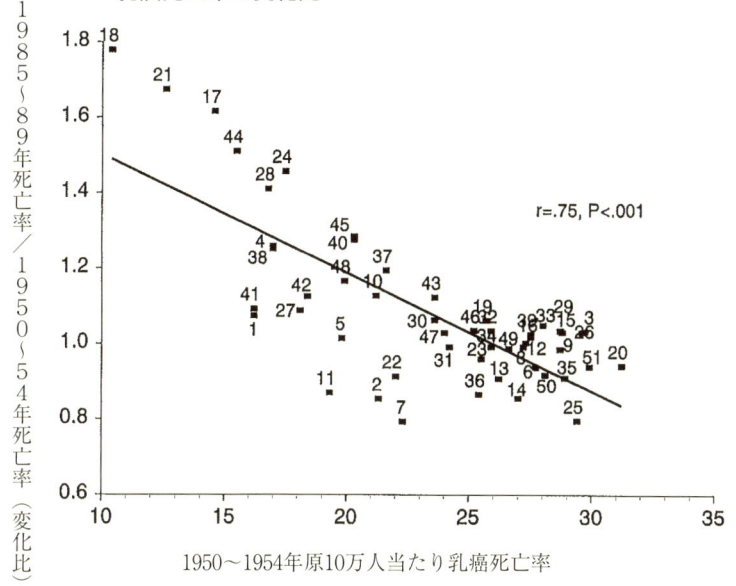

図D-1 1950～1954年乳癌死亡率(10万人当)に対する1985～1989年乳癌死亡率の変化比

r=.75, P<.001

1950～1954年原10万人当たり乳癌死亡率

訳注　r：相関係数　P：危険率

　他方、人口の密集する都会地域に住む女性が最高の死亡率を持つことを示したランドのデータそのものは、図D-2に見るように、最近の死亡率と、原子炉から50マイル以内の平方マイル当たりの最近の死亡数密度とは有意の正の相関関係があることを物語っている。図中で最高の死亡率を持つのは、人口密度と平方マイル当たり死亡数が最高の、ブルックヘブン国立研究所(#3)とインディアンポイント原発(#20)が設置された原子炉地域である。
　我々が最終章（第9章）と付録Aに示してきたように、原子炉の放出放射能に接触する周辺の定義をもっと拡大し、各原子炉から100マイル以内にある郡までを「核施設のある」郡とし、それらを10万人当たり死亡数が26人に近い乳癌死亡率を持つ1319の「大きな核施設のある」郡と、それと対照的に10万人当たり死亡数が23人以下の、ロッキー山脈とミシシッピー川の間にある残りの農村郡に分けるべきである。
　ランドの原子炉周辺50マイルの基準を使うと、表D-2のエネルギー省

付録D　国立癌研究所はどのように原子炉周辺における乳癌リスクの増加を確認したか　　357

図D-2　1985〜89年51原子炉施設周辺死亡率と原子炉施設周辺面積
（平方マイル）当たり死亡数に相関する死亡率

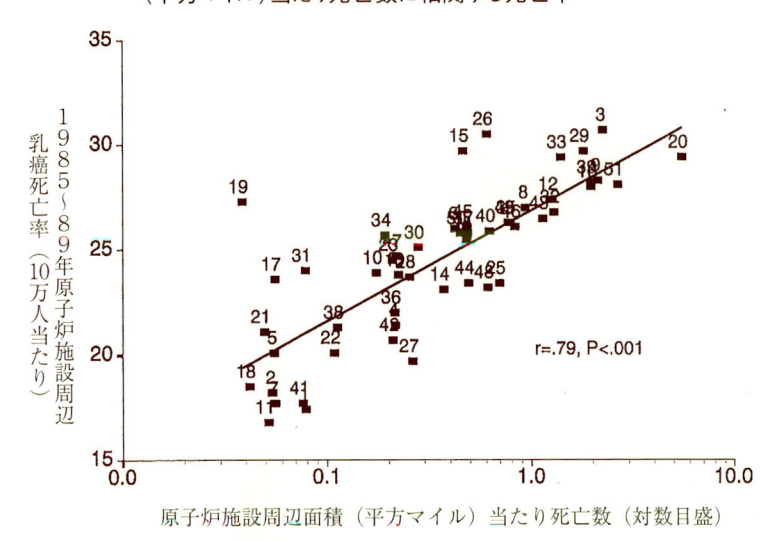

縦軸：1985〜89年原子炉施設周辺乳癌死亡率（10万人当たり）
横軸：原子炉施設周辺面積（平方マイル）当たり死亡数（対数目盛）

r=.79, P<.001

訳注　r：相関係数　P：危険率

　（DOE）原子炉のハンフォード（変化率62％）とアイダホ原子力工学研究所（INEL）（変化率67％）が示す乳癌死亡率の長期にわたる顕著な増加の中に、農村地域における原子炉の放出放射能への慢性的な被曝の影響を見ることができる。1990年のNCI調査『核施設近辺に住む住民の癌死亡率』には、乳癌死亡率の有意な増加を示す徴候はない。勿論、我々はこの機密の覚書のなかで、原子炉周辺に住む女性の乳癌死のリスクは平均より大きいという、我々の調査の主張を裏付けているのはありがたい。周辺の定義を原子炉が設置された郡に限ろうと、50マイル以内の郡に決めようと、また100マイルにしようと、ランドはこの主張の正しいことを論証する手助けをしてしまったのである。
　NCI調査（1990）の基本的な結論を完全に突き崩すことになったランドの覚書は政治的文書であった。そのことは、私が論文のコピーを送った調査好きな記者達の二つの質問に答えられなかったランドに見てとれる。
　第一に、ハンフォード、INEL、オークリッジ、サバンナリバーやブルッ

クヘブンなどの最も古いエネルギー省（DOE）原子炉から 50 マイル以内にある非都会型の郡は 1950 年以後、なぜにそんなに高い乳癌死亡率を記録したのか？
　彼はどうやって説明できるのだろう？

　第二に、特に原子炉から 50 マイル以内の大きな都会型の郡がこの表の中で示している乳癌死亡率と、他の郡の有意に低い率との間に有意な差がある理由は何なのか？　国立癌研究所は、乳癌死亡率の大きな地域的差異をもたらす明白な環境要因が、彼ら自身のデータの中に示されていることに関心を持つべきである。
　ランドはもう一つ、彼の第 2 表に示された 1980 ～ 84 年から 1985 ～ 89 年にかけての乳癌死亡率の「鋭い変化」[*2]をどう説明するのだろうか。それは遺伝子要因や有害化学物質曝露の突然の変化ではあり得ず、むしろ付録 C に示されている大気中のヨウ素 131 と放射性微粒子の方に、大きな変化が生じたことで容易に説明できてしまうものである。例えば、ポイントビーチ／ケワウニー原子炉の 50 マイル以内にある郡は、1980 ～ 84 年に乳癌死亡率のピークを記録したが、1985 ～ 89 年には 1950 ～ 54 年のレベルまで鋭く下降している。この下降は、付録 C に示されたヨウ素 131 の、1970 年代の初めの 1.5 キュリーから 1980 年代の初めの、より低いレベルまで急速に下降したことと一致している。
　これらの問題は、主要な報道機関や議会が電離放射線を含むすべての環境発癌要因の健康影響について遅ればせながら大衆的な討議を始める準備ができるまで、未解決のままだろう。
　それまで待てない読者のために、Foundation for a Compassionate Society（+1-512-441-2816）, Enviro Videos（http://www.envirovideo.com/index.html）に申し込めば[*3]、化学物質汚染と電離放射線の健康への影響、特に乳癌に留意した有用なビデオテープが入手できる。

---

*2　後述から分かるように、ここでの変化は乳癌死亡率の改善（低下）をさしている。
*3　The Foundation for a Compassionate Society のウェブサイトは http://www.gift-economy.com/practice.html である。Enviro Videos のウェブサイトは http://www.envirovideo.com/　である。

参考文献

1. Mitchell, W. C., *Types of Economic Theory : From Mercantilism to Institutionalism*, edited with an introduction by Dorfman, Joseph, New York : Augustus M.Kelley, 1967.（『経済理論の諸型態．第1分冊』W.C. ミッチェル、春日井薫訳、文雅堂銀行研究社、1971年、『経済理論の諸型態．第2分冊』春日井薫訳、文雅堂銀行研究社、1981年）
2. Gould, J. M., *Output and Productivity in the Electric and Gas Utilities*, New York : National Bureau of Economic Research, 1946.
3. Gould, J. M., *The Technical Elite* , New York : Augustus M.Kelley, 1968.
4. Veblen, T. *The Engineers and the Price System*, reprints of economic classics, New York : Augustus M.Kelley, 1965（『技術者と価格体制』ソースタイン・ヴェブレン、小原敬士訳、未来社、1962年）[英語原著初版は1921年]
5. Sternglass, E. J., *Secret Fallout : Low-Level Radiation from Hiroshima to Three Mile Island*, New York : McGraw-Hill（『赤ん坊をおそう放射能　ヒロシマからスリーマイルまで』E.J. スターングラス、反原発科学者連合訳、新泉社、1982年）
6. Gould, J. M., *Qualitiy of Life in American Neighborhoods : Levels of Affluence, Toxic Waste, and Cancer Mortality in Residential ZIP Code Areas*, Boulder : Westview Press, 1986.
7. Carson, R., *Silent Spring*, Boston : Houghton Mifflin, 1962.（『沈黙の春　生と死の妙薬』レイチェル・カーソン、青樹簗一訳、新潮文庫、1974年）
8. Gould. J. M. . "Nuclear Emissions Take Their Toll" *Council On Economic Priorities Newsletter*. New York : December 1986.
9. Jablon. S. . Hrubec, Z., Boice, J. D., and Stone, B. J., *Cancer in Population Living Near Nuclear Facilities*, Washington : National Cancer Institute, National Institute of Health publication #90-874, July 1990.
10. Gould, J. M., and Sternglass, E. J., "Low-Level Radiation and Mortality", *Chemtech*, American Chemical Society, January 1989.
11. Gould, J. M., and Goldman, B. A., *Deadly Deceit: Low-Level Radiation, High-Level Cover-Up*, New York : Four Walls Eight Windows, 1991.（『死にいたる虚構　国家による低線量放射線の隠蔽』グールドほか、肥田舜太郎・斉藤紀ほか訳、1994年自費出版、PKO法「雑則」を広める会、2008年）
12. Sternglass, E. J. and Gould, J. M., "Breast Cancer : Evidence for a Relation to Fission Products in the Diet", *International Journal of Health Services* 23, #4, 783-804, 1993.
13. Gould, J. M., and Sternglass, E. J., "Nuclear Fallout, Low Birthweight, and Im-

mune Deficiency, ", *International Journal of Health Services* 24, #2, 311-335, 1994.
14. Mangano, J. J. "Cancer Mortality Near Oak Ridge, Tennessee", *International Journal of Health Services* 24, #3, 521-533, 1994.
15. Mangano, J. J. "A Response to Comments on 'Cancer Mortality Near Oak Ridge' ", *International Journal of Health Services* 25, #3, 1995.
16. Sternglass, E. J. and Gould, J. M., "A Response to Comments on 'Breast Cancer : Evidence for a Relation to Fission Products in the Diet' " *International Journal of Health Services* 25, #3, 1995.
17. Gould, J. M., and Sternglass, E. J., "Breast Cancer Mortality Near Nuclear Reactors", submitted to the Berlin Radiological Protection Society, April 30, 1995.
18. Mangano, J. J. and Reid, W., "Thyroid Cancer in America since Chernobyl", *British Medical Journal* 303, #7003, p.511, August 1995.
19. Mangano, J. J. "A Post- Chernobyl Rise in Connecticut Thyroid Cancer", *European Journal of Cancer Prevention*, volume 5, #1, January 1996.
20. Sakharov, A., "Radioactive Carbon from Nuclear Explosions and Nonthreshold Biological Effects", *Soviet Journal of Atomic Energy*, volume 4, #6, July 1958. また次も見よ。Sakharov, A., *Memoirs*, New York : Alfred Knopf, 1991.（『サハロフ回想録』上下巻、アンドレイ・サハロフ、金光不二夫・木村晃三訳、中公文庫 2002 年）
21. Pauling, L., *No More War*, New York : Dodd Mead, 1958.（『ノーモアウォー』ライナス・ポーリング、丹羽小弥太訳、講談社、1959 年）
22. Sternglass, E. J. and Gould, J. M., "The Long Island Breast Cancer Epidemic : Evidence for a Relation to the Releases of Hazardous Nuclear Wastes", *CMA Occasional Papers*, Long Island University, School of Public Service, July 1994.
23. National Institute of Health, *Forty-five Years of Cancer Incidence in Connecticut*, NIH-86-2652, updated to 1990 via correspondence with Connecticut Department of Health.
24. *Washington Spectator*, volume 20, #13, July 1994.
25. "The Release of Radioactive Materials from Hanford, 1944-1972" *Hanford Health Information Network*, Seattle : 1994.
26. New York State Department of Health, *Annual Reports*, 1945-1970s.
27. *Vital Statistics of the U.S.*, Natality volumes, Washington, D.C., National Center for Health Statistics, 1950, 1951.
28. Whyte, R.K., "First-Day Neonatal Mortality since 1953 : A Re-examination of the Cross Hypothesis", *British Medical Journal,* 304, 343-346, 1992.
29. Miller, R., *Under the Cloud*, New York : The Free Press, 1986.
30. Norris, R.S., Cochran, T., Arkin, W., "Known U.S. Nuclear Tests", Washington, D.C.: Natural Resources Defense Council, 1988. See Also *Natural Resources Defense Council : Nuclear Weapons Handbook*, volume Ⅳ, New York : Harper & Row, 1989.
31. 1957-1974 年の毎月の牛乳の放射線測定データは、いくつかの都市について HEW［米連邦保健福祉省］発行の *Radiation Data and Reports* から入手できる。1974 年

以降については、そうしたデータはEPA［米連邦環境保護庁］の *Environmental Radiation Data* から入手できるが、すべての測定はアラバマ州モンゴメリーにある同じ研究所によってなされている。

32. Clapp, R., et al., "Leukemia Near Massachusetts Nuclear Power Plant", letter in *The Lancet*, December 5, 1987, 1324-1325.
33. Dobrynin, A., *In Confidence*, New York : Random House, 1995.
34. Ricco, J., "Westinghouse : Leaks and Lawsuits", *Public Citizen*, Washington, D.C. : June 2, 1994.
35. Feshback, M.,"Rising Infant Mortality in the USSR",Washington, D.C., U.S.Census Bureau, Series P-25, #74, 1980.
36. Feshback, M., *Ecocide in the USSR*, New York : Harper Collins, 1992.
37. Feshback, M., ed., *Environmental and Health Atlas of Russia*, Moscow, PAIMS, 1995.
38. Hernstein, R.J. and Murray, C., *The Bell Curve : Intelligence and Class Structure in American Life*, New York : The Free Press.
39. Sternglass, E. J. and Bell, S., *Fallout and the Decline of Scholastic Aptitude Scores*, paper presented at annual meeting, American Psychological Association, New York, September 3, 1979.
40. Pellegrini, R.J., "Nuclear Fallout and Criminal Violence : Preliminary Inquiry into a New Biogenic Predisposition Hypothesis", *International Journal of Biological Research* 9, #21, 125-143, 1987.
41. U.S.Bureau of Labor Statistics, *Annual Labor Force Reports*.
42. Buehler, J.W., Devine, O.J., Berkelman, R., and Chenarley, F.M., "Impact of the Human Immunodeficiency Virus Epidemic on Mortality Trends in Young Men, U.S.", *American Journal of Public Health*, volume 80, #9, September 1990.
43. *Vital Statistics of the U.S.1988*, volume 2.
44. National Cancer Institute, *Cancer Statistics Review, 1973-1988*, Bethesda : National Institute of Health publication #91-2789.
45. Nuclear Regulatory Commission, *Radioactive Materials Released from Nuclear Power Plants*, 1987 Annual Report, Brookhaven National Laboratory, NUREG/CR-2907.
46. *New York Times*, March 10, 1994.
47. Gould, J. M., "Chernobyl-The Hidden Tragedy", *The Nation*, March 15, 1993.
48. Kliewer, E.V., Smith, K.R., "Breast Cancer Mortality Among Immigrants in Australia and Canada", *Journal of the National Cancer Institute,* 87, 1154-1161, 1995.
49. Simonich, S.L. and Hites, R.A., "Global Distribution of Persistent organochlorine compounds", *Science*, 269, 1851-1854, 1995.
50. Greenberg, M.R., *Urbanization and Cancer Mortality*, New York : Oxford University Press, 1983.
51. Petkau, A., "Effect of ^{22}Na on a Phospholipid Membrane", *Health Physics*, 22, 239-244, 1972. 次も見よ。Petkau, A., "Radiation Carcinogenesis from a Membrane Perspective", *Acta Physiologica Scandinavia*, supplement, 492, 81-90, 1980.

52. Graeub, R., *The Petkau Effect*, New York : Four Walls Eight Windows, 1993.
53. Archer, V.E., "Association of Nuclear Fallout with Leukemia in the United States", *Archives of Environmental Health*, 42, 263-271, 1987.
54. Sternglass, E. J., "Environmental Radiation and Human Health", *Effects of Pollution on Health*, proceedings of the sixth Berkeley Symposium on Mathematical Statistics and Probability, editor Lecam, L.M., Neyman, J., and Scott, E.L., Berkeley : University of California Press, 145-216, 1972.
55. Gofman, J.W., *Preventing Breast Cancer*, San Fransisco : Committee for Nuclear Responsibility, 1995.
56. Reznikoff, M., *Deadly Legacy*, New York : Radioactive Waste Management Associates, 1990.
57. Lamont, L., *Day of Trinity*, New York : Atheneum, 1965.
58. Gordon, D.K., and Kennedy, R., *The Legend of City Water*, Garrison : The Hudson Riverkeeper Fund, 1991.
59. Henly, R., "Reservoirs At Risk", *Village Voice*, September 1, 1993.
60. *Environmental Radiation in New York State*, 1992 Annual Report, Albany : New York State Department of Health, Bureau of Environmental Protection, 1995.
61. Strand, J.A., et al., "Suppression of the Primary Immune Response in Rainbow Trout, Salmo Gardineri, Sub Lethaly Exposed to Tritiated Water during Embryogenesis", *Journal of Fish Research*, Board Canada 34, #1293, 1977 and *Radiation Research*, 91, #533, 1982.
62. Saleska, S., "Nuclear Legacy", *Public Citizen Group*, Washington : September 1989.
63. Burrows, B.A. and Chalmers, T.C., "Cesium-137 / Potassium-40 Ratios in Firewood Ashes as a Reflection of Worldwide Radioactive Contamination of the Environment", *Trends in Cancer Mortality in Industrial Countries*, editor Davis, D.L. and Hoel, D., New York Academy of Sciences, volume 609, 1990.
64. Leakey, R. and Lewin, R., *The Sixth Extinction : Patterns of Life and the Future of Mankind*, New York : Doubleday, 1995.
65. Udall, S. L., *The Myths of August : A Personal Exploration of Our Tragic Cold War Affair With the Atom*, New York : Pantheon, 1994.（『八月の神話　原子力と冷戦がアメリカにもたらした悲劇』スチュワート・L・ユードル、紅葉誠一訳、時事通信社、1995 年）
66. Gould, J. M., "The Future of Nuclear Power", *Monthly Review*, 35, #9, 7-14, 1984.
67. Ford, D. *Cult of the Atom : The Secret Papers of the Atomic Energy Commission*, New York : Simon and Schuster, 1982.

核時代の構造——「内部の敵」改訂訳に際して

齋藤　紀

はじめに

　グールド著　*The Enemy Within*(『内部の敵』)は、グールドの前著 *Deadly Deceit*(『死にいたる虚構』)に続くものである。*Deadly Deceit* は、その副題をLow Level Radiation High Level Cover-Up と明示されているように、低線量放射線被曝をアメリカ合衆国自体が国家的規模で隠蔽を図ってきたことに対する告発の書であり、*The Enemy Within* はスターングラスやマンガーノらとの共同研究の内容も含め、前著の論点を多面的、且つ詳細に展開したものである。グールドの人間性と洞察力に裏打ちされた論争の書である。
　『内部の敵』の改訂訳に際して訳者の一人として本書の意義について触れたいとおもう。

1．核時代

　1945年7月16日、アメリカ・ニューメキシコ州アラモゴードで行なわれたプルトニウム型原子爆弾の核実験（トリニティ核実験）成功で核時代はその幕をあけたが、本書が扱うのはわれわれのこの核時代である。広島にはウラン爆弾、長崎にはトリニティ核実験と同じプルトニウム爆弾が投下されたのである。
　アメリカについで1949年8月29日、旧ソ連が核実験に成功することで、核時代は冷戦という構図を明確にし、相互に核兵器の性能向上と核弾頭数の保持を競う合う際限のない核開発競争となった。英仏中が参入し、核実験場はマーシャル諸島とネバダ（アメリカ）、セミパラチンスクとノバヤゼムリャ

（旧ソ連）、オーストラリア（英国）、サハラ砂漠とポリネシア（フランス）、新疆ウイグル（中国）と各大陸に拡大した。激烈な大気圏核実験の競争はその帰結として放射性降下物による環境破壊、つまり人間と鳥獣草木を広範囲にとらえ、細胞と遺伝子の障害をもたらした。科学の最先端の発展が生命の単位としてのゲノム（遺伝子）を攪乱させるという事態は科学と科学者の倫理の危機でもあった。核分裂生成物の生態系への影響に警告を発した旧ソ連の物理学者アンドレイ・サハロフ（1958）と、アメリカの量子化学者ライナス・ポーリング（1958）の声は、冷戦という体制的・構造的対立のなかでかき消され、人類は壮大な核汚染時代に突入していったのである。同時に本書が詳述するように、核による汚染は生活圏に近接した核兵器工場、原子力研究所、及び、民間の原子力発電所などから持続的に漏出される放射性物質によって途切れることなく続いた。大気圏からの降下や原子炉からの漏出は、いずれも緩徐な低線量持続被曝であり、原爆投下のような激烈甚大、隠しがたい核被害でないが故に、ここには国家による巧妙で強引な隠蔽が行なわれることとなった。合衆国国民は都市と農村で長く静かな汚染のなかで生きてきたのである。

　本書は、大気圏核実験時代（1945年から1963年）に続く被害と、それと並行して自国合衆国の核施設がもたらす被害の疫学的立証の記録である。

2. 疫学調査

　本書が全編を通じて精彩を放つのは、徹底した疫学調査、それらを反映する簡明な図表、そしてそこに内在している意味を説得的に伝える明快な論旨である。核開発競争開始後にみられる新生児死亡率の増加、低出生体重児の増加、労働力を担う年齢になってからの自殺・殺人・麻薬による死の増加、大学進学資格試験（ＳＡＴ）成績の「大下降」など、一連の現象が期を同じくして生じていることを示す。また稼働する原子炉の周辺諸郡における乳癌死亡率を、5年間を一期間とした経年3時期における変化から最終的に原子炉の稼働と乳癌死亡率増加との因果関係を見事に描きだすのである。しかしこの作業は容易なことではなかった。癌死亡率について言えば、全国3053郡の人口と死亡数、18の年齢グループ別に年齢調整死亡率を3時期について

割り出すという気の遠くなるような基礎作業を踏まえている。とりわけ年齢調整死亡率を割り出さなければいかなる死亡率も有意な疫学的知見とはなりえないことを疫学そのものの理解にまでさかのぼって説明し、返す刀でそれを怠っているアメリカNCI（国立癌研究所）調査の根本的欠陥と欺瞞を指摘するのである。グールドは本書が簡単な読み物でないことを宣言しているが、同時に読者自身がこのような疫学的手法を身につけ、やがて自らの努力で活用することを文中で求めている。そのため本書自体を疫学のテキスト——確率の考え方、年齢調整の必要性、標準偏差の意味、有意差の検証などについての——生きたテキストとして叙述し、いわば万全の準備をし、読者とともに真実の山に登ろうとしているのである。

　グールドは、大気圏核実験の汚染がアメリカのみの問題ではないことをカナダの小児科医ホワイト（R.K.Whyte）が調査した英国とアメリカの新生児死亡率の報告に言及し（図1、First day neonatal mortality since 1935 : re-examination of the Cross hypothesis. *Br.med.J*.vol 304:343-346,1992から引用）、またチェルノブイリの放射性雲が北米大陸の太平洋側、北西部諸州から入り横断していったことを、ミルク中の放射性ヨード測定値と小児の甲状腺機能低下症罹患率との関連から示している。汚染が地球全体の問題であることを象徴的に示すのである。

　自国の問題としては癌死亡率上昇が原子炉と諸郡の近接性や方角、降雨条件に大きく関連していることを明らかにしてきたグールドは、やがて合衆国の地理が癌死亡率の多寡で高リスク（核施設）地域、中リスク（核施設）地域、低リスク（非核施設）地域に三分されることを示す。実はグールドの真骨頂は、中リスクグループはいずれも高リスクグループへ急速に収斂されつつある状況を持った、いわば過去から未来へ動く汚染の全貌を示したことである。具体的には、過去の汚染程度の少なさは現在と将来のリスクの少なさをまったく意味せず、原子炉の稼働とともにリスクの急速な上昇が対数関数的に生じることを線量別・地域別の死亡率分布から客観的に示したのである。グールドは低線量被曝とリスクの対数関数的線量反応関係は、すでにカナダの学者、アブラム・ペトカウが細胞レベルで発見していたものであると指摘する。低線量率の持続的被曝によってもたらされる個体の遺伝子の変異が人間集団の大きな変異につながった可能性を、線量反応関係の同質性から指摘したの

図1 英国(イングランド及びウェールズ)と米国の生後第1日目の新生児死亡率推移

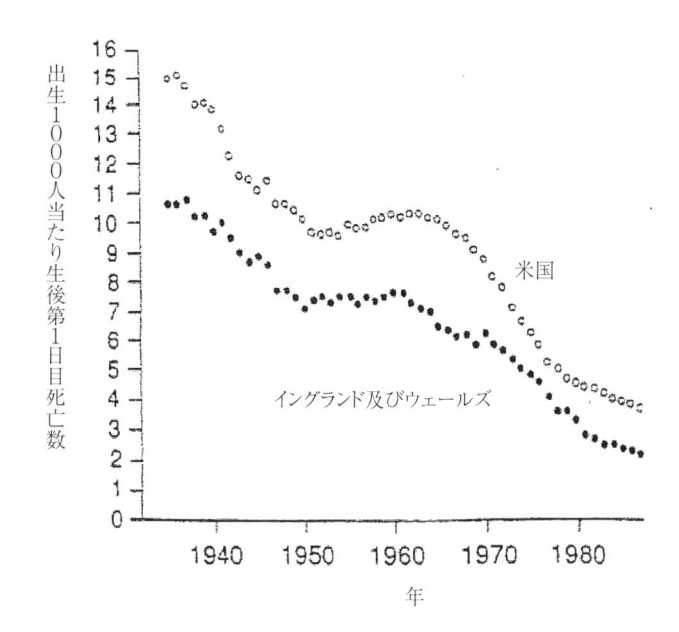

縦軸: 出生1000人当たり生後第1日目死亡数
横軸: 年

1950－60年半ばにかけ、両国とも死亡数減少傾向が停止している

出典　R.K.ホワイト、英国医学雑誌、第304巻、343-346頁、1992年。

である。被曝量と死亡率分布が上方に凸の対数関数曲線（後述）であることを突き止めたグールドらの努力は、低線量持続被曝、あるいは内部被曝の危険性に一層の真実味を持たせるものであり、けだし慧眼と言わざるを得ない。

3. 原子力産業

グールドは本書の終章で「もう遅すぎるだろうか」と問う。国民の岐路である。彼は国民ひとり一人が高リスク地域から低リスク地域に移住することが解決ではないことを指摘する。その理由は、彼が低線量放射線の危険性を指摘するのは、「それが発癌増加の唯一の原因と信じているからではなく、これまで最も見逃されてきた原因の一つだからだ」という。そして「低線量放

射線に対する過小評価を転換させなければ、アメリカだけでなくどのような近代社会においても、国家の財政的安定性を崩壊させてしまうからである」と述べる。問題の先にある真の問題を指摘するのである。

　彼は科学技術が近代資本主義社会において戦略的に重要であることを最初に指摘したソースティン・ヴェブレン（米国経済学者、1857－1929）について語り、自らも自著『技術エリート』(1968年) で戦後の経済に革命的な影響を与えたのがコンピューター技術と原子力技術であり、経済の成長にとって科学技術は時に資本よりも重要であることに言及している（「はじめに」）。その彼が30年後の本書（原著1996年）に至って、自由市場経済の観点から原子力産業が経済的に生き残ることはできないと見抜くのである。彼はアメリカの原子力産業は1950年代から始まる連邦政府の膨大な助成金で発展させられたものであるとし、しかしその30年間、炉心溶融、杜撰な運営、安易で過大な出力見積もり、そして過剰死で示される生命の損失などが繰り返され、原子力工学の欠陥が合衆国の底辺に深刻な影響を拡大させてきたと見る。そして彼は『技術エリート』を執筆の頃（1968年）、「原子力技術がいかに誤って使用されていたかを今ほど分かっていなかった」といい、その後、原子力産業について疑問をもっていたことを述べている。そしてウォール街自体が、原子力産業に低い評価しか与えていないことも含め、もはや原子力発電は経済的に成り立つエネルギー産業とは言えないとする。科学技術に価値があるか否かは、社会に適合し経済的に自立できるか否かにかかっているとするグールドの判断はひとつの卓見といえよう。かつて経済を浮揚させると見た原子力技術とそれに裏打ちされた原子力産業が生命の損失を広範にもたらした事態を直視したとき、彼自身の科学技術論、少なくとも原子力技術への見方はひとつの脱皮を図らざるを得なかった。核事故のみでなく、核施設の日々の稼働においてさえ放射性物質漏出が恒常的に起きており、それらは「その時点」での障害をもたらすとともに、「晩発的」にも障害をつくりだす。そればかりではなく放射性廃棄物にかかわる「未来」の障害は、その巨大さを計量することすら困難である。これほど深刻なことがあろうか。少なくともグールドの目に映るアメリカの原子力産業は国家の財政的、政策的庇護、被害の過小評価と隠蔽によって初めて継続されてきたものであり、社会的、経済的に成り立たないと断ぜざるを得なかったのである。

4. アメリカの悲劇

　彼は本書のなかでたった一度だけ「悲しい」（I am sad）と心情を吐露する場面がある（第四章）。それは彼がオークリッジ公立図書館で、周辺住民における乳癌増加についての話をしているときに聴衆の男性が彼のデータに激しく反論したことについてである。テネシー州、オークリッジ核兵器工場は1943年操業のもっとも古い工場であり、著名な疫学者ジョセフ・マンガーノが、工場周辺の癌発生率増加を明らかにした場所である。グールドは「連邦政府の核施設は3万人の住民の最大の雇用主」であり、住民は安定就労が崩れるとの強い不安をもっていることを知っている。講演に際して聴衆の半分は「疑いの目と敵意」をもって聞いていたことも知っていたのである。しかし彼は、彼に悲しいことと思わせた住民大衆の「疑いの目と敵意」を「アメリカの悲劇」と表現する。労働者個人の「就労不安」そして「敵意」の目差しを、アメリカの国家そのものを見据えることで堪えるのである。そしてオークリッジにもやがて「正義の審判」が訪れ、解決すると展望するのである。

　彼は、「ヒロシマとチェルノブイリが、人類が歴史の方向をかえる上で必然的に対をなす分岐点であった」という。その意味はかつてアインシュタインが「原爆は人の考え方を除くあらゆるものを変えた」と述べたが、チェルノブイリは「人々の考え方を変え始めた」と指摘する。勿論彼は、考え方を変えない核保有国の頑迷さ、及び、その後の旧ソ連の崩壊と東ヨーロッパの解体という混乱を承知している。しかし彼は、「直接の悲劇を抱えた旧ソ連の行く末についてはサハロフを生んだロシア人民の叡智を信じる」と述べる。そして「チェルノブイリを経験したロシアという近代社会が生き残る道は太陽エネルギーを資源とする民主的経済を創造する以外にはない」と指摘する。この指摘は客観的に言えば、アメリカの状況をもそのまま含むものである。彼はまた、「核汚染から解放された世界経済の合理的な再組織化」ともいう。ここには未分化ではあるが、彼の歴史観、あるいは自然環境ととともに生きる彼の経済思想を見ることができる。

　しかし我々は、その後の国際政治と現在のロシアの実態が彼の信念とはな

お乖離があることを知っている。われわれは彼がたどり着いた極めて大胆で率直な結論を前にして、彼の見解とは異なる別の見解を探る誘惑にも駆られる。もちろんその自主的な思考の鍛錬こそ彼がもっとも読者に望むことであろうし、そしてあらためて、核をめぐる拮抗に世界がなお苦悩している今日、彼の見解を否定して、真に現代を切り開く思想が成り立つだろうかと考えたいと思う。読者に課せられた課題である。

2005 年、著者グールドが物故し、本年 2011 年、原著出版（1996 年）から 15 年が経つ。本書の意義はなお大きいと言わざるを得ない。

5. 原爆被害と低線量被曝をめぐる問題

本書を読むにあたって、原爆被爆者について知ることも有意義であり、低線量被曝をめぐる問題と合わせて述べる。

1) 本書の叙述から分るように長い間、低線量放射線被曝の人体への影響は少ないとされてきた。疫学的には被曝線量（横軸）とリスク（縦軸）との線量反応関係が直線的関係と見られ、低線量域でのリスクが疫学的に十分検証できない場合は、高線量域のリスクから直線を原点（ゼロ線量）に向けて外挿（extrapolation）し、低線量域で示した値をリスクとしてきたのである。従って低線量域のリスクは極めて低値と見られ、リスクは不確かか、あるいはないとされてきたのである。そして本書を含めて、アメリカやヨーロッパの低線量放射線被曝を重視する多くの類書が、原爆被害は高線量、高線量率の被曝であり、低線量被曝の理解には役立たないと否定的に扱うことが通例となっている。しかし原爆被害の実相の認識とその克服という視点から長い間努力してきた被爆者からすると、事情は異なり、通例のように単純ではない。

　1950 年に原爆傷害調査委員会（ＡＢＣＣ）によって開始された原爆被害の疫学調査は後身の放射線影響研究所（ＲＥＲＦ）によって担われ今日に至っている。そして線量反応関係の尺度となる被曝線量は原爆炸裂の 1 分以内に照射された初期放射線、今日、ＤＳ 86．ＤＳ 02（ＤＳ 86 の改訂）と呼ばれるものに限定されている。つまり二次的に生成された

残留放射線被曝量は考慮されていない。なぜそうなのかは、第1に、実際に人体に対する残留放射線被曝量は寡少と見られ、リスクは無視できると考えられてきたこと、第2に、原爆被害を過小評価する政治的思惑も絡んで、残留放射線被曝を軽視する流れが歴史的に一貫して続いていたためである。そのことのために、遠距離被爆者や入市被爆者（2週間以内に爆心地から概ね2km圏内に入った者）は国の援護法の認定対象から外されてきたのである。しかし原爆被爆者の救済という視点をいち早く堅持した医師、物理学者、支援者らにおいては、低線量被曝、及び、残留放射線被曝の視点が重要な争点の一つであることを比較的早くから見抜いていた。その意味では原爆被害は高線量、及び、高線量率被曝であると限定的に扱う見解は、原爆被害全体の実態把握において致命的な誤りを含んでいると言わざるを得ない。つまり低線量域におけるリスクは無視してもいいとする考えは、原爆被害の実相の理解から出てくるものではなく、高線量率の初期放射線被害に焦点を置く研究の立場から導かれるものであり、それを歓迎する政治的思惑から発せられるものである。2003年以来、全国で闘われてきた原爆症認定申請却下処分取消訴訟（原爆集団訴訟）では、20余に及ぶすべての地裁、高裁判決が残留放射線被曝を軽視する考えを否定したのである。

2）放射線生物学的に低線量被曝のリスクが軽視できないことを、実験結果をもって端的に指摘したのが1972年、カナダの研究者アブラム・ペトカウ（A.Petkau）とされる。被曝にともなうリスクの評価は一般的には被曝線量の多寡にかかると見るのが通例であるが、その通例と異なる現象をペトカウは発見する。彼の論文「リン脂質膜に対する^{22}Na+の効果」（*Health Physics,* vol 22:239-244,1972）によれば、水中に置かれた細胞膜を構成するリン脂質は水中の放射性ナトリウム（^{22}Na+）の長時間照射（線量率0.001ラド／分）で、総線量0.7ラドで破壊されたという。これは彼が以前に確認していたX線照射で3500ラドの線量（線量率26ラド／分）が必要であったことと大きく異なる現象であった。後年ペトカウ効果と言われものであり、一般的には逆線量率効果（reverse dose－rate effect）と呼ばれる現象である。

ペトカウの功績はそのような現象の確認とともに、それがＳＯＤ（スーパーオキシド・ディスムターゼ）など抗酸化酵素の存在で抑制されることから、フリーラジカルの関与する障害であることに気付いたことである。フリーラジカルとは対となる電子が欠けた原子や分子のことで、被曝などの外的因子でも、生体の代謝の過程でも生じているものであり、周囲の原子、分子と短時間で強い連鎖反応をおこし、将来の発癌や動脈硬化の原因のひとつになると見られているものである。逆線量率効果の研究は遺伝子変異を指標として研究され、今日では細胞分裂のプロセス（細胞分裂終了－ＤＮＡ複製－再び細胞分裂開始までのプロセス）に絡んだ問題として知られている。

　ところでこのような現象の確認は、低線量域のリスクは高線量被曝のリスクから直線的に低減化し、リスクは無視できるとした旧来の考えを修正させるものであった。逆線量率効果を示す低線量域における細胞障害は、わずかの線量増加でリスクは急峻な増加を示し、上に凸の曲線（supralinear curve）を描く。核分裂中性子をマウス胚細胞由来の細胞に照射する実験は、そのことを典型的に示したものである（図2、C.K.Hillら、Fission- spectrum neutrons at reduced dose rates enhance neoplastic transformation. *Nature,* vol 298：67-69,1982から作図）。図は低線量率照射（実線）の方が、高線量率照射（破線）よりも形質転換率（トランスフォーメーション率）が数十倍も高いことを示している。形質転換とは一般に遺伝子変異により細胞の特性が変化し癌化することなどをさし、ここでは生き延びた細胞群での遺伝子障害の頻度を示している。

3）原爆被爆者に逆線量率効果が見られるのか否かの調査はない。初期放射線被曝に限定した固形癌死亡率との線量反応関係では、しきい値のない有意な線形（linear）線量反応が示されている（D.L.Prestonら、原爆被爆者の死亡率調査、第13報、放影研報告書 No.24-02、2002年、11頁、図2）。そして被曝線量範囲を、高線量域を含む広い線量範囲から、低線量域（遠距離域）に限定した狭い線量範囲にかけてリスクを見てゆくと、1シーベルト当りの過剰相対リスク（対照より過剰のリスク）は低線量域範囲で高くなってくる。0～4.0シーベルトで過剰相対リスクは1シー

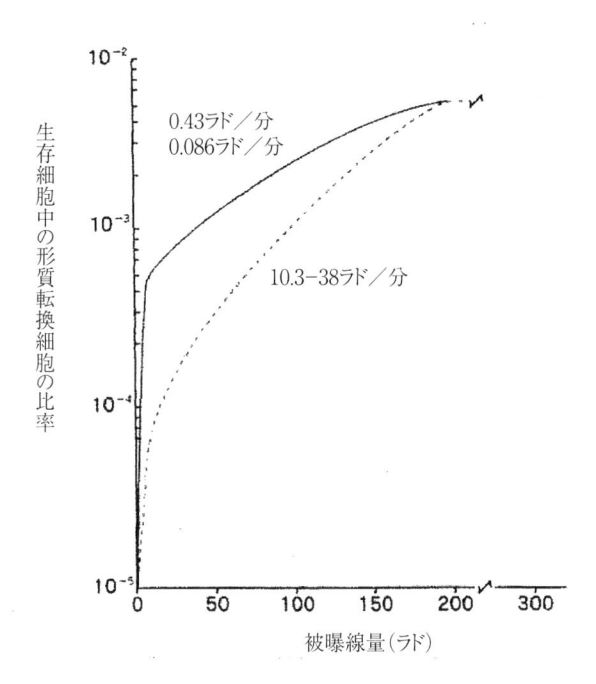

図2 核分裂中性子被曝線量に対する細胞の形質転換率

同一被曝線量では低線量率被曝（実線）の方が、高線量率被曝（破線）よりも形質転換（遺伝子変異）を示した細胞の比率が高い。特に被曝線量が低線量の部分でその差が著明である。

出典　C.K.ヒルら、ネイチャー、第298巻、67‒69頁、1982年。

ベルト当たり0.47（対照に比しリスクが47％増加、p＜0.001）、0〜0.2シーベルトでは0.76（p＜0.003）、及び、0〜0.125シーベルトでは0.74（p＜0.025）と上昇する。しかしそれ以下の線量域0〜0.05シーベルト（概ね2ｋｍ〜3ｋｍ）では、リスクは0.93と上昇するものの線形線量反応としての疫学的有意性はp＝0.15と消失する。報告書においては、このように低線量域で過剰相対リスクが上昇するのは、「死因の記録における小さな偏りに起因」(15頁)と考察されるにとどまり、全線量範囲での過剰相対リスク0.47と統計学的に異なるものではない（p＞0.5）と結論づけられている。なお疫学者のD.L.Preston（プレストン）

とD.A.Pierce（ピアス）は放影研（RERF）の広報誌Updateで「0.2シーベルト前後に生じている隆起（直線より上に凸状にはみ出すように生じる隆起状曲線でリスク上昇のこと－齋藤）の意味は明らかでないが、広島と長崎の両方で生じている現象」と指摘している（原爆被爆者における低線量のがんリスク、RERF Update vol 12,2001、16頁）。

　これらの調査結果の重要性は何よりも線形線量反応関係の低線量域でのリスクが有意性をもって示されたことであるが、実際に、その低線量域の有意性を疫学的に保障したものは、広島と長崎に共通して見られたとするこの「隆起」と言えるだろう。この「隆起」が「死因の記録」上の偏りを反映するものなのか、残留放射線被曝の不均一な加重という物理学上の偏りを反映するものなのかは、確認することはできない。しかし広島・長崎市内と周辺地域から放射性降下物を含む残留放射線の影響が、被爆後速やかに立ち消えたと考えることは多くの知見から不可能である。「隆起」は実態を持っていると考えざるを得ない。そして低線量被曝の影響は入市被爆においても生じていたのである。

　被爆後の広島市内、長崎市内土壌からの残留放射線は被爆後急速に減衰し、爆心地附近において1日目、2日目ぐらいには放射性マンガン（^{56}Mn 半減期2.6時間）や放射性ナトリウム（^{24}Na 半減期15時間）を主体とした線量率約1cGy／h程度（広島）から0.1cGy／h程度（長崎）の外部照射が生じていたと計算されている（『原爆放射線の人体影響1992』、350頁、図1、爆心地における土壌の放射化による線量率と爆発後の経過時間）。rad／分の単位にすると、上記の線量率は0.017rad／分から0.0017rad／分となり、（皮膚付着粒子のβ線被曝、体内摂取した粒子のα線、β線被曝も留意しなければならないが）、このような低い線量率外部被曝においてかりに入市被爆者に深刻な急性症状が示されるとするならば、初期放射線急性照射と異なる機序を考慮せざるを得ない。2010年8月6日のNHKスペシャル（「封印された原爆報告書」）は原爆投下4日目爆心地入市の入市被爆者に生じた放射線急性症状を伝えている。当時、入市して脱毛、出血、咽頭扁桃炎、下痢、白血球減少などを呈した被爆者は少なからずいたのである。晩発性障害という点で言えば、1960年代にかけて入市被爆者に見られた白血病の調査があるが、一般国民で

は 10 万人対 2.33 人の発症であるが、広島原爆 3 日以内入市被爆者では 10 万人対 9.69 人、4 日から 7 日までの入市被爆者では 4.04 人と発症し、しかも 1950 年代に広島被爆者に多く見られた慢性骨髄性白血病が、この場合も多くを占めたのである（広瀬文男、原爆被爆者における白血病、日本血液学会雑誌、第 31 巻、765 頁 – 771 頁、1968 年）。また 1970 〜 1990 年に見られる入市被爆者の白血病調査では、対照に比べ 8 月 6 日入市では男性 3.44 倍、女性 2.66 倍と指摘されている（鎌田七男、第 47 回原子爆弾後障害研究会、2006 年 6 月 4 日、長崎）。

　入市被爆者に見られた急性症状や晩発性障害の諸報告を踏まえて、原爆集団訴訟においても「ペトカウ効果」が取り上げられる状況も見られた（2008 年 5 月 30 日、大阪高裁判決）。なおグールドは、彼の前著『死にいたる虚構』で「ペトカウ効果」を紹介しているが、この書籍は大阪地裁、大阪高裁における原爆集団訴訟で原告側書証として提出され、さらにそれより先に、個別原爆訴訟である松谷訴訟においても控訴審（福岡高裁）段階で原告側書証として提出され、原告勝訴の判決（1997 年）に反映されたのである。遠距離低線量被曝の現実の障害性を医学的、放射線生物学的に説明するのが困難とされた状況で、司法判断を支える貴重な資料の一つとして、活用されたのである。

4）低線量被曝の実験室レベルの研究では、フリーラジカルの消去に働く抗酸化物質の誘導や抗腫瘍効果なども確認され（ホルミシス効果）、また逆線量率効果についても高ＬＥＴ放射線（中性子線、$α$ 線）と低ＬＥＴ放射線（$γ$ 線、X 線）で評価が分かれるなど、低線量被曝のリスク評価は一面では論争下にあるといえる。

　しかし他方で、研究の進展は一個の細胞に一個の放射線粒子（$α$ 粒子）を当て遺伝子変異を誘導することまで可能となっており、究極の低線量被曝ともいえる実験系を実現させている。核を避け細胞質にのみに照射するシステムでも高率に突然変異が誘導されることが示されており、この場合、細胞はほとんど死滅せず且つ細胞質照射の突然変異はフリーラジカルの発生に依存しているという（Li-Jun Wu ら、*Proc.Natl.Acad.Sci. USA*, vol 96:4959-4964,1999）。また被曝した細胞に近接している非被曝

細胞は、被曝していないにも関わらず、被曝細胞の影響で突然変異が誘導されるバイスタンダー効果（bystandar effect）も近年知られた現象である。これもまたSODなど抗酸化剤の存在で抑制されることから、フリーラジカルなどの関与が予想されている。抗酸化剤の添加による障害機序の解明はかつてペトカウが用いた手法でもある。

　つまり低線量被曝の事象は、抗酸化剤で抑制される因子などが何らかの役割を持ち、放射線量と生体影響（リスク）は直線的な比例関係にあるとする旧来の理解では説明できない現象として捉えられている。

　このような研究状況は、低線量被曝のリスク発症の機序が単純なものとは到底いえないことを示すとともに、低線量被曝の安全神話が決して成り立たないことをも示している。そのようななかで、入市被爆者の晩発障害の知見や、本書がしばしば示す、対数関数的に上に凸の線量反応曲線の確認は大きな意義をもつものと言わざるを得ない。つまりこれらの疫学的知見は、最終的な人間集団のレベルにおいて、低線量持続被曝のリスクが軽視できないことを示しているからである。

5）本書のテーマのひとつは核被害と科学研究と国家のかかわりであるが、原爆被爆者における場合はどうであろうか。

　わが国政府は、21万人の死者を出した原爆被害に対して被爆後12年間にわたり被爆者救済の一片の法律も作らなかった（1957年原爆医療法、1968年原爆特別措置法）。この戦後間もなくの大規模な不作為は、戦争により理不尽な死と離別を強いられた多くの国民に対しても同様であった。被爆者に対する国の不作為は法律制定後も国が被爆との因果関係を認める疾病の認定率は被爆者全体の1％以下に抑えられてきた事実に踏襲されている。

　他方、投下直後の調査から得られた被爆者の死亡率曲線は、アメリカの対ソ核戦略の貴重な資料となり、都市面積と必要原爆数の算出に直ちに利用された（「モスクワ、110平方マイル、原爆6発」、既述NHKスペシャル「封印された原爆報告書」）、次いで被曝線量と晩発性疾患死亡率に関わる線量反応曲線は、人間の大規模集団の示す疫学資料として原子力産業における放射線防護や、放射線生物学に多面的に利用されたのである。

20世紀から21世紀という時代を動かしている一つの物質——核エネルギーの軍事と民生の両用に資し、かつ、広く放射線生物学の基礎的、臨床的理解に資することを実際の目的とした被爆者後障害研究は、被爆者の血液と遺体の長期にわたる提供を受けて初めて可能となったものであった。被爆者の犠牲的貢献は極めて大きなものであったが、その大きさに比し、被爆者自身の失った人生に差しこんだ光は、極めて小さかったと言わざるを得ない。唯一、司法における闘いがその光を強めてきたと言える。後障害研究——その成果自体は被爆者自身の原爆症の除去にはつながらない。また、被爆者自身にとって唯一の根本的救済である国家補償が、その研究のもたらすところのものによって自動的に近づいてくるわけではなかった。国はその被害の未だ十分に解明されざるをもって、国家補償を遠ざけるのが常であった。

　欧州では戦争被害への補償が確立し、我が国では「戦争被害は等しく受忍すべきである」（原爆被爆者対策基本問題懇談会答申、1980年12月11日）とされている。国家の行為の結果生じ、いち早く研究対象として位置づけられ、且つ、国家がその根本的救済を否定するという原爆被害の特質を見るとき、そこに内在する倫理の歪みと、その歪みが拠って立つ歴史的土台を、被爆者を含めた日本国民は真剣に研究せざるを得ない。

　そして被爆者をめぐるこれらの事情が、本書の根幹に通底するものであることも論をまたない。

6. トリニティ核実験

　最後に、核時代の幕開けとなったニューメキシコ州、トリニティ核実験についての本書の記述に言及する。冒頭でも述べたように、トリニティ核実験で成功をおさめたプルトニウム原爆は、長崎に投下されたものと同じである。

　グールドはニューメキシコ州における乳癌死亡率について3地域の興味深い違いを示している（図8-1）。一つ目の地域はニューメキシコ州のふたつの原子炉、サンディア原子炉（1945年稼働）とロスアラモス原子炉（1943年稼働）周辺50マイル（80km）以内の11郡であり、乳癌死亡率は1950〜54年と1980〜84年の比較で38％の増加を示している。二つ目は1945年に

トリニティで行なわれたプルトニウム原爆の核実験で被曝した 10 郡であり、この諸郡は後年の原子炉からの汚染を免れているが 72％の増加を示している。三つ目の地域は、上記いずれの核汚染からも免れている 11 郡であり 16％の低下を示したのである。なおトリニティ核実験のもたらした初期の影響についてはスターングラスの書に詳しい（『死に過ぎた赤ん坊』肥田舜太郎訳、時事通信社、1978 年、『赤ん坊を襲う放射能』反原発科学者連合訳、新泉社、1982 年）。

　グールドはトリニティ核実験被曝の 10 郡の 1984 年に至る乳癌死亡率増加を「40 年前に起こった出来事の結果である」と指摘している。乳癌死亡率 72％増と最大の増加を記録したトリニティ核実験被曝 10 郡は長崎原爆における放射性降下物被害の歴史と同等の道を歩んだものであり、いわばアメリカ合衆国の長崎であった。100 万人の米兵を救うためと称して敵国日本に投下された原爆はまず先に自国民に投下されていたのである。40 年経ち舞台が暗転し、自国民は内部の敵に気付くことになったのである。核時代のひとつの構造である。

7. さいごに

　グールドの渾身の解析と提言、そして思想がこめられた著書 *The Enemy Within* は肥田舜太郎医師が原著邦訳に挑戦し（1999 年）、今回、肥田医師を知る三人が再度の挑戦をしたものである。手ごたえのある警世の本書が多くの国民の手に触れることを願うものである。

2011 年 2 月

訳者あとがき

　本書は、*The Enemy Within: The High Cost of Living Near Nuclear Reactors Breast Cancer, AIDS, Low Birthweights, And Other Radiation-induced Immune Deficiency Effects*, Jay Martin Gould with Joseph J. Mangano, Ernest Joachim Sternglass, William McDonnell, New York and London : Four Walls Eight Windows, 1996. の邦訳である。同書の邦訳は、『内部の敵　高くつく原子炉周辺の生活　乳癌、エイズ、低体重児出産、放射線起因性免疫異常の影響』ジェイ・グールド、アーネスト・スターングラスほか著、肥田舜太郎、高草木博ほか訳（双信舎 1999 年）として自費出版されていたが、2010 年現在品切れ絶版状態となっている。英語原書も品切れ絶版状態であり、米国人でさえ、アマゾンなどのサイトで古書を探すしかない状況である。したがって、英語原書、邦訳ともに「埋もれた名著」となっている。そこで、旧訳を改訂して商業出版する方向で打診したところ、緑風出版の高須次郎社長のご快諾をいただいた。本書の意義については訳者のひとり齋藤の解説論文を参照されたい。本書で核施設周辺として 50 マイル［80km］圏と 100 マイル［160km］圏がたびたび出てくるが、「狭い地震国に 54 基の原発が林立する日本」（米国は 104 基）では、国土の大半が「100 マイル圏」に入ってしまう。

　他方、『内部の敵』の数年前に邦訳が自費出版された関連本である『放射線の衝撃』および『死にいたる虚構』は 2010 年現在も PKO 法「雑則」を広める会（〒 180-0022 東京都武蔵野市境 2-11-4　電話 0422-51-7602）から入手できる。

参考文献をいくつかあげておく。
参考文献（グールド、スターングラス、ペトカウ関係）
1.『死にすぎた赤ん坊　低レベル放射線の恐怖』E・J・スターングラス、

肥田舜太郎訳、時事通信社、1978年
2.『赤ん坊をおそう放射能　ヒロシマからスリーマイルまで』E・J・スターングラス、反原発科学者連合訳、新泉社、1982年（1.の増補版）
3.『放射線の衝撃』ボードマン、肥田舜太郎訳、双信舎、1992年自費出版、PKO法「雑則」を広める会、2008年自費出版
4.『死にいたる虚構　国家による低線量放射線の隠蔽』グールドほか、肥田舜太郎・齋藤紀訳、双信舎、1994年自費出版、PKO法「雑則」を広める会、2008年自費出版［1997年11月7日の長崎原爆松谷訴訟福岡高裁判決および2008年5月30日の原爆症集団訴訟大阪高裁判決で証拠採用］
5. *The Petkau Effect : The Devastating Effect of Nuclear Radiation on Human Health and Environment,* second edition, Ralph Graeub, translated by Phil Hill, New York : Four Walls Eight Windows, 1994
6.「劣化ウラン弾は明らかに大量破壊兵器です」ローレン・モレ、藤田祐幸対談『世界』2003年10月号、岩波書店、『内部の敵』を紹介し、図表を引用。
7.『内部被曝の脅威』肥田舜太郎・鎌仲ひとみ、ちくま新書、2005年、90-99頁でペトカウ理論およびスターングラスらの研究を紹介
8.『戦争をやめさせ環境破壊をくいとめる新しい社会のつくり方』田中優、合同出版、2005年、50〜51頁および170頁で原子炉閉鎖により近隣の乳児死亡率および小児癌発生率が減少するとのジョセフ・マンガーノ（本書『内部の敵』執筆協力者のひとり）の研究を紹介。
9. *Radioactive Baby Teeth: The Cancer Link*, Joseph Mangano, Radiation & Public Health Project, 2008, 前記マンガーノの近著。邦訳近刊。巻末に低線量被曝の健康影響についての代表的な文献をあげている。
10.『広島の消えた日　被爆軍医の証言』増補新版、肥田舜太郎、影書房、2010年、『死にいたる虚構』『内部の敵』などについての解説がある。

参考文献（その他）
1.『被曝国アメリカ　放射線災害の恐るべき実態』ハーヴィ・ワッサー

マン他、茂木正子訳、早川書房、1983年、ワッサーマンはグリーンピース USA の活動家。
2．『ヒバクシャ・イン・USA』春名幹男、岩波新書、1985年、春名は共同通信記者を経て、名古屋大学教授。
3．『核超大国を歩く　現地ルポ　アメリカ、ロシア、旧ソ連』田城明著、岩波書店、2003年、田城は中国新聞記者。
4．「原子力発電所周辺で小児白血病が高率で発症　ドイツ・連邦放射線防護庁の疫学調査報告」『原子力資料情報室通信』405号、2008年3月、ドイツ環境省・放射線防護庁の2007年の報告。周辺5km圏。
   http://www.cnic.jp/modules/smartsection/item.php?itemid=122
   原子力資料情報室　http://cnic.jp/
5．Wing S, Richardson D, Armstrong D, Crawford-Brown D. A reevaluation of cancer incidence near the Three Mile Island nuclear plant: the collision of evidence and assumptions. *Environmental Health Perspectives* 105:52-57（1997）疫学者ウィングらが、グールドらのグループとは異なる観点から、米国政府の原発事故健康影響についての過小評価を批判した論文。
6．『隠された被爆』矢ヶ崎克馬、新日本出版社、2010年。

　米国の原発の最新事情の一端がわかる最近の刊行物を1点紹介する。インディアンポイント、オイスタークリークなどの原発では周辺環境の放射能汚染が最近改めて問題になっており、トリチウムの放出も改めて注目されているようだ。4団体共同発行の冊子である。
　『警告：放置されている放射能放出　ビヨンド・ニュークリア　リポート』ポール・ガンター（グリーン・アクション、玄海原発3号プルサーマル裁判の会、福島老朽原発を考える会、美浜・大飯・高浜原発に反対する大阪の会、2010年）500円および送料。
　Beyond Nuclear　http://www.beyondnuclear.org/（英文原著発行団体）
　グリーン・アクション　http://www.greenaction-japan.org/modules/jptop1/
　玄海原発3号プルサーマル裁判の会　http://genkai.ptu.jp/

福島老朽原発を考える会（フクロウの会）　http://homepage3.nifty.com/fukurou-no-kai/

美浜・大飯・高浜原発に反対する大阪の会　http://www.jca.apc.org/mihama/

　米国が湾岸戦争以来実戦使用している劣化ウラン兵器について本書には言及がないが、ロザリー・バーテル博士がアルファ線内部被曝よりさらに恐ろしい自発核分裂についても注意を喚起していることを付記しておく。なお誤植など多くの疑問点について、本書の執筆協力者のひとりであるジョセフ・マンガーノさんにご教示をいただいた。

戸田清　　2011年2月

索引

アプガースコア　68
アラモゴード→トリニティを見よ
異常死亡比　92, 94
医療費　105
インディアンポイント　64, 130, 131, 175, 176, 197, 334, 356
飲料水　30, 43, 131, 175, 176, 215
ウインズケール　229
ウェスティングハウス　18
エイズ　27, 33, 40, 91, 94, 102, 106, 212, 218
X線　30, 38, 79, 138, 165, 170, 202, 223, 225, 236
オークリッジ　109, 112, 114, 115, 117, 118, 119, 120, 129, 149, 159, 166, 186, 205, 232, 358
『カレン・シルクウッド』　121
『技術エリート』　17, 192
グリーンピース　199
原子力委員会　225
原子力規制委員会　64, 223, 332, 333
降雨地帯　27, 131, 218
甲状腺癌　50
甲状腺機能低下症　70, 77, 79
高齢者　102
国立衛生研究所　20
国立癌研究所　20, 25, 45, 108, 124, 142-150, 152, 207, 352
コジェネレーション　227
サバンナリバー　73, 102, 110, 129, 167
サンディア　152, 154, 167, 168, 171, 211, 217
自然資源保護協議会　60, 86

疾病管理センター　91
『死にいたる虚構』　74, 164, 228
死亡率の収斂　133, 135
情報自由法　39
新生児死亡率　56
ストロンチウム　48, 52, 54, 70, 94, 96, 105, 138, 177, 180, 184, 199, 235, 238
スリーマイル島　12, 30, 31, 50, 60, 62, 63, 78, 197, 212, 229
正規分布　117
セシウム　184, 222
線量反応関係　135, 136, 137, 210
大学進学適性試験　33, 86, 88, 89
大気圏内核実験　54, 86, 87, 88
対数関数的線量反応曲線　135-138, 166, 171, 172, 202, 208, 210, 211, 215, 216
太陽エネルギー　227
ダウケミカル　189
卓越風　233
チェルノブイリ　20, 21, 28, 31, 62, 70, 71, 72, 74, 75, 76, 77, 78, 79, 81, 82, 83, 98, 105, 160, 166, 197, 214, 227, 228, 229
低出生体重　33, 40, 54, 56, 58, 60, 62, 63, 64, 66, 72, 86, 166
低線量放射線　52, 63, 64, 66, 96, 164, 171
DDT　40
デュポン　14
ドイツ　99
統計的有意　115, 147
投入産出モデル　10
トリチウム　168, 182, 333
トリニティ核実験　53, 128, 130, 166, 168-172
『トリニティの日』　170
長崎　53, 166
日本　99, 100, 102
乳癌　25, 29, 31, 36-39, 43, 45, 48, 50, 54, 63, 94, 97, 106, 109, 124-140, 142, 152, 158, 166, 172, 179,

383

197, 199, 202, 207, 208, 210, 216, 232, 357
乳幼児死亡率　80, 335
ネバダ　58, 60, 129, 138, 225
ネバダ風下住民　225
年齢調整死亡率　28, 29, 36, 44, 112, 124, 142, 164, 168, 202, 208, 232, 234
ノーベル賞　16, 40
敗血症　102,
ハダムネック　195
白血病　147
パブリック・シチズン　218
バリウム　72, 74
半致死線量　136
反トラスト訴訟　11
ハンフォード　31, 53, 166, 167, 194, 201, 217, 356, 358
ピーチボトム　100, 164, 223
標準化死亡比　143, 147, 155
標準偏差　117, 149, 203, 216
ピコキューリー　48, 52, 53, 71-73, 75-77, 177, 178, 332, 333
ピルグリム　73
広島　27, 60, 136, 166
プラウシェア地下核実験　204
フリーラジカル　42, 79, 136
ブルックヘブン　43, 132, 152, 154, 167, 179-195, 227, 357
プルトニウム　53
プレイリー島　202, 237
ペトカウ効果　136, 138, 202
ベビーブーム世代　33, 40, 41, 86-91, 105
『ベル曲線』　86, 88
放射性降下物　54, 58, 175
放射線と公衆衛生プロジェクト　21, 23, 119, 234
マイルストーン　43, 177, 195, 197, 333
マンハッタン計画　191
ミルク　72, 74, 100, 164, 333
免疫不全　92
モンサント　14

モンティセロ　202, 237, 356
ヨウ素　52, 53, 66, 70, 71, 73, 74, 75, 76, 77, 79, 94, 96, 100, 105, 138, 177, 238, 332
ライム病　333
ロスアラモス　152, 166, 168, 171, 211, 217
ロッキーフラッツ　157
ローレンス・リバモア　165

アイゼンハワー、ドワイト　73
アインシュタイン、アルベルト　229
ヴェブレン、ソースティン　17, 192
オッペンハイマー、ロバート　191
オリアリー、ヘーゼル　21, 52, 53
カーソン、レーチェル　19, 26, 38, 40, 41, 199, 235
ケネディー、ジョン　73
ゴフマン、ジョン　165, 226
ゴルバチョフ、ミハイル　229
サハロフ、アンドレイ　21, 40, 41, 52, 230
シチェルバク、ユーリー　82
スターングラス、アーネスト　17, 19, 23, 86, 88, 180, 187, 226, 353, 354
スチュアート、アリス　226
ネーダー、ラルフ　218
バーテル、ロザリー　226
フェシュバッハ、マレイ　80
ペトカウ、エイブラム　135
ポーリング、ライナス　21, 40, 41, 52
ホワイト、R.K.　56
マンガーノ、ジョセフ　23, 50, 108, 109, 110, 147, 148, 150, 155, 159, 205, 232
ミッチェル、ウェズリー　9
ユードル、スチュアート　191, 224
ルーズベルト、フランクリン　10
レオンチェフ、ワシリー　10, 13

[著者略歴]

ジェイ・マーティン・グールド（Jay Martin Gould）

1915年生まれ。コロンビア大学で経済統計学博士号取得。1955年、最高裁判決にまで発展した有名なブラウンシュー事件で専門家証人として司法省に雇われ、統計学者としての地位を確立。以後、30年以上米国のオクシデンタル石油、グレイハウンド、エマーソンエレクトリックなど、主だった反トラスト訴訟の専門家として活躍。一方、情報関連会社であるEIS社を設立。ビジネス成功後、自社を売却するが、その直前に自らが開発した工場施設データの有用性が買われ、米国環境保護庁（EPA）の科学諮問委員となる。70歳近くになってビジネスを離れた後は、自らの資金も投じ、環境汚染が健康に及ぼす影響の研究活動をライフワークとする。環境問題のためのデータ会社、PDA社設立に寄与し、化学物質汚染と死亡率との関連のいくつかの研究を発表。その後、スターングラス博士の勧めにより、原子炉からの放射性物質と癌の関係の疫学調査を行ない、1990年、スターングラス博士と共に非営利組織「放射線と公衆衛生プロジェクト（RPHP）」を設立。2005年死去。著作に、『Technical Elite (1966)』、『Input/output Databases: Uses in Business and Government (1979)』、『The Structure of U.S. Business: A Guide to the Analysis of Concentration, Employment Trends, and Wage and Salary Levels in 900 U.S. Industries (1981)』、『Quality of Life in American Neighborhoods: Levels of Affluence, Toxic Waste, and Cancer Mortality in Residential ZIP Code Areas (1986)』、『死にいたる虚構　国家による低線量放射線の隠蔽 (Deadly Deceit: Low-Level Radiation, High-Level Cover-Up) (1991年)』（グールド他著、肥田舜太郎・齋藤紀訳、双信舎、1994年、自費出版、PKO法「雑則」を広める会2008年、自費出版）。

[執筆協力者紹介]

アーネスト・ジョアキム・スターングラス（Ernest Joachim Sternglass）

1923年ベルリンでユダヤ人医師の両親の元に生まれ、14歳の時に米国に亡命。コーネル大学で電子工学を学び、海軍研究所で夜間撮像装置の開発に従事。47年、長男を遺伝性疾患により2歳半で失う。1952年からウエスチングハウス社で原子力計測機器の開発に携わり、同研究所にて月面基地研究プログラムを主導する地位にまでなるが、放射線が胎児に与える影響の研究に没頭するため、1967年同社を去る。1963年、核実験の死の灰からの被曝により、米国で乳児死亡率と小児ガン発生率に重大な増加があったことを見出し、ケネディー政権時代の部分的核実験禁止条約の締結批准に向けた下院議会の公聴会で証言。1969年には核実験により米国で40万人もの乳幼児死亡があったと発表。70年以降は、原発周辺での乳児死亡についても多くの研究を行ない、スリーマイル島原発事故記者会見では妊婦と乳幼児の避難をいち早く勧告した。ピッツバーグ大学医学部放射線物理学科名誉教授。著作に『赤ん坊をおそう放射能　ヒロシマからスリーマイルまで 反原発科学者連合訳（新泉社1982年）(Secret Fallout: low-level radiation from Hiroshima to Three-Mile Island, 1981)』*ただし、スリーマイル島事故前までのオリジナル版は『死にすぎた赤ん坊　低レベル放射線の恐怖』（肥田舜太郎訳、時事通信社、1978年）(Low-Level Radiation, 1972)』、『Before the Big Bang: the Origins of the Universe (1997)』がある。

「放射線と公衆衛生プロジェクト（RPHP）」（The Radiation and Public Health Project）

「放射線と公衆衛生プロジェクト」は、原子炉近隣地域での癌の発生率を研究している米国の科学者と公衆衛生の専門家集団であり、現在まで25の医学論文と7冊の本を発行している。特に、原子炉近隣と遠方地域における子供の乳歯におけるストロンチウム90の含有量と癌の研究は、現在も研究中であり、研究継続のため、乳歯の収集と寄付も募っている。詳しくは、ホームページ、www.radiation.

org/ を参照されたい。また、直接郵送による寄付（国際郵便為替）は、下記でも受け付けている。
　　Dr. Joseph Mangano（「放射線と公衆衛生プロジェクト」現代表）
　　716 Simpson Avenue, Ocean City, New Jersey, 08226, USA

[訳者略歴]

肥田舜太郎（ひだ　しゅんたろう）

1917 年広島市生まれ、日本大学専門部医学科卒、陸軍軍医学校卒、医師。広島で被爆。全日本民医連顧問。医療生協さいたま名誉理事長。

著書　『広島の消えた日　被爆軍医の証言』（日中出版、1982 年、増補新版は影書房、2010 年）、『ヒロシマ・ナガサキを世界へ』（あけび書房、1991 年）、『ヒロシマを生きのびて　被爆医師の戦後史』（あけび書房、2004 年）、『内部被曝の脅威』（鎌仲ひとみとの共著、ちくま新書、2005 年）

訳書　『死にすぎた赤ん坊　低レベル放射線の恐怖』（スターングラス著、時事通信社、1978 年）、『放射線の衝撃』（ボードマン著、双信舎、1991 年、自費出版、新版 PKO 法「雑則」を広める会、2008 年）、『死にいたる虚構　国家による低線量放射線の隠蔽』（グールドほか著、共訳、双信舎、1994 年、自費出版、新版 PKO 法「雑則」を広める会、2008 年）、『内部の敵　高くつく原子炉周辺の生活　乳癌、エイズ、低体重児出産、放射線起因性免疫異常の影響』（グールド、スターングラスほか著、共訳、双信舎、1999 年、自費出版、本訳書の旧版）

齋藤紀（さいとう　おさむ）

1947 年生まれ、福島県立医科大学卒、広島大学原爆放射能医学研究所内科（臨床血液学）、広島大学保健管理センター（助手）、広島中央保健生協福島生協病院、同・名誉院長、現在、福島医療生協わたり病院（福島市）勤務、核戦争防止国際医師会議（IPPNW）日本支部会員

著書　『広島・長崎原爆被害の実相』（共著、新日本出版、1999 年）

訳書　『死にいたる虚構——国家による低線量放射線の隠蔽』（グールドほか著、共訳、双信舎、1994 年、自費出版、新版 PKO 法「雑則」を広める会、2008 年、自費出版）

戸田清（とだ　きよし）

1956 年生まれ、大阪府立大学、東京大学、一橋大学で学ぶ。日本消費者連盟事務局、都留文科大学ほか非常勤講師を経て、長崎大学環境科学部教授（環境社会学）、博士（社会学）、獣医師（資格）

著書　『環境的公正を求めて』（新曜社、1994 年）、『環境学と平和学』（新泉社、2003 年）、『環境正義と平和』（法律文化社、2009 年）。

訳書　『動物の権利』（岩波書店、2003 年）、『破壊される世界の森林』（明石書店、2006 年）、『エコ社会主義とは何か』（緑風出版、2009 年）ほか。http://todakiyosi.web.fc2.com/

竹野内真理（たけのうちまり）

1967 年生まれ。東京学芸大学教育学部英語科卒。通翻訳者、フリーライター。元原子力資料情報室国際担当。現在、東京にある脱原発・環境市民団体のたんぽぽ舎（http://www.tanposya.net/）にて、ヒバク研究会と国際署名のボランティア活動に従事（尚、本書の翻訳校正では、たんぽぽ舎の中村泰子さんにも御協力を頂きました）。訳書に肥田舜太郎氏との共訳で、ラルフ・グロイブ著、近日発刊予定の『ペトカウ効果』がある。

低線量内部被曝の脅威
──原子炉周辺の健康破壊と疫学的立証の記録──

2011年4月15日 初版第1刷発行	定価5200円＋税
2011年5月10日 初版第2刷発行	

著 者　ジェイ・マーティン・グールド
訳 者　肥田舜太郎、齋藤紀、戸田清、竹野内真理
発行者　高須次郎
発行所　緑風出版 ©
　　　　〒113-0033　東京都文京区本郷2-17-5　ツイン壱岐坂
　　　　[電話] 03-3812-9420　[FAX] 03-3812-7262
　　　　[E-mail] info@ryokufu.com
　　　　[郵便振替] 00100-9-30776
　　　　[URL] http://www.ryokufu.com/

装 幀　斎藤あかね
制 作　R企画　　　　　印 刷　シナノ・巣鴨美術印刷
製 本　シナノ　　　　　用 紙　大宝紙業　　　　　　　E1000

〈検印廃止〉乱丁・落丁は送料小社負担でお取り替えします。
本書の無断複写（コピー）は著作権法上の例外を除き禁じられています。なお、複写など著作物の利用などのお問い合わせは日本出版著作権協会（03-3812-9424）までお願いいたします。
Printed in Japan　　　　　　　　　　　　ISBN978-4-8461-1105-2　C0036

JPCA 日本出版著作権協会
http://www.e-jpca.com/

＊本書は日本出版著作権協会（JPCA）が委託管理する著作物です。
　本書の無断複写などは著作権法上での例外を除き禁じられています。複写（コピー）・複製、その他著作物の利用については事前に日本出版著作権協会（電話03-3812-9424, e-mail:info@e-jpca.com）の許諾を得てください。

◎緑風出版の本

**プロブレムQ&A
どうする？ 放射能ごみ**
[実は暮らしに直結する恐怖]
西尾 漠著
A5判並製
一六八頁
1600円

原発から排出される放射能ごみ＝放射性廃棄物の処理は大変だ。再処理をするにしろ、直接埋設するにしろ、あまりに危険で管理は半永久的だからだ。トイレのないマンションといわれた原発のツケを子孫に残さないためにはどうすべきか？

**プロブレムQ&A
なぜ脱原発なのか？**
[放射能のごみから非浪費型社会まで]
西尾 漠著
A5判並製
一七六頁
1700円

暮らしの中にある原子力発電所、その電気を使っている私たち……。原発は廃止しなければならないか、増え続ける放射能のごみはどうすればいいか、原発を廃止しても電力の供給は大丈夫か──暮らしと地球の未来のために改めて考えよう。

反原発運動マップ
反原発運動全国連絡会編
A5判並製
三二〇頁
2800円

チェルノブイリ原発事故から十数年、先進各国の脱原発の歩みが加速する中、日本は高速増殖炉・核燃料再処理施設の建設など原発大国への道を突き進んでいる。本書は全国の原発と闘う反原発運動家による批判的に見られるように日本の最新反原発マップ！

核燃料サイクルの黄昏
クリティカル・サイエンス2
反原発運動全国連絡会編
A5判並製
二四四頁
2000円

もんじゅ事故などに見られるように日本の原子力エネルギー政策、核燃料サイクル政策は破綻を迎えている。本書はフランスの高速増殖炉解体、ラ・アーグ再処理工場の汚染など、国際的視野を入れ、現状を批判的に総括したもの。

核廃棄物は人と共存できるか
緑風出版編集部編
四六判上製
一八〇頁
1700円

放射性廃棄物の処分はその固有の毒性のため極めて困難な問題である。しかも半減期がプルトニウムの場合で二万四千年で、史上最悪の猛毒といわれる。本書はフランスの核廃棄物処理問題の分析を通し、人類と共存しえない事を明確にする。

マルチーヌ・ドギオーム著／桜井醇児訳

■全国のどの書店でもご購入いただけます。
■店頭にない場合は、なるべく書店を通じてご注文ください。
■表示価格には消費税が加算されます。